河北省省级科技计划资助（22557724K）

U0094359

把握时空养脾胃

孙士江　　武慧卿　主编

中国科学技术出版社
·北　京·

图书在版编目（CIP）数据

把握时空养脾胃 / 孙士江，武慧卿主编. –– 北京：中国科
学技术出版社，2024.5
ISBN 978–7–5236–0657–5

Ⅰ.①把… Ⅱ.①孙… ②武… Ⅲ.①健脾—养生（中医）
②益胃—养生（中医） Ⅳ.① R256.3

中国国家版本馆 CIP 数据核字（2024）第 079230 号

把握时空养脾胃　BAWO SHIKONG YANG PIWEI

策划编辑	卢紫晔
责任编辑	齐　放
封面设计	红杉林文化
正文设计	中文天地
责任校对	张晓莉
责任印制	李晓霖

出　版	中国科学技术出版社
发　行	中国科学技术出版社有限公司发行部
地　址	北京市海淀区中关村南大街 16 号
邮　编	100081
发行电话	010–62173865
传　真	010–62173081
网　址	http://www.cspbooks.com.cn

开　本	710mm×1000mm　1/16
字　数	258 千字
印　张	18
版　次	2024 年 5 月第 1 版
印　次	2024 年 5 月第 1 次印刷
印　刷	北京长宁印刷有限公司
书　号	ISBN 978–7–5236–0657–5 / R·3252
定　价	86.00 元

编 委 会

前 言
PREFACE

　　健康长寿一直是人们美好的愿望，也是人类不懈追求的目标。不论是皇室宗亲、还是能人异士，无不穷尽一切可能去寻求长生不老的秘诀，用尽一切方法去探索人体奥秘。人们在几千年来与疾病作斗争、与生命作博弈的过程中，积累了深厚的中医理论基础及丰富的经验，从《黄帝内经》时期便开始探讨治未病、求长寿的方法。在时代快速变化、科学不断进步的今天，中医逐渐成为人们进行养生保健的第一选择。脾胃是人体的消化器官，通过将水谷精微^①输送给各脏腑，从而营养全身。中医认为，脾胃为后天之本、气血生化之源。脾胃五行属土，《景岳全书》载："土气为万物之源，胃气为养生之主。胃强则强，胃弱则弱，有胃则生，无胃则死，是以养生家必当以脾胃为先"，由此可见，脾胃健康乃是人体健康长寿的根本，养生重在养脾胃。

　　本书名为《把握时空养脾胃》，调养脾胃是目标，把握时空既是理论依据，也是实施原则。"时"即时间，包括广义的时间与狭义的时间。广义的时间是指天时，指一年四季、二十四节气、三百六十五天，顺从天时来调养身体，是中医天人相应的具化。中医认为，春应肝，夏应心，秋应肺，冬应肾，脾应长夏。《黄帝内经·素问·太阴阳明论》载："脾者土也，治中央，常以四时长四藏，各十八日寄治，不得独主于时也。"故四

―――――――――――

　　① 水谷精微：中医术语。指食物中的营养物质。

季皆藏长夏。由此可见，一年四季皆是调养脾胃的好时间，调养脾胃不必拘泥于时间。狭义的时间是指人的生命之时，涵盖了生长壮老已的全生命周期。中医的养生应该是全生命周期的一项的大工程，而不只是老年人的专属，各年龄段都要重视身体健康。脾胃是后天之本、气血生化之源，所以调养脾胃对身体健康尤为关键。"空"即空间，包括广义的空间与狭义的空间。广义的空间是指地域，也是指生存的自然界，我国幅员辽阔，各地区温度、湿度、饮食习惯等大不相同，但各地人民追求健康的目标是一致的。因此，针对不同的环境，应配以不同的养生原则。狭义的空间是指人之形体、五脏六腑、十二经络等，通过把握人体空间来调养脾胃，是中医五脏一体观的体现。《黄帝内经·素问·经脉别论》载："饮入于胃，游溢精气，上输于脾。脾气散精，上归于肺，通调水道，下输膀胱。水精四布，五经并行，合于四时五脏阴阳，揆度以为常也。"这话表现了人体五脏六腑功能的协调，调五脏即是养脾胃，调脾胃即是养五脏。

本书以二十四节气调养脾胃为主线，将中医天人相应、形神一体、五脏一体等多个理念贯穿其中，将传统的食疗、功法、点穴推拿、艾灸、代茶饮、刮痧拔罐等中医保健技术悉数讲述，深入浅出，以简洁明了的内容介绍调养脾胃的中医知识与保健技术，让人们能够随时健脾、随处养胃，加快实现全民健康的愿景。

编　者

2024 年 2 月 1 日

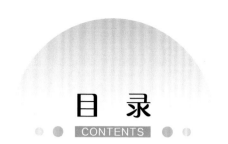

目 录
CONTENTS

第一章 绪论

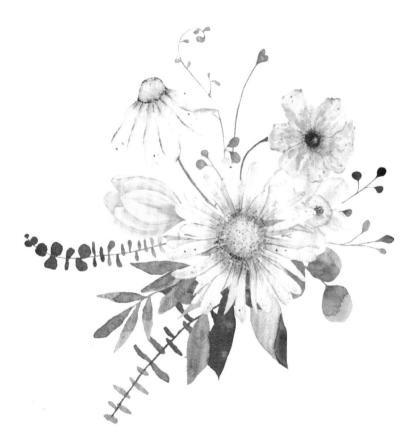

第一节 天人相应养生观，外求内养莫等闲

"天人相应"理念为中国传统的"顺其自然"的养生观提供了理论依据。古代医家很早就意识到人与自然的关系。人之本为自然，天地相连，我在其外，阴阳交融，我在其内，上下相连，我在其间。机体并不是一个孤立的体系，而是处于天、地、人三者之间的动态平衡之中，始终与外界保持着紧密的互动关系。人与自然是对立而统一的。人之所以能在自然中生活，是因为自然中有人类生存所必需的条件。

自然是人的生存之本。《黄帝内经·素问·宝命全形论》曰："人以天地之气生，四时之法成。"《黄帝内经·素问·阴阳应象大论》曰："阴阳者，天下之大道也万物之纲纪，变化之父母，生杀之本始。"《黄帝内经·素问·六节藏象论》曰："天食人以五气，地食人以五味。"《黄帝内经·灵枢·邪客》曰："人与天地相应也。"因此表明，人的存在不能离开自然、天地、四时所提供的各种物质的滋养，而自然的种种变化也必定会对机体的生理或病理变化造成直接或间接的影响。

《黄帝内经·灵枢·岁露篇》曰："人与天地相参也，与日月相应也。"意思是说人因天地之气而生长，因此自然界必然会对机体产生影响。天地自然对一个人的影响很大，比如天气的变化、春夏秋冬的交替、干燥或是潮湿、寒冷或是温暖、日圆月缺、太阳黑子的活动，还有遥远的星辰变幻，都会对一个人的生理和心理产生影

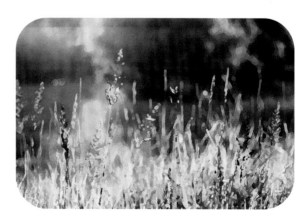

响。人体腠理①的开合、气血的流畅、阴阳的消长、呼吸、心跳、新陈代谢、脉象的沉浮，无不体现着天地的作用，或隐或现，或大或小。因此，要想保持人的正常生活，保持健康延寿，就必须对这种作用的产生进行仔细研究，并顺应自然界的规律，积极调整，趋利避害，适当锻炼身体，使人体与之相应。

"春夏养阳、秋冬养阴"是中医学养生的一条重要原则。养生学的观点是：春天和夏天阳气容易流失，流失得太多，就会损耗人体的正气。所以，在春天和夏天，都尽量不要做太多有损阳气的事情，要珍惜和保养体内的阳气。而秋天和冬天则是阳气内敛、阴气旺盛，一切都要藏起来，所以，人更要保养身体里的阴精，不要过于外泄。特别是冬天的时候，天地合，血气藏于伏明②之中，要记住，适度运动来发汗以滋养身体里的阳气。

养生之术，要适应四时阴阳的变化，避免外邪侵袭，做到"虚邪贼风，避之有时"才能达到健康延寿的目的。《吕氏春秋·尽数》曰："天生阴阳寒暑燥湿四时之化，万物之变，莫不为利，莫不为害。圣人察阴阳之宜，辨万物之利，以便生，故精神安乎形，而长寿焉。"自然界中，能适应气候的变化万物就能生长生存；不能适应四时之变化，则导致疾病，引起早衰。

老子在《道德经》中言："人法地，地法天，天法道，道法自然。"在老子看来，自然界是人类生命的根基，人要维持正常的生命活动，就一定要与自然发生的变化相适应，这种顺应自然的思想对后世有很大的影响。"四季养生法""十二月养生法""十二时辰养生法"等，都是在这个理论的基础上发展而来的。比如，一天之内，人体内的阳气会有一个周期性的节律，也就是早上的阳气开始生发，中午的阳气旺盛，到了太阳下山的

---

① 腠理：泛指皮肤、肌肉、脏腑的纹理及皮肤、肌肉间隙交接处的结缔组织。腠理的疏密影响着汗孔的开合和汗液的排泄。

② 伏明：运气术语。五运主岁之中，火运不及称为伏明。《黄帝内经·素问·五常政大论》："其不及奈何？岐伯曰：木曰委中，火曰伏明。"王冰注："明耀之气，屈伏不申。"

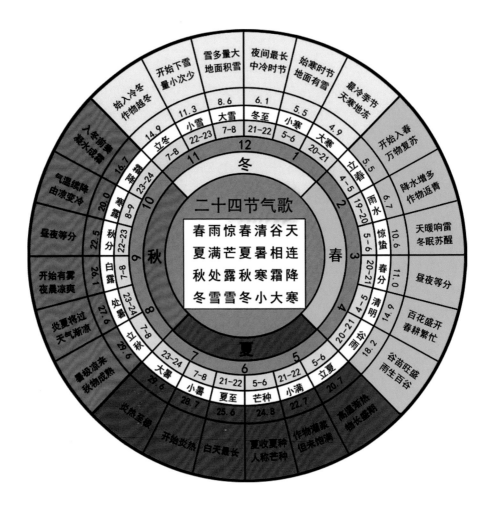

时候，阳气就会慢慢地减弱，到了半夜，就是阴气最盛的时候，人体的生理、病理也会根据时间的变化相应地产生各种节律的变化。"子午流注法则"就是昼夜间人的气血在经络循行过程中的强弱规律，可按时序养护脏腑经络。

　　一昼夜划分十二时辰，即子、丑、寅、卯、辰、巳、午、未、申、酉、戌、亥。人有12条正经脉，每个时辰都有一条主要经脉气血最为旺盛，此时恰是最有利于该经脉调补或医治此经对应疾病的最好时间。例如，子时（23:00—1:00）胆经盛，宜睡而利新陈代；丑时（1:00—3:00）肝经旺，宜调养肝。自然养生法的本质要求就是顺应自然。顺应时辰养生可达到事半功倍的效果。

　　天、地、人构成了自然与人的关系，天食人以五气，地食人以五味。五气由鼻入肺心而达于五脏，上使五色修洁分明，音声彰著；五味由口入胃肠以允养五脏之气和调节津液化生，整个机体的生命活动亦随之而旺盛。天、地、人三者之间，人要遵循自然的法则，既要主动、深入地认识周围的环境，又要主动、有效地调整改进自己，尽可能地去适应周围的环境。《黄帝内经·素问·上古天真论》曰："提挈天地，把握阴阳。"只要我们对天与人之间的关系给予了足够的重视，我们就能"制天命而用之"，尽可能地让大自然与我们的身体相适应，从而避免或消除那些可能对我们的身体造成伤害的因素。中医又讲究"天人合一"，认为人与自然、社会是一个不可分割的整体，人是自然界的产物，要"法于阴阳"，顺应四时之变，方能安居乐业。总之，人与自然的动态平衡是人类健康的基本原则。

第二节　天增岁月人增寿，少长壮老健康求

　　翻开中医经典《黄帝内经》，随即在"上古天真论"中发现，如此惜字如金的古老医典竟然对人生长壮老的整个过程不吝笔墨，极为详尽地描述了男女在不同阶段所展现的生命状态，而且其高级之处还将男性与女性做了分别讨论，对人类的生长繁育的周期进行了具体数字的讨论。其原文如下，"丈夫八岁，肾气实，发长齿更；二八，肾气盛，天癸至，精气溢泻，阴阳和，故能有子；三八，肾气平均，筋骨劲强，故真牙生而长极；四八，筋骨隆盛，肌肉满壮；五八，肾气衰，发堕齿槁；六八，阳气衰竭于上，面焦，发鬓颁白；七八，肝气衰，筋不能动，八八，天癸竭，精少，肾藏衰，形体皆极；则齿发去。肾者主水，受五藏六府之精而

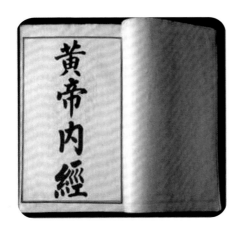

藏之，故五藏盛，乃能泻。今五藏皆衰，筋骨解堕，天癸尽矣。故发鬓白，身体重，行步不正，而无子耳。岐伯曰：女子七岁，肾气盛，齿更发长；二七而天癸至，任脉通，太冲脉盛，月事以时下，故有子；三七，肾气平均，故真牙生而长极；四七，筋骨坚，发长极，身体盛壮；五七，阳明脉衰，面始焦，发始堕；六七，三阳脉衰于上，面皆焦，发始白；七七，任脉虚，太冲脉衰少，天癸竭，地道不通，故形坏而无子也。"这样的记述与讨论在并不了解中医药的普通大众看来应该是相当震撼的，因为似乎中医并非精确医学，但是对人年龄的讨论的详细程度甚至直接超越了西方目前粗略的年龄分层。这正是中医基础理论中不可忽视的重要部分，是"时空理论"中"时"的精确体现，它仿佛一串密码，直接将人生生命规律的大门打开，给予了各个年龄生命状况最为客观和中肯的评价，当然它更是一种启发，告诉了我们每个年龄段中最应实践怎样的养生措施。

将中医古籍中对人生长壮老的规律进行总结，借鉴现代医学以及不同年龄段人群生活习惯等内容，并且考虑到实际操作中养生者要求便于实际运用的多重因素，我们按照区分年龄的基本习惯，直接采取了针对少、中、老三个基础年龄层的分类进而进行养生知识的普及的方式。当然三大年龄段相比较于《黄帝内经》原文细腻入微的分析不免显得过于粗犷，但是这也是各位读者走进"时间"理论的第一步。

30岁前，我们基本在享受生命给予少年美好的宝藏，鲜有人留意保健养生，更多的是对身体壮盛状态的一种消耗。但是岁月并不会停下前进的脚步，青年人一定会变成中年人，在开启中年生活之前，在生活中，壮硕的青少年们应该注意哪些养生的问题呢？

经过童年时期的茁壮成长，人体在青春期时，肌肉也会越来越发达，这个时候，身体的动作也会越来越灵活，人体的各个器官都会快速地发育起来，经脉中的血液也会越来越充盈。这个时候，需要做一些强度比较大的运动来增加肌肉，从而起到保健和养生的作用。但是这个阶段往往会出现过度使用身体的问题，所以特别要保护好肠胃，避免暴饮暴食、纵欲过度，同时要戒烟酒，保证有充足的睡眠。许多在中年时期显现的身体问题往往可以追溯到青少年时期，通常是过度使用身体造成的，如不注意保暖、长期熬夜等，所以在青少年时期最重要的是养成良好的生活习惯，把生命赐予的充沛精力运用得当，避免过度消耗。

进入中年生活后，更多的是感受到身体各方面功能的下滑，同时必须背负起各方面难以推脱的责任和压力。在这种生活状态下，要充分重视运动的重要性。此时运动基本原则是动静的有效结合，不能过度运动，更不能持续地不运动。另外，心理负担的加重更是一个必须要提防的方面。缓解衰老的最佳方案是保持平稳愉悦的心情，但是鉴于目前社会中大部分中年人的生活状况，这一点往往很难实现，而且最为常见的情况是：长时间坐着工作之后紧接着是下班后的饕餮盛宴。这完全违背了动静结合的方针，将中年人一步步拉入慢性病的陷阱，一旦落入其中且不及时进行调整的话，将会严重影响生活。

年过 50 岁，大多数人可以接受补品的年龄才真正来到。这里要特别提醒两点，第一点是青少年和中年时期进补的行为多数存在误区，经常受到广告的诱骗进行没有必要的营养补充，然而这样的问题也会同样发生在老年人身上。老年人寻求养生之道过于急切，这就给各种伪补品制造了可乘之机。因此，老年人应该在医生的指导下选择保健品。第二点是老年人养生的基本原则是让身体达到舒适即可，一方面是不可强求身体壮盛，另一方面是持续地进行体力可接受的运动，也包括脑力运动。最应提醒的一点是，老年人养生应当以"安全"为第一要务，在运动过程、日常起居中要保证好自己各方面的安全，小磕小碰往往会造成严重的损伤，极为损伤气血。

养生三阶段是相对的概念，并非在 30 岁和 50 岁划分两条严格的界线。"时间"观念终归是一种思维方式，其核心是"活在当下，放眼未来"，保证目前生活状态的同时为下一步身体的变化做充分的准备，这两点永远是统一的，没有损失现在而满足未来的可能性。把握好这一条基本思路，就真正掌握了"时间"的重要性，也为关注自我保健、积极学习养生开辟了道路。期望书本前的你，能从字里行间感受当下与未来的关系，领略健康养生的智慧。

第三节 祖国江山无限好，地域差异要记牢

所谓"一方水土养一方人"，人的生存和发展与其所处的地域环境有着密切的关系。一个地方的人，到了另外一个地方，难免会出现"水土不服"的情况。《黄帝内经·素问·异法方宜论》中对"五方之民"的病症特征及中医学的治疗进行了详细的阐述。由于地域的差异，每个地方都有自己独特的保健和调养方式。中医理论强调"天人合一"，指的是人与地域内自然环境和谐统一，进一步说，人与地域内动植物之间也应该存在和谐统一。"一方水土养一方人"的观点，在一定程度上反映了人类与地域生物之间物种的相互依赖。也可以说，在某一地区，人和别的物种之间有一种相互适应的关系。

《黄帝内经·素问·异法方宜论》提到"东方之域，天地之所始生也，鱼盐之地，海滨傍水"。意思是，东部地区，阳气充盈，鱼盐丰盛，经济繁荣，但也有水汽。在我国东部，由于经济发展迅速，人们的生活节奏加快，精神紧张，因此，当地居民的体质多以气虚、湿热、气郁为主。气虚的人会有很多表现，比如说话无力、气短疲倦、容易出虚汗、容易生病等。中医学认为，"鱼者使人热中"，多吃鱼，会引起体内的燥热。脸上泛油光，长痘和湿疹，口苦口黏，大便黏腻，男人的阴囊潮湿，女人的

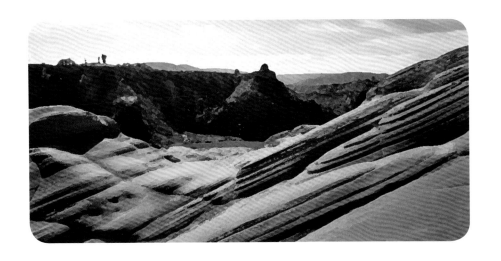

白带发黄，都是湿热的症状。气郁会导致患者出现情绪低落、食欲差、失眠、喉咙有异物感等症状。对于这种情况，要注意劳逸结合，平时可以多进行一些舒缓的运动，比如散步、打太极，可以经常按摩足三里穴，还可以多吃山药、香菇、大枣、鸡肉、牛肉等。可以在医生的指导下服用当归黄芪乌鸡汤，可益气补血，身体累了也可以泡点儿西洋参喝。对于湿热体质的人来说，应该多食用水果和蔬菜，不要吃辛辣、糖分含量高的食物，还可以多吃一些可以清热祛湿的菜肴，比如薏米红豆汤、绿豆汤、冬瓜汤、炒丝瓜等。要保持规律的作息，尽量不要熬夜，尽量避免做一些强度比较大的运动，比如跑步、游泳、打球等。对于气郁体质的人，可以多食用小麦、萝卜、百合、橘子、黄花菜等具有缓解情绪作用的食物。

《黄帝内经·素问·异法方宜论》中还记载："西方者，金玉之域，沙石之处，天地之所收引也。其民陵居而多风，水土刚强，其民不衣而褐荐，其民华食而脂肥，故邪不能伤其形体，其病生于内，其治宜毒药。"在我国西部地区，天气干燥、风沙大，导致呼吸道疾病高发。与我国东南地区相比，西部地区地域辽阔、人口稀少，再加上光照强度大、紫外线强，这导致人们很容易出现肝火旺盛、情志不舒、焦虑抑郁的情况。因此，在日常生活中，人们应多登高山，多参与休闲活动，以调整自己的心情，缓解不良情绪。另外，当地居民还开发出了"三炮台"、热冬果梨和灰豆子等特色健康"小吃"。"三炮台"是甘肃和宁夏地区的一种独特的保健茶，除茶叶外，还添加了红枣、枸杞、核桃、龙眼、芝麻、葡萄干、果脯等，具有提神醒脑、明目、强身健脾的功效。热冬果梨是一种很好的食物，它主要是用兰州特产冬果梨和冰糖（也可以加入红枣、陈皮、山楂、枸杞等）煮制而成的，其作用是滋阴润肺、止咳化痰。灰豆子是兰州的特产食品，以麻色豌豆（花豆）为原料，加入红枣、冰糖、食用碱等，可美容、生津、补气、滋补身体。

中医有"人以天地之气生，四时之法成""顺四时则生，逆四时则亡"的说法，是指人们要适应四时阴阳的变化规律，顺时而动，才能发育成长。我国北方四季分明，养生讲究"春生、夏长、秋收、冬藏"。北方人要按四时来做，春季阳气旺盛，而地底却有水汽。我们在春天的饮食中，需要保证自己尽可能地清淡饮食，不建议过多地摄入干燥和辛辣的食物。因为春天里的阳气是上升的，摄入过多不合适的食物是会伤阴的，所以我们需要注重养阴，可以选用雪梨银耳粥、冬瓜汤等食物。这个时候，人的肝火比较旺，可以服用一些加味逍遥丸，并且经常按摩脚上的 3 个肝经穴：大敦穴（大脚趾靠第二趾一侧的甲根边缘约 2 毫米处）、行间穴（足背第一、二趾间，趾蹼缘的后面赤白肉际处）和太冲穴（足背第一、二跖骨交界处的凹陷中）。中医认为，夏天心的阳气最盛，因此在夏天要注重养心，调整自己的精神状态，不要熬夜，也不能做太多的运动，夏季饮食上要注意不要吃肥厚、油腻、辛辣、煎炸等食物，应多食具有养心阴、补心血功效的食物，如阿胶、动物血等。平时要多吃藕粉、银耳、西瓜、鸭肉等养阴生津的食物。另外，夏天也可以多吃一些"苦"的东西，比如苦瓜、苦丁茶等。秋天，阳藏阴生，这个时候，最重要的是要防止体内燥热，应该多吃一些酸味的东西。因此，秋天应该遵循贯彻"省辛增酸"的饮食原则，多吃些水果，比如苹果、橘子、白梨等，尽量避免"贴秋膘"，饮食上要注意清淡，可以食用一些秋梨膏。冬天是补气的好时候，要注意养肾，多吃一些动物性食物和豆类。

"中央者，其地平以湿，天地所以生万物也众。其民食杂而不劳，故其病多痿厥寒热，其治宜导引按跷。故导引按跷者，亦从中央出也。"我国中原地区相对于东南地区来说没有那么潮湿，也没有西北地区那么干燥，在四人区域中，中原地势平坦，是最富饶的区域，生活环境也是最舒适的区域。食物种类繁多也不一定是好事。因为吃得杂再加上体力活动少，人们经常会感到身体虚弱、四肢麻木、经脉气血不畅，不但容易发福，还容易患心脑血管疾病。我国中原地区的太极拳即为"导引"，经常习之，能舒缓筋骨，疏通经脉。此外，还有按跷，也就是推拿，民间也有许多"按跷之法"，如相互捶打、拍打等。中原地区有丰富的小麦资源，使其面食品种繁多，例如河南的烧饼、羊肉烩面，这些都很符合当地的饮食习惯。以焦黄饼为例，在中医看来，焦黄饼虽然能补脾胃，但是容易导致内燥，而芝麻却能起到滋润干燥的作用，被称为"完美食物"。"医圣"张仲景，出生于河南，他所推荐的当归生姜羊肉汤，被誉为食补中的名方。

"南方者，天地所长养，阳之所盛处也，其地下，水土弱，雾露之所聚也。"南部地区，特别是山岭地区，地势低洼、土质薄，夏季高温多雨，冬季阴寒湿冷、多雨，湿邪入体容易出现皮肤黏腻、出汗不畅、食欲差、乏力等症状。南方的阳气易外泄，导致阳气不足，无法祛除湿气，所以南方人，大多都是湿热、痰湿之类的体质。对南方人而言，排湿是第一要务。在南方，有不少人喜欢吃辣来祛除体内的湿气，辛辣的食物中往往含有较多的油脂和盐分，会让人产生痰湿，所以要多吃一些具有祛除湿气作用的食物，比如薏米红枣粥、冰糖陈皮茯苓茶等。当湿邪侵袭身体的时候，人们

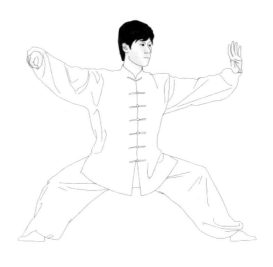

一般都不愿意运动，但越是不运动，身体里的湿气就会越重，做一些运动，如游泳、跑步、健步、瑜伽、太极等，可以让身体里的湿气更快地排出。生活上，切勿"久居湿地"，或衣着湿而不干，应经常更换干燥的衣物。

第四节 五脏一体生克巧，土居中央四方调

随着经济的不断发展，人们的生活水平也在不断提高，但同样的，人类的生存环境也在不断恶化。所以很多人五脏都会出现问题。那么，如何才能使五脏保持健康呢？中医认为，五脏中的脾、心、肝、肺、肾并非独立存在，而是相生相克、相互影响。中医养生讲究的是"天人合一"，注重的是对五脏的整体调整，从而达到阴阳平衡、五脏协调。这样可以起到养生和保健的效果。

脾胃处于中土之中，与其他脏腑有着紧密的联系，如果脾胃出了问题，那么就会影响其他脏腑。肝、心、脾、肺、肾对应着木、火、土、金、水，五脏对应着五行，所以就会产生一种相互克制的疾病传播变化。因此，有句话叫"脾胃一伤，四脏皆无生气"。

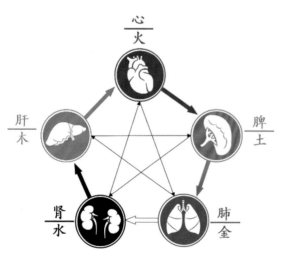

五行对应五脏生克关系

肝主疏泄，性喜条达。不喜抑郁、约束，正应春季阳气升发、生

机盎然、草木条达之象。春季阳气升发有助于肝的疏泄，而肝的疏泄则顺势促进人体阳气的升发。因此，春季养生的重点在于肝。损伤肝脏的行为有：①在空气污染较重的道路旁，在封闭的、通风不良的体育馆，锻炼过度；②食物中的添加剂以及农药残留都会对肝造成伤害；③过分的治疗损伤肝脏，有病吃药，没有病也吃药，大病小病都要输液，身体虚的补，不虚的也要补；④劳累过度、作息紊乱、食欲旺盛、精力过剩、心浮气躁、急功近利、用眼过度、久坐不动、饮酒过量等。养肝的方法有：①顺其自然，早睡早起，适量的运动，放松身体；②在饮食上要少酸多甘，少吃凉、黏滞、油腻的食物；③不要过度服用肝脏损害性药物；④少喝酒或者不喝酒；⑤不要熬夜；⑥不抑郁，不压抑，保持心情的愉悦。

心主血脉，血脉喜温恶寒，遇热则行，得寒则凝，正应夏季阳气盛长、江河满盈奔腾之象。在夏天，阳气充足的时候，可以刺激心脏，让血液循环顺畅，从而让身体内的阳气更盛。因此，夏天养生的重点在于心，不能逆着寒气而行经寒。损伤心脏的因素有：①心情烦躁、过度熬夜等，会导致心火过旺，从而影响心境；②声音和光线的污染会导致睡眠障碍和过早衰老；③对空调冷气的过度依赖，会使人体对冷气和热气的耐受能力降低，导致人体阴阳失衡，更易受外邪的侵袭。养心措施：①午休可以让自己的精神得到充分的休息；②学会避免接收太多的信息，要减少电磁辐射；③要合理地使用空调；④还要注意清淡饮食，少食肥厚油腻的食物，戒烟限酒，情绪平和。

肺主呼吸，以肃降为顺，正应秋季阳气下降、生机潜藏之势。秋天，温度降低，潜伏的阳气有利于肺气的收敛，而肺气的收敛又反过来促使人体阳气的潜伏。因此，在秋天的时候，养生的重点在于肺，不能因为燥热而影响肺的清降。造成肺部损伤的原因有：①酷暑暖冬直接影响秋冬自然界阳气的潜藏；②空气质量不达标、食物安全不达标，使清气不清，谷气不纯，从而引起精气的不足；③长期对着电脑，低头、佝偻着腰、不运动，身体里的细胞就会容易缺氧，代谢废物也会增多。护肺措施：①适当增加睡眠，以补充能量；②开窗通风，多做运动，调节呼吸，提高肺活量，使身体得到足够的氧气；③可以多吃一些润燥的食物，比如梨、百合、木耳等，以预防秋天的干燥。

肾主封藏，正应冬季万物生机潜藏、阳气下沉之象。冬季寒冷收藏利于肾脏积蓄能量加以封藏，而肾脏的吸纳封藏则顺势加强人体阳气的沉降内收。因此，冬天养生的重点在于肾，避免烦躁，以避免扰动人体精气的封藏。损伤肾脏的原因：①过分追求安逸，长时间坐在柔软的沙发上，伤害了颈椎和腰椎，也就是伤害了肾脏，因为肾脏主骨骼；②惊惧伤肾，在学习和工作的压力下，在长时间的劳作中，肾精耗损；③长期的噪声污染，戴着耳机听音乐，经常熬夜。这些都会影响到肾脏的封藏，对身体、智力、生育造成影响。补肾之策：①早睡早起，适量锻炼，在冬季不要运动过量、出汗太多，容易导致阳气外散；②冬季的进补要因人而异，切记无虚不补，也不要在不明阴阳虚实的情况下，盲目进补，要合理饮食，不要吃调味太重的食物。

脾是后天之本，气血生化之源。五脏要春夏养阳、秋冬养阴，要升发、潜藏，这种物质基础主要是由脾胃提供的。"脾主四时"，在一年中，我们必须重视对脾胃的护理。伤脾的原因：①饮食过多，吃饭的时候速度过快；②长时间的静坐；③思虑过度会伤到脾胃的升清降浊功能。养脾的方法：①做好腹部的保暖工作；②在补充营养的同时要注重护气养脾；③不要生气，不要被铺天盖地的信息所困扰。

五脏六腑虽然各自独立，但它们之间也是有联系并且互相配合的。我们的五脏，要受天地、日月、四季的影响，才能与人体的经脉、气血、四肢百骸、五脏六腑、五官，和世间万物一同春生、夏长、秋收、冬藏。《寿世保元》中说："善养生者养内，不善养生者养外。"养生之道，实质上是一种生命之道，唯有顺其自然、合理饮食、适度锻炼，方可获得真正的健康。

第五节 时间节点把握好，顾护脾胃要趁早

根据阴阳学说，脾是五脏之一，胃是六腑之一，它们构成表里关系。脾胃都处于人体中焦，四时当长夏，四方适应力强，但它们的阴阳特性不同。脾属阴性，表现为缓慢、温和、隐晦、抑制等特征；胃属阳性，表现为快速、强劲、明亮、兴奋等特征。在五行学说中，脾属土，土能生化万物而又托载万物，因此脾具备了化生、运化、承载等功能。其中最为重要的功能就是主运化，如果脾运化水谷精微的功能旺盛，那么机体的消化吸收功能才会更加完善，才能化生为精、气、血、津液。为机体提供充足的原材料，才能让脏腑、经络、四肢百骸，以及筋肉、皮肤、毛发等组织获得充足的营养。相反，如果脾脏的运化水谷精微等方面的功能下降，则水谷精微化生气血乏源，人体虚弱无力，精、气、血、津液不能滋养五脏六腑，使机体各项生理功能失调，导致疾病发生。因此，脾胃的运化受纳相互协调对于维持五脏六腑的健康至关重要。如果先天的脾胃之气不足，可以通过后天的精心调理来弥补不足，达到增强体质，延缓衰老的效果；如果先天的脾胃之气充足，但后天没有给予适当的调理，也可能会造成身体虚弱、疾病缠身。所以说，脾胃为后天之本，养生应该重视调理脾胃，做到预防疾病的效果。

脾胃出了问题，很可能连累五脏。中医里有一句话，"养脾胃就是养元气，养元气就是养生命"，脾胃健康与长寿密切相关。心脾如母子，若有心脏疾病，须考虑从脾胃入手进行治疗。脾主运化，为心脏提供营养。如果脾脏有病，不能补气活血，则会使人的气血运行不畅，从而引起心脏疾病。

肝脏和脾胃是相互影响的。经常有人说，饭后仍觉得饥饿，但是胃里还是鼓鼓囊囊的，服用了药物也没有效果。实际上，这种情况多是因为工

作压力过大，或者是因为心情不好而引起的肝气郁结，所以首先要做的就是调养肝脏，这样才能使得脾胃的功能恢复正常。同时，脾胃也会对肝脏产生一定的影响，比如，脂肪肝就是因为脾胃不能消化过量摄入的食物，导致废物不能及时排出，最终导致肝脏功能出现问题。

脾胃虚弱，肺脏首当其冲会受到损伤。肺部是"宰相"，是辅助"君主"（心为君主之官）的重要脏器。肺部掌管身体内的"气"辅助心脏的运行。而肺气之盛，则与脾胃之盛有关。脾胃虚弱的人常常会引起肺气的虚，从而导致感冒等呼吸道疾病的易发。由此可见，保持脾胃健康是维护人体健康的关键所在。

如果一个人的脾不好，那么他的肾可能也不好。人的精力充足，肾气自然也会较强。肾的精气强弱，与脾胃是否健康、是否能为肾脏提供足够的营养，也有一定的关系。如果长期处于脾虚状态，就会出现肾虚的症状，如心里烦闷、容易盗汗、畏寒怕冷、手足冰凉等。胃病多与饮食不节有关系，而脾病多与劳累有关系。脾胃之病，病因不同，但一定要同时调理。

脾胃是养生的根本。饮食不节则先伤胃，胃的受纳和运化能力减弱导致脾虚；五志过及或劳逸不当或六淫过度，脾胃阴阳失去协调，气血失调，导致脏腑经络不通。脾胃是元气的根源、气血的生成者。《周易·系辞下》曰："男女构精，万物化生。"这说明父母双方的精气相合而形成了先天之精，并存储于肾中。因此肾被称为先天之本；而后天的生命活动则需要靠脾胃来滋养维持，因此脾胃被称为后天之本。脾胃对于人体养生来说是非常重要的器官，一年四季都要养脾胃，我们所吃的食物必须经过脾胃的消化和吸收，才能被身体所利用，所以，如果脾胃出现了问题，就无法吸收足够的营养。养脾最好的方法就是注重平时的饮食，喝粥可以滋养脾胃，有增强脾胃的功能，但是，由于季节的差异，粥的种类也要根据季节的不同而有所区别。冬天的天气很冷，它的问题容易出在肾上，寒冷伤肾，而累及脾胃。所以，在冬天应该多吃一些温补的食物，如山药、黑木耳、黑芝麻、枸杞、核桃仁等，而山药和枸杞是药食同源的，在某些方面有着很大的优势，如果出现了肾虚的情况，可以在平时的饮食中多加一些山药、莲子、枸杞这样的食物。

三伏养脾胃，秋冬少受罪，四季养生时刻谨记。三伏天的温度波动很大，肠胃不好的人，胃口会变得很差，精神也会很差。如果脾胃不好，晚上睡觉也会很不舒服，可以多吃一些开胃和补充气血的食物。三伏天的时候，人容易烦躁，泡脚不仅可以提高睡眠质量，还可以调整气血，让身体得到放松，对脾胃也有很大的好处。

第六节　中医技术效果好，调养高招少不了

一　中医针灸

针法是将细针刺入人体特定的穴位，通过旋转和拔出等手法来调理病情；灸法是将点燃的艾绒靠近特定的穴位，通过热力的作用来疏通经络。针灸，它是一种"内病外治"的医术。它是利用经络和穴位的传导功能，运用某种手法，对系统性的疾病进行治疗。针灸法是我国传统医药的重要组成部分，几千年来，为保护人民的身体健康，做出了贡献，时至今日，依然深受人民的喜爱。针灸在中国有着悠久的历史。传说伏羲在品尝百草的时候，就创造出了"九针"，而针灸理论的发源，可以上溯到春秋时期的《灵枢经》。《灵枢经》可谓

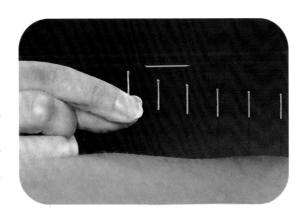

是针灸学的开山鼻祖，对针灸学产生了深远的影响。《灵枢经》中提出的学说，不仅是针法的细化和运用，还是针法在临床运用上的总结和升华。

所以，九针就是针法的理论，也是针灸理论的一个比较成熟的体现。在针灸的发展过程中，扁鹊治疗了一位来自战国时代的虢太子尸厥证，这是世界上最早的针灸治疗案例。从现在来看，唤醒昏迷或休克的患者，可能是一件很普通的事情，但在2200多年前的先秦时代，这就很不寻常了。从那以后，针灸术就越来越繁荣。唐代孙思邈《备急千金要方》第一次绘制了"明堂三人图谱"，从而解决了针灸学没有图形可供参考的问题。孙思邈在《针灸学》中也提出了"阿是"这一针灸学理论。当针灸大师使用教科书不能解决病症的时候，可以找到阿是穴，然后根据情况进行调整，在哪里疼痛就在哪里刺。

正因为如此，中国历代的针灸师和先贤，才能将针灸术运用和发展起来，他们不仅是针灸术的开创者、先行者、实践者和传播者，更是对针灸术的研究和运用做出了巨大的贡献，让针灸术代代相传。到了现代，中国实行中西医结合的基本原则，并将中医纳入国民的健康管理系统。在国内大大小小的医院里，针灸科也有一定的地位。

虽然大家对针灸的发展历史有了更深的了解，但很多时候，大家对针灸并没有太多的理解。事实上，针灸是针刺与灸法的简称，而只知"针"不识"灸"的大有人在。艾灸疗法的由来较为清楚。远古时代的人们，在用火来取暖、烘烤食物、驱赶野兽的时候，会不小心被火烤到，但是，他们也会发现，被火烤到之后，他们身上原本存在的一些疾病反而会减少甚至消失，或者是减轻他们的痛苦。随着经验的累积，人们渐渐主动地使用火来治疗疾病以便恢复健康身体，于是就有了最初的灸疗法。

二 食疗

中国饮食疗法有着悠久的历史，其历史可以追溯到2000多年前的

《黄帝内经》。这就是"医食同源"和"寓医于食"的意思。患病之后，可以用药物来治疗，然后辅以对疾病有治疗效果的食物来进行调理，从而达到食供药威、药助食性、药食同用、相辅相成的效果，从而让药物在身体里面发挥出更大的效果。

饮食疗法是以中医理论为基础，通过饮食保健的方法，对食品的性味归经和与人体的关系进行研究，从而达到养生保健和预防疾病的目的。食疗法是以本草学为基础，对其进行了丰富和发展。它用以维护健康、防治疾病的方法是食物疗法，它与药物治疗有很大不同。它是以食物形式运用的，适应范围广泛，也作为药物或者其他治疗疾病措施的辅助手段，更容易让人接受。

性，分为寒、凉、温、热。其实是一寒一热两个方面的属性。如西瓜、苦瓜、梨子、紫菜、蚌贝等，具有清热泻火、解毒、平肝安神等功效，或能抑制、损害人体阳气的食物。与之相反，一些具有温中散寒、助阳补火益气或助热燥火、损耗阴液等功效的食物，如姜、葱、韭、蒜、辣椒、羊肉等。有些食物是寒、热属性属于不太明显的，所以可以称之为"平性"。

味，就像是药物的味道一样，有酸、辛、苦、甘、咸五味。主要来源于味觉器官对食品的感觉，还包括了一些理性的猜测。例如，有滋补之功效的食品、肉、脏器等不甜之物亦属甘味；海带、贝蚌、海蜇等都是没有咸味的，但是有软坚散结的功效，也归于咸味。味，可以说明食物的一些功效。酸味主要有酸涩和酸甘两种，具有敛汗、止泻、涩精、生津止渴、助消化等功

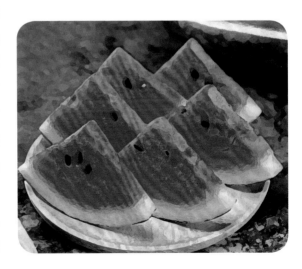

效。苦瓜、青果、枸杞苗、蒲公英等苦味的食品就具有清热泻火、止咳平喘、泻下等功效。味甘，能补虚、和中、缓急、止痛，常用的有木栗、甜杏仁、南瓜、葡萄、红枣等。薏米、荠菜、冬瓜等食物属于甘淡味，具有利尿除湿的功效。辛味包括芳香、辛辣等，具有发汗解表、行气、活血、化湿、开胃等功效，如葱、胡椒、生姜、薤白、茉莉花等。

整体观认为人是一个有机整体，人与自然环境也是一个整体。因此进行食疗的过程中，要注意保持和稳定人体内外环境之间的和谐关系。其主要内容包括：调节阴阳、调和脏腑、适应气候、顾及地域、因人而异等。

"辨证施食"是指由于病因、个体体质和气候等因素的影响，一种疾病可以有多种证型，多种疾病也可以有同一证型。针对不同疾病的需求，按其所需，即辨证施食。比如胃脘痛，根据病因、体质、生活环境、治疗过程的不同，饮食的选择也会有所不同。如因饮食所伤，可吃山楂糕、萝卜粥；寒气伤胃阳可以吃姜片，脾胃虚冷可以喝大麦茶；益胃汤及沙参粥等都能缓解胃阴不足的症状。出现同一症状的不同疾病可以选用同样的食物。如果是久泻、脱肛、便血、崩漏、子宫脱垂等，可以吃一些可以提升中气的食物，比如参苓粥、归芪鸡等。"同病异食"和"异病同食"是"辨证论治"在食疗学中的具体表现，二者都是从疾病的实质出发，有针对性地选择食物。因此，"辨证施食"是提高食物治疗疗效的根本，也是中医学食物治疗的精华所在。

三 中医功法

中医功法，是一种将身体、呼吸和精神三者融为一体的身心修炼技巧。健身保健作为中医学的一个重要内容，在漫长的历史发展中，已经形成了一套完善的健身保健理论与方法体系，因其历史悠久，体系独特，效果显著，在养生保健按摩领域占据着举足轻重的地位。近几年来，伴随着对身体的关注和对武术运动的重视，许多人开始意识到武术的理论、方法和技巧是一种保健和预防疾病的重要方法。所以，对古今中外的修身养性内容进行整理和普及是十分有必要的。

八段锦，是我们国家古代导引术中流传最广泛、对现代导引术的发展有很大的影响的功法。中国近现代大书法家于右任，每日四时即开始练"八段锦"，对身体有很好的保健作用。八段锦分为坐式、立式、南北、文式、武式、少林式等，在我国是一种很受欢迎的健身功法。

这门功法，源远流长，容易上手，效果明显。武八段大多是马步、站立的姿势，也被称为"北派"，适用于年轻、身体强壮的人。现在流行的是晚清时所传的歌诀：两手托天理三焦，左右开弓似射雕；调理脾胃须单举，五劳七伤望后瞧；摇头摆尾去心火，两手攀足固肾腰；攒拳怒目增气力，背后七颠百病消。

"华佗五禽戏"是东汉后期华佗以中医理论为指导，模仿虎、鹿、熊、猿、鸟等五兽的姿态，创造出来的一套以"虎、鹿、熊、猿、鸟"为主要内容的五禽戏。"禽"是一种鸟类，在古代被用来表示动物；"戏"一词，古为歌舞、杂技等，今为一种特别的体育形式。华佗五禽戏也被称为"五禽操""五禽气功""百步汗戏"。据说华佗的弟子吴普，就是按照这个方法锻炼，活到了 90 多岁，还能保持耳聪目明，牙齿也很好。

现代医学的研究也表明华佗五禽戏是一项医疗健身运动，它不但可以放松身体的肌肉、关节，还可以增强心脏、肺脏功能，增加心脏的供氧能力，增加心肌的排血能力，从而促进组织器官的正常运行。华佗五禽戏是中国第一部较完备的医疗保健体操，同时也是历史上各朝都十分重视的一项体育项目。

第二章 春气升阳，推陈出新

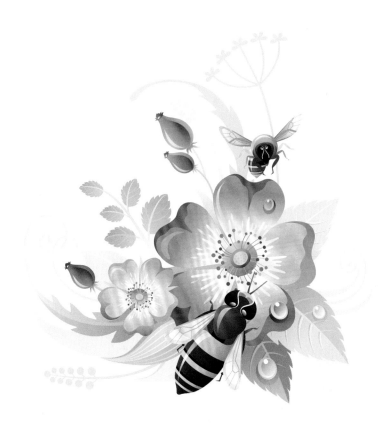

第一节　立春

一　立春养脾胃原则

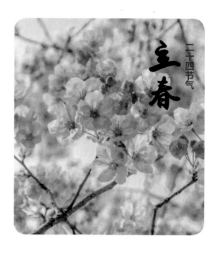

立春是二十四节气中的第一个节气，"立"是开始之意，一年之始，春回大地，万物复苏。《黄帝内经·素问·四气调神大论》有云："春三月，此谓发陈。天地俱生，万物以荣。"人体阳气顺应自然，向上向外疏发，故养阳是春季养生的重要原则之一。因此，应注意护卫体内的阳气，使之不断充沛、旺盛，但凡有耗伤阳气的情况皆应避免。明代医学家张景岳说："春应肝而养生"，按自然界属性，春天五行属木，而在人体的五脏之中肝也属木，肝气为春季的主气。根据中医五行理论，如果肝气过强则会伤及脾气，进而影响脾的消化吸收功能，所以春季极易出现脾胃虚弱之症，故立春养生的原则是清肝热、疏肝解郁、调补脾胃，即护肝健脾。

在讲立春如何保养脾胃之前，我们应该首先意识到：药补不如食补，食补不如神补。现代生活节奏快，很多在外打拼的年轻人没有良好的生活习惯，如经常加班熬夜，没有足够的睡眠，饮食不规律，导致身体出现亚健康的状态。诸葛亮的《诫子书》中有这么一句话："夫君子之行，静以修身，俭以养德。非淡泊无以明志，非宁静无以致远。"养生之道，药补不如食补，食补不如神补。神，就是精气神，最重要的是要有博大的胸怀。不论如何修身养性，心灵不健康，吃什么都起不到理想的效果。不管是否在立春时节，都要做到：少欲知足、随缘度日、清净放下、心境开阔。这些要求看似很简单，但实际操作起来却很难，需要努力去做到。这16个字主要治心，心主神明，神定则气闲，"清净放下"，放得下是心宽，心宽则天地宽，养心乃百病散。

二 养生保健小妙招

（一）养成正确的生活习惯

让我们翻开《黄帝内经》，关于春季养生有这样一段描写："春三月，此谓发陈，天地俱生，万物以荣。夜卧早起，广步于庭，披发缓行，以使志生。生而勿杀，予而勿夺，赏而勿罚。此春气之应，养生之道也。"下面我们就从原文出发，讲一讲在立春时节如何来形成一个良好的生活习惯。让立春养生，尤其是立春脾胃养生在一个良好生活习惯的前提下充分展开，以此来起到事半功倍的效果。

❶ 适当晚睡早起

《黄帝内经》举了几个例子，第一个是在作息上要夜卧早起，也就是说可以睡得晚一点，起得早一点。我们建议大家在晚上 11 点左右睡觉，早上 6 点起床。由于睡眠时间减少，我们的一天当中活动的醒着的时间就会延长，这有助于我们身体的阳气向外疏散。这么一来，就顺应了春季阳气疏散的生发之气，不至于让阳气抑制。这就是从作息上来进行调整，让自己的生物钟和生活节奏贴合本节气的自然规律。

❷ 增加运动量

第二个例子叫作"广步于庭"。这是一个古老的中国养生理念，它强调通过在庭院中散步、多走路来疏通气血，促进身体健康。这个理念与现代医学的健康观念不谋而合。春季是万物复苏的季节，也是身体阳气需要升发的季节。适当的户外运动可以增强身体免疫力，促进血液循环，有助于身体的健康，还可以帮助身体适应春天的气候变化，促进身体的代谢和排毒。

❸ 穿宽松的衣服

第三个例子是"披发缓行，以使志生"。在古代，人们通常会把头发盘起来，以示庄重和礼仪。但"披发缓行"是说，在春季的时候，人们应该把头发披散开，穿着宽松的衣服，让身体得到舒缓和放松。这种做法有助于调整心态，让人们感到舒适和愉悦。

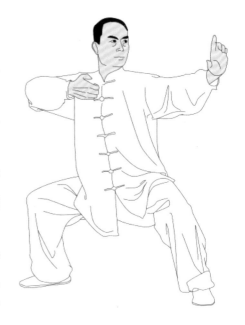

此时，人们的心态也会变得更加平和、愉悦和积极。这种积极的心态有助于人们更好地应对生活中的挑战和困难。

因此，"披发缓行，以使志生"这句话告诉我们，在春季，应该注重身体的放松和舒缓，同时也要保持积极的心态，以适应春天的气息。这也是养生之道的一个重要方面。

❹ 春捂秋冻

春天是大自然的复苏季节，随着气温逐渐回暖，人体的新陈代谢也开始加快。在这个时期，人体的腠理和皮毛逐渐变得疏松，为适应

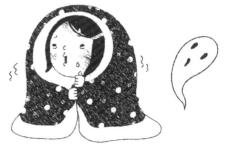

气温变化做出调整。同时这个时期也是寒邪容易入侵的时期。因此，在春季，我们需要注意保暖，以避免受到寒冷的伤害。首先，要注意下半身，特别是脚和腿的保暖。因为这些部位离地面最近，容易受到寒冷的侵袭。我们可以穿厚实的袜子和裤子来保暖。同时，上半身的穿着也要根据气温的变化来适当增减。天气温暖时，我们可以适当减少上衣的厚度，以适应气温的升高。然而，当天气突然转凉时，要及时添衣，避免感冒。

总之，春季养生要注意保暖，避免受到寒邪的侵袭。通过及时增减衣物，我们可以保持身体健康，预防疾病的发生。

⑤ 多开窗通风透气

春季是一个充满生机和活力的季节，同时也是一个需要我们经常开窗透气、保持室内通风的季节。在春天，人们容易感到困倦和无精打采，这是由于气温逐渐升高，人体新陈代谢加快，身体需要更多的氧气和能量来维持正常的生理功能。

因此，在春季保持室内通风是非常重要的。只有这样，我们才能保持精力充沛、身心健康的良好状态。

（二）膳食推荐

在立春节气，饮食上可以多食用发散、辛甘味的食物。比如，韭菜、葱、香菜、大枣等，多食用辛甘味的食物有助于驱散人体的寒湿，健运脾胃。减少食用酸、苦、咸、油腻的食物。这些食物会导致脾胃运化不畅，不利于肝气的生发，也对身体的阳气生发起到相反的作用。另外立春时节要吃甜味的水果和多汁的水果，食用这些水果可以预防春季的干燥，让身体处于阴阳平衡的状态。立春节气也要让肠胃保持通畅，还可以通过喝一些祛湿茶来化湿祛痰。

① 单品推荐

立春时节食补重在补气健脾，以防肝气太过对脾胃造成的伤害。

（1）山药

怀山药是河南焦作的道地药材，具有健脾止泻、益肾补气的作用。同时怀山药中有丰富的木薯淀粉及蛋白、B族维生素、维生素C、维生素E、葡萄糖、粗蛋白碳水化合物、胆液碱、尿囊素等。

吃法很简单，洗干净，放在蒸笼上蒸制即可，一天食用30

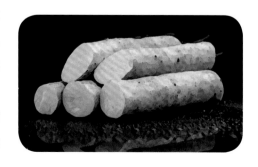

克左右。山药还有很多吃法，较为常见的有直接放入米粥中煮熟。煮熟后山药质感软糯，口感宜人，是汤粥的好伴侣。

（2）白扁豆

白扁豆具有健脾益气、祛湿止泻的作用。可以治疗浮肿、泄泻、痢疾，也可以用于治疗夏季暑伤发热、暑湿、女子带下过多、跌打损伤等；扁豆浑身都是宝，包括扁豆叶也有药用作用，可以用于治疗蛇虫的咬伤、伤暑的吐泻、疮疡肿毒等。

吃法很简单，炒着吃，一天食用15克左右。一般采用和肉类混合炒制做成菜肴的办法。

（3）芡实

芡实具有健脾、补肾、止泻的功效。经常食用可以健脾止泻，促进人体营养的吸收。芡实一般可以用作熬粥，一天食用15克为宜。

（4）鲫鱼

鲫鱼具有温胃、补脾的功效。用作红烧或是制鱼汤，都是不错的选择。

（5）薏米

薏米主要功效是健脾祛湿。吃法是薏米加红枣以水煎汤，每次30克为适宜。

（6）鸡内金

鸡内金具有消食化积的作用。食用鸡内金时可以将其磨粉吞服。当然还可以炒制、卤制等。

❷ 药补

（1）四君子汤

四君子汤由党参、白术、茯苓、炙甘草等组成，是补气健脾的佳方。主治脾胃气虚证，面色萎黄，语声低微，气短乏力，食少便溏，舌淡苔白，脉虚数。临床常用于治疗慢性胃炎、消化性溃疡等属脾胃气虚者。煎服时加生姜3片、红枣5颗。

（2）异功散

异功散是在四君子汤基础上添加了陈皮。陈皮可以加强四君子汤补气的作用，适用于脾胃虚弱的孩童。

（3）六君子汤

六君子汤是在异功散的基础上，加制半夏10克，可和胃止呕。呕吐、恶心、咳嗽、痰多的人都比较适合喝。

（4）香砂六君子汤

香砂六君子汤是在六君子汤基础上，添加广木香6克，砂仁6克。广木香可理气止痛，砂仁温胃散寒、化湿解酒。如果大便比较稀，可以将广木香换成煨木香。煎药时，要注意砂仁要后下，其他七味药材先冷水煮沸20分钟后，加入砂仁再煮五六分钟。

（三）穴位

❶ 三阴交穴

穴位介绍：在小腿内侧，内踝上3寸，胫骨内侧缘后际。简易取穴的方法是，正坐屈膝成直角，在踝关节内侧，沿着足内踝尖向上四指宽，在踝尖正上方胫骨边缘凹陷中就是三阴交穴位。

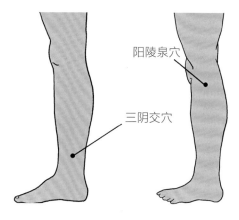

阳陵泉穴

三阴交穴

❷ 阳陵泉穴

穴位介绍：在小腿外侧，腓骨头前下方凹陷中即为本穴。采用仰卧位或侧卧位取穴，仰卧时对下肢微屈，在腓骨小头前下凹陷中取之。

❸ 太冲穴

穴位介绍：太冲，经穴名。出自《黄帝内经·灵枢·本输》。属足厥阴肝经。输（土）、原穴。在足背侧，当第一跖骨间隙的后方凹陷处。布有腓深神经的分支，足背静脉网及第一跖骨背动脉。主治头痛、眩晕、失眠、癫痫、目赤肿痛、胁肋胀痛、黄疸、疝气、遗溺、尿闭、遗精、崩漏、闭经、滞产、小儿惊风、脚软无力，以及肝炎、高血压、精神分裂症等。直刺 0.5 ~ 1 寸。艾炷灸 3 ~ 5 壮[①]；或艾条灸 5 ~ 10 分钟。

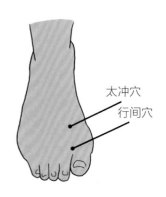

太冲穴
行间穴

按摩方法：按摩太冲穴有疏肝解瘀的作用。按揉此穴位可以有效缓解头晕目眩、心情烦躁、胁肋胀痛的症状，有调达肝气的作用。

每天坚持按揉双脚太冲穴 2 分钟；每天坚持由太冲穴推向行间穴 100 次，有强健脾胃、疏肝解郁的作用。

❹ 太白穴

穴位介绍：太白，经穴名。出自《黄帝内经·灵枢·本输》。属足太阴脾经。输（土）、原穴。在足内侧缘，当足大趾本节（第一跖趾关节）后下方赤白肉际凹陷处。布有隐神经及腓神经分支，足背静脉网，足底内侧动脉及跗内侧动脉的分支。主治胃痛、腹胀、呕吐、呃逆、肠鸣、泄泻、痢疾、便秘、脚气、痔漏等。

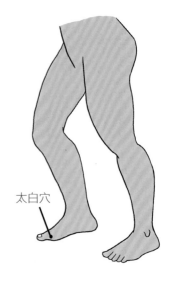

太白穴

按摩方法：按摩太白穴有健脾调胃功效，可以用于治疗一些脾胃疾病，如慢性胃炎、胃痛、便秘、痢疾等。用手按揉穴位 3 ~ 5 分钟，按揉至穴位微微感受到酸胀感为最佳力度。或双脚互相按压，将一只脚的脚趾放置于另外一只脚的穴位处，轻轻按压，同样以出现微微酸胀感为最佳。按压时长约为 3 分钟，最好是在吃饭之前按压。

❺ 丰隆穴

穴位介绍：足阳明胃经之络穴。外踝上 8 寸，下胻外廉陷中，足阳

---

① 壮：壮是艾炷灸计数的单位，即一个艾炷称为艾灸一壮。

明络，别走太阴。主治痰多、哮喘、咳嗽、胸疼、头痛、头晕、咽喉肿痛、大便难、癫狂、善笑、痫证、下肢痿痹、肿痛。

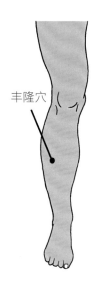

丰隆穴

按摩方法：用大拇指采用点按式按丰隆穴3分钟，然后沿顺时针揉丰隆穴10分钟，后用大拇指沿丰隆穴向下单方向搓（即只能是由丰隆穴向下，而不能是由丰隆穴向下然后由下到上这样来回搓）10分钟即可。或将左（右）下肢平放在对侧膝关节上，用右（左）手中指指尖放在丰隆穴上，拇指附在对侧，用力掐0.5～1分钟。

三 易患疾病早避免

（一）食欲不振、腹泻

脾胃虚弱的人经常表现为口淡无味，吃什么东西都没有胃口，大便溏稀，色淡无臭味，夹有不消化的食物或者残渣，吃东西后容易腹泻，吃多之后容易肚胀，平时饮食不好，吃不下饭，面色萎黄，神疲乏力，形体消瘦。严重的可伴随失眠，中气不足导致的脱肛低热等情况。

健脾祛湿的食疗方：脾虚不能运化水谷精微和水湿，失于统摄，故脾虚可以产生湿邪导致脾湿，而湿邪往往困脾，使脾失运化，产生脾虚症状。春季相对潮湿，脾胃虚弱的人也特别容易受湿气的影响，所以大家除了注意保暖，还要在饮食上需要注意避免吃生冷刺激的食物，如生冷瓜果、冰镇饮料等。也可以配合一些食疗来健脾祛湿，比如黄土炒薏米等，因薏米微寒，健脾宜黄土炒制，黄土炮制后的薏米才具有健脾祛湿的功效。健脾祛湿汤包含黄土炒薏米、秘制白术、十年以上陈皮等，把健脾祛湿汤包放入水中，可以加入玉米、胡萝卜、马蹄、腰果等，吃肉的可以加猪骨或鸡肉，大火煮开，小火炖·小时加盐即可食用，一周吃3～4次。

（二）嗳气吞酸

如果平时容易发脾气，饮食比较辛辣，春天肝气舒发太过，就会出现肝气犯胃的症状。表现为胸胁胃脘胀满疼痛、呃逆嗳气、呕吐，或见嘈杂吞酸、烦躁易怒、舌苔薄白或薄黄、脉弦等。如果肝气疏发不足，肝气郁结，疏泄失职，则见情志郁闷，善叹息，或烦躁易怒，胸胁胀痛；肝气横逆，气滞于胃，胃气上逆，则表现为胃脘胀痛、呃逆嗳气；气郁胃中而生热，可见吞酸嘈杂。

春季是肝气疏发的季节，不宜过食辛辣，酸入肝、甜入脾胃，所以可以适当吃点酸、甜的食物来增强我们脾胃的功能。

另外，我们常说"春捂秋冻"，初春天气相对较凉些，还要适当保暖，同时也可以适当吃些热量比较高的食物，以保持身体的温度。

第二节　雨　水

一　雨水养脾胃原则

农历二十四节气中排第二的节气是"雨水"。在雨水时节，随着气温的回升，冰雪开始融化，降水量也随之增加。随着河水的解冻，雨水也会随之散布开来。在《月令七十二候集解》中，雨水被分为三个时期：第一时期是獭祭鱼，第二时期是鸿雁归来，第三时期是草木复苏。古代人们相信，随着雨水季节的到来，河流开始解冻，水獭开始出没捕鱼，大雁也会因为感受到北方的回暖而开始迁徙，而草木则会随着地中阳气的升腾而开始发芽生长。这个节气较立春时节更为温暖，阳气也更加旺盛。养生之士应当随时顺应自然规律，注重保养身体。

清代曹庭栋在《老老恒言·燕居》中说："春冰未泮，下体宁过于暖，上体无妨略减，所以养阳之生气。"雨水时节，天气乍暖还寒，昼夜温差大，呼吸道疾病和心脑血管疾病易发。这类疾病往往起病急，进展快，患者应特别注意保暖防寒，加强锻炼，增强自身免疫力。

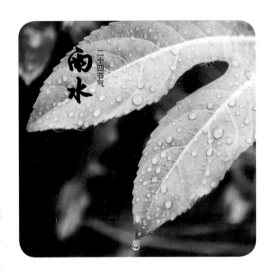

饮食调养要根据春季阳气生发、万物始生的特点，顺应自然变化规律来调整自身的生理机能，以提高机体的抗病能力。由于春季万物复苏，人们也应顺应自然变化而少食酸食，多吃甘味食物，这样可以起到补肾养肝、增强脾胃功能、调养肝脏的作用。食物搭配应"五味调和""酸甘适度"。酸味食品有收敛作用，不利于阳气的生发和肝气的疏泄。甘味食品可以补益脾胃、滋养肝肾、和缓肝气。

春季万物始生，应以和畅的心情、积极乐观的生活态度，去感受和欣赏大自然的美景，陶冶身心。当然也要适当运动，以增强体质、提高免疫力。

调神，顺应自然。中医认为，春季阳气升发，万物始生，人体生理机能也处于一种相对活跃的状态，因此要顺应自然变化来调节自己的情志活动。在精神调养方面，人应该做到心胸开阔、乐观开朗，不为琐事劳神。精神养生方面还要做到心情舒畅。

雨水节气气温回升较快，早晚与中午温差较大。雨水节气过后，春寒料峭，乍暖还寒之时，风邪病毒极易侵入人体呼吸道和肺部而致病。

雨水节气，宜健脾利湿。俗话说"春困秋乏"，这是因为春季阳气生发，使人的阳气不足。人的肌肉活动能力和心脏输出量都会增加，就容易出现疲劳的感觉。建议在雨水节气可做些健脾利湿的运动，如慢跑、太极拳、八段锦等。雨水时节，人体容易因阳气生发而感到困倦、乏力、头晕，多做一些伸展运动可以有效缓解春困，同时有助于缓解身心疲劳。

雨水节气，宜补肾助阳。中医认为，肾为先天之本，主藏精、主骨生髓。肾脏精气旺盛，则身体健壮；肾脏精气衰弱，则会出现精神不振、腰膝酸软等症状。因此补肾是春季养生的重要环节。春季气候冷暖多变，要注意保暖防感冒。

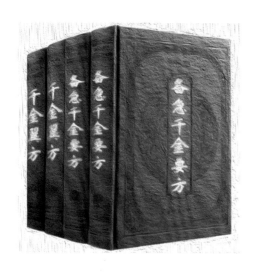

唐代孙思邈在《备急千金要方·食治方》中对春季饮食的原则做出了概述，其言："春七十二日省酸增甘以养脾气。"因春季应肝，肝气以疏散调达为顺，而酸味之品，常有收敛之性，有碍肝气的疏散，故要少吃酸性的食物，如乌梅、酸梅。但若肝气疏泄太过，又易克伤脾气，而甘味之品又可健脾益气，故要多食甘味之品，如山药、大枣等。此外，应慎食生冷油腻，以免伤及脾胃。雨水时节空气湿润，肝旺而脾弱，所以应少酸多甜，以养脾胃。饮食方面可选择香椿、百合、豌豆苗、红笋、山药等，粥类素来有健脾利湿的功效，也是不错的选择。在雨水节气前、中、后三天服用养生粥，对调养脾胃大有裨益。

二 养生保健小妙招

（一）养成正确的生活习惯

雨水节气预示着冬季的干冷天气即将结束，气温回升，雨水增多。此时的养生应以"祛湿避湿"和"保养脾胃"为主。对应而言要保证疏肝养心、健脾祛湿的养生方法得以实现。

详细解释便是，雨水节气的含义是降雨开始，且早晨时有露、霜出现。随着降雨增多，寒湿之邪最易困着脾脏，湿邪留恋，难以祛除，容易出现消化不良、食欲不振等症状。故"雨水"前后应当着重养护脾脏，春季养脾的重点首先在于条畅肝脏，保持肝气调和顺畅。

雨水节气到来后的气候特点是：天气回暖、雨水增多、多雾而潮湿。第一要注意防寒保暖，预防感冒。寒冷是诱发流感以及呼吸道感染的主要因素，因此应尽量减少外出活动，避免受寒感冒。第二要防湿保暖，雨水时节天气回暖，但仍有较多雨水出现，因此要注意保暖防止湿气侵袭。第三要预防心脑血管疾病发生和发展，因为雨水时节气温变化大且常伴有雾雨天气，这是心脑血管疾病的高发期，所以在生活中要注意防寒保暖，避免过度劳累。第四要注意清淡饮食，雨水节气后人们会感觉到食欲减退、消化功能减弱等现象，因此要注意饮食清淡、易消化且富含维生素的食物。第五要适当运动，雨水时节适宜参加一些户外活动如登山、慢跑等以调养气血、疏通经脉、舒展形体。

（二）膳食推荐

雨水节气的主要养生任务是保持人体的阴阳平衡，因为此时天气仍寒未尽，乍暖还寒，因此饮食应以滋阴润肺为宜，可食用一些养阴生津、润肺止咳的食物，比如牛奶、鸡蛋、西蓝花、木耳、山药、香菇、白萝卜等。

在饮食方面应注意"省酸增甘"，即减少酸味的食物摄入，增加甘味的食物摄入。中医认为甘味食物有补脾益气、养阴生津的作用。例如山药、大枣、扁豆等都是甘味食物，平时可以多吃一些。

❶ 食补

雨水节气的到来，意味着天气会逐渐转暖，万物开始复苏，人体的新陈代谢也在逐渐旺盛。这时就应该注意调养肝肾之阴，多吃些酸味食物，以补益肝气。

酸味食物主要包括：醋、柠檬、草莓、猕猴桃、葡萄等。要少吃辛辣刺激的食物，避免助热生火，以免损伤肝肾之阴。

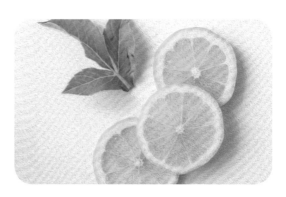

雨水节气与人体脏腑气血相关联的时候，肝气随着春天阳气而生发，人体的气血也随着阳气而生发。这个时候人体内的阳气就会比其他季节旺盛得多，所以雨水节气饮食要以调养肝肾为主。

中医认为"酸入肝"，在这个节气里多吃些酸味食物能起到养肝护肝的作用。但不是所有酸味食物都能养肝护肝，比如乌梅、山楂等酸味食物就不宜在这个节气里食用；另外酸味食物过多会伤脾胃，所以平时要注意避免食用过多。

春季雨水增多，易引发过敏的人应该注意饮食上的禁忌。海鲜类的食物属于发物，容易过敏的人应该少吃。同时还应注意避免进食生冷刺激性的食物。

雨水节气前后是呼吸系统疾病的易发期，如慢性支气管炎、慢性阻塞性肺病等疾病易在这个时候发作和复发。另外，这个季节感冒、发热、咳嗽等疾病也会明显增多。所以在饮食上应少食油腻之物，多食清淡易于消化且富含维生素的蔬菜水果。

春天是细菌繁殖最快的季节，所以一定要注意饮食卫生，防止病从口入。同时注意个人卫生习惯：饭前便后要洗手；生熟食品要分开存放和加工；生吃瓜果蔬菜时也要洗干净后才能食用；吃剩的食物应及时冷藏或冷冻保存；不吃腐败变质的食物等。

❷ 药补

（1）薏仁

薏仁为禾本科植物薏苡的种子，是药食兼用的食材。薏仁有健脾利湿、清热排脓的作用，可用来治疗脾虚腹泻、水肿、脚气等症。

脾虚的人大多是因为饮食不节，或经常吃生冷寒凉的食物，或暴饮暴食，导致脾胃损伤。《黄帝内经·素问·灵兰秘典论》中说："脾胃者，仓廪之官，五味出焉"。就是说，脾胃是人的五谷之官。

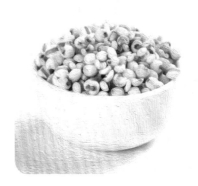

在生活中我们有很多人都出现过脾虚的症状，如容易疲劳、气短、口干、舌苔薄白、大便稀溏、食欲不振等，严重者还会出现神疲乏力、面色萎黄、面浮肢肿等现象。很多人以为是感冒了就随便吃点药，其实这是一种错误的做法。

《黄帝内经》中说："脾主运化水谷之精，为后天之本"。意思是说，脾就像大地一样，能输送水谷精微到全身各脏腑组织器官中去；如果脾气不足了，就会出现各种症状。如果一个人脾胃不好，就会导致消化不良、吸收不好、身体消瘦等问题，身体抵抗力也会随之下降。因此，在平时要注意饮食上的调理。现在很多人都不注意饮食习惯和规律，经常暴饮暴食或者经常吃生冷寒凉的食物。长此以往不仅会导致脾胃虚寒、脾胃功能失调，还容易引发其他疾病。饮食上要以清淡为主，平时可以多吃一些健脾养胃的食物，如山药、红薯、小米等；少吃肥甘油腻的食物，如肥肉、炸鸡等；多吃新鲜蔬菜和水果，如大枣、橘子、猕猴桃等。此外，在天气干燥的时候容易出现上火的现象，平时要多喝水来滋润身体。上火严重时可以选择去火的药物进行治疗。

（2）补中益气汤

材料：党参15克，炙甘草6克，大枣6枚，生姜2片。

做法：先将党参、白术、茯苓、炙甘草用水煎煮取汁。然后将药汁与大枣、生姜加水适量煮粥，熟后调入适量食盐即可食用。

功效：补中益气，健脾养胃。

小贴士：春季人体阳气生发，易伤脾胃；再加上脾胃属土，肝木生脾土，肝木克脾土。因此在春季应注重对脾胃的养护。中医学认为，春天是人体肝旺之时，同时也是肝气旺盛之时；同时又是脾虚之时。因此，春季养生的关键在于调理脾胃。而补益脾胃最好的食物莫过于山药和莲子了，山药有"神仙之食"的美誉。

（三）穴位

养阳气，最好的办法之一就是艾灸，而在特定的时令节气进行艾灸以防病保健的传统办法更是称为"节气灸"，同样与中国古代"天人相应"的思想密切相关。《黄帝内经·素问·六微旨大论》有言："气交之分，人气从之，万物由之，此之谓也。"而节气正属于天地气交，时令之气更替交接之时。

时令节气，尤其是二分二至日，正好是天地阴阳之气升降变化及阴阳消长的转折时期，是阴阳升降由量变转为质变的关键时刻，天人相应，人的生命依据自然界的阴阳消长而变化。因此，节气也是对人体影响最大、疾病演变与转归表现最突出的时期，也是年老、体弱、虚衰人群加重病情、诱发宿疾或变生新病的时期。比如夏至和冬至前后是中风、哮喘、溃疡的高发之时。因此在各个时令的节点进行艾灸，能起到很好的保健作用。

中医认为，雨水之时，木旺而土气稍弱，木旺乘土，即肝气过旺会克伐脾土。雨水之时要注意顾护脾胃之气，才不致肝气过于横逆。春天与肝相应，故雨水之时要注意养肝，使肝气有个正常的疏泄方式。春季肝气生发，容易伤脾。中医认为，脾胃为后天之本，气血化生之源，脾胃虚弱则气血生化无源，故春季养生应重视护脾。肝木乘脾土，所以春季容易出现肝气过旺的情况。而此时肝属木，脾属土，木克土。肝气过旺会损伤脾胃之气。因此春季养生应护好脾胃之气，可以多吃山药、大枣、蜂蜜等食物来补脾胃。春意盎然，是一年中最美的季节，人们的精神也会随着大自然的变化而出现较大的波动。人应顺应自然，保持心情舒畅，做到心胸开阔，乐观向上，同时注意调养精神，以适应春季万物萌发、生机勃勃的状态。

雨水节气的保健艾灸，我们选择双侧的丘墟穴、关元穴、中脘穴。丘墟穴是胆经的原穴，可以启动胆经之气来上接当下的节气和当下的月份。关元穴和中脘穴可以收敛胆气，不让它生发得过分。关元穴是收纳元气的，而中脘穴已经越过了肚脐，可以引导身体的阳气到达脾胃。

❶ 丘墟穴

穴位介绍：丘墟穴归属足少阳胆经，有清晰头脑、稳定情绪，缓解治疗偏头痛等作用。

按摩方法：按压丘墟穴时一面吐气一面用手掌拍打，如此重复 30 次。

❷ 中脘穴

穴位介绍：中脘穴位于人体上腹部，前正中线上，当脐中上 4 寸。有补中益气、健脾和胃、理气和中的功效。

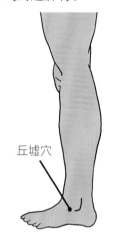

丘墟穴

按摩方法：用两手拇指指端分别按揉左右两侧的中脘穴，沿顺时针方向旋转按摩 10 余次，再沿逆时针方向旋转按摩 10 余次，早晚各做一遍，注意用力均匀。平时还可以按揉神阙穴（即肚脐），用左手的拇指指腹按住神阙穴，轻轻旋转按摩 10 余次，再用右手的拇指指腹按揉神阙穴，沿顺时针方向旋转按摩 10 余次。

❸ 关元穴

穴位介绍：关元穴是小肠的募穴，小肠之气结聚此穴并经此穴输转至皮部。它为先天之气海，是养生吐纳吸气凝神的地方。古人称为人身元阴元阳交关之处，老子称之为"玄之又玄，众妙之门"。既是强壮穴，也可作为保健强身长寿穴，可补肾虚、治痛经、治虚喘等。

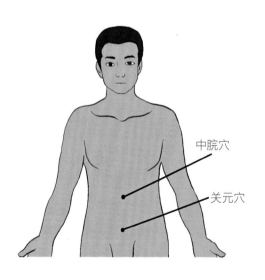

中脘穴

关元穴

按摩方法：用两手掌心紧按关元穴，稍用力下压，压至有酸胀感为宜。然后沿顺时针方向旋转按摩 10 余次，再沿逆时针方向旋转按摩 10 余次。

每天都要坚持按摩这个穴位，这是一个保健要穴，通过按摩可治疗一些腹部肝区的病症，如乳腺增生等，同时对于小肠的一些疾病也会起到治疗的作用。

第三节　惊蛰

一　惊蛰养脾胃原则

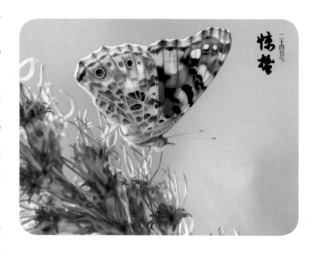

惊蛰是二十四节气中的第三个节气，也是干支历亥月的起始，标志着仲春时节的开始；太阳到达黄经345度。《月令七十二候集解》："二月节……万物出乎震，震为雷，故曰惊蛰，是蛰虫惊而出走矣。"惊蛰时节，我国大部分地区进入春耕时节。农谚："过了惊蛰节，春耕不能歇""九尽杨花开，农事不能停"。可见这个时节的农事活动是一年中最重要的。惊蛰之后，气温回升、雨水增多，气温变化不稳定，要注意"春捂秋冻"，及时增减衣物。对于一些免疫力低下或是患有原发病的老年人要注意心脑血管和呼吸道疾病的发生。

惊蛰时节正是万物生长、草长莺飞的时期，此时正是锻炼的好时间，可以选择一些比较和缓的运动，如慢跑、打太极拳、散步等。锻炼前要做好热身准备，同时注意锻炼时间及强度，不可急功近利，要学会循序渐进。在锻炼的同时还能收获春天的美景，自然而然心情也会开朗起来。

"春七十二日，省酸增甘，以养脾气"。惊蛰时节饮食应顺肝之性，助益脾气，令五脏平和。饮食方面要注意少吃酸辣，多吃暖胃的食物，比如山药、糯米、蜂蜜、南瓜等，平时可以吃一些养脾胃的粥，比如小米山药粥、红枣山药粥等。惊蛰是万物复苏的时节，万物"惊蛰始振"，春天的阳气也随之渐渐升发，此时人体内的阳气也达到了一年中的鼎盛时期，与此相应，身体也会出现诸多变化。此时天气干燥，人体极易缺水，应多吃富含维生素的食物和水分多的食物。多喝水既能保证身体需要，还可促进新陈代谢，加快毒素排出。惊蛰节气前后一般会有寒潮来袭，气温明显下降、天气干燥、冷空气活动频繁。人体的呼吸系统在这时也比较脆弱，容易引发感冒等疾病。所以，惊蛰时节要注意补水和养肺护肺。可以吃些梨，既可生吃又能熟吃，可作汤、煮水、榨汁食用。

惊蛰时期气温变化大，各种细菌病毒易传播。要注意各种传染病的发生，例如水痘、流感、流脑等。要注意保持室内通风和卫生整洁，同时注意养成科学健康的饮食起居习惯，尽量不要在人口密度大的地方逗留。重视传染病的预防，做到早发现、早隔离、早诊断、早治疗。

二 养生保健小妙招

（一）膳食推荐

❶ 大蒜

大蒜中含有大蒜素和微量元素硒、锗等。大蒜中所含的大蒜素具有明显的降血脂及预

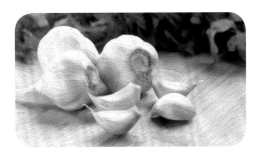

防冠心病和动脉硬化的作用，并可防止血栓的形成。大蒜中所含的微量元素硒，可抑制癌细胞的生长，降低癌症的发病率。

❷ 黑木耳

黑木耳又名黑菜，营养丰富，含蛋白质、脂肪，钙、磷、铁等多种微量元素以及维生素，是一种高蛋白、低脂肪、低糖、多纤维的食品。黑木耳性平味甘，有滋阴补肾的功效，对于病后虚弱和气血不足的人有很好的调补作用。现代研究认为，黑木耳含有丰富的蛋白质，钙、磷等微量元素和矿物质，维生素 A、维生素 E 和维生素 C。此外，还含有多种人体所需的氨基酸，具有清肠润肺之功效。

❸ 空心菜

空心菜又名蕹菜，性平味甘，含蛋白质、维生素 C、胡萝卜素、维生素 B_2、烟酸及钙、磷等成分，每 100 克含蛋白质 6 克、钙 250 毫克、胡萝卜素 10.75 毫克。空心菜性凉味甘，既可清热又能解毒消肿，有降脂降压之功效，适用于高血压、冠心病患者食用。

❹ 马齿苋

马齿苋，性凉味甘，每 100 克含水分 86.7 克，蛋白质 1.4 克，脂肪 0.6 克，碳水化合物 2.5 克，粗纤维 0.7 克，胡萝卜素 2.42 毫克，硫胺素 0.06 毫克，核黄素 0.07 毫克，烟酸 0.5 毫克；还含有钙、磷、铁等矿物质和维生素。

❺ 百合

百合味甘、微苦，性微寒，有润肺止咳、清心安神的功效，对肺虚久咳、痰中带血、虚烦惊悸、失眠多梦等症有较好的辅助疗效。现代研究证明，百合有抗菌和一定的抗癌作用，还有抗过敏和保护肝脏等功效。百合营养丰富，含有淀粉、蛋白质、脂肪、微量元素及维生素等多种成分；可促进白细胞的再生能力，增加血清中的免疫球蛋白含量，提高机体的体液免疫功能；有一定的解毒作用，能消除人体内有害的自由基，从而起到抗衰老、延年益寿的作用；还有一定的镇静作用，对经常失眠者有很好的效果。

❻ 胡萝卜

胡萝卜营养丰富，含有多种维生素和微量元素，素有"小人参"的美称。中医认为，胡萝卜性平味甘，能健脾和胃、益肝明目、润肺止咳。现代医学认为，胡萝卜能促进胃肠蠕动、防治便秘、降低血压、保护视力等。胡萝卜还含有丰富的果胶物质，可与汞结合，使人体里的有害成分得以排除，故可降血压、胆固醇。胡萝卜中的木质素能提高巨噬细胞的活力，吞噬癌细胞。胡萝卜还含有丰富的膳食纤维和果胶，可与胆汁酸结合，有润肠通便的作用。此外，胡萝卜还含有丰富的 β－胡萝卜素，经人体吸收后能转化为维生素 A。

❼ 西红柿

西红柿含丰富的番茄红素，具有很强的抗氧化功能，能清除自由基，抑制脂质过氧化，保护细胞、组织，使脱氧核糖核酸及基因免遭破坏，能阻止癌变进程。西红柿中含有的番茄红素、维生素 A、维生素 C 等营养成分，具有抑制恶性肿瘤生长的作用。西红柿中含有大量的叶酸，而叶酸是一种抗氧化剂，能预防癌症和其他心血管疾病。

❽ 黄瓜

黄瓜含有丰富的维生素 E，可起到抗衰老的作用；黄瓜中的黄瓜酶，有很强的生物活性，能有效地促进机体的新陈代谢。黄瓜含有丰富的膳食纤维和水分子，有良好的通便作用，能清理肠腔内滞留的黏液、积气和腐败物，清除肠道中老旧废物；所含的纤维素能促进肠道蠕动，帮助消化；所含的丙醇二酸，可抑制糖类物质转化为脂肪；所含的纤维素和半纤维素、果胶等可促进胃肠蠕动。现代药理研究证明，黄瓜含有丙醇二酸可抑制糖类物质转化为脂肪；所含维生素 C、B 族维生素和胡萝卜素等都有防病治病作用。

9 梨

《本草纲目》中记载："梨者，利也，其性下行流利。"春季万物复苏，人体的气血也随着自然界的变化而上升，如果肝气不畅，就会出现脾气不升、肺金不降的现象。而梨有

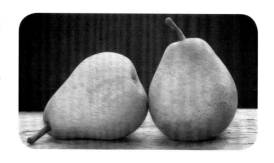

生津润燥、清热化痰的功效，且性味甘凉，可生吃也可蒸熟食用，二者都对养肺有很好的作用，对于上火引起的咽喉疼痛也有一定的缓解作用。尤其是梨中富含纤维素和维生素等营养物质，有助于促进肠道蠕动，帮助人体排出体内毒素。所以在惊蛰节气，吃点梨是再好不过了。

常见的三种食用方法：

（1）梨汤

将梨洗净去皮切块，放入锅中，加入适量水，小火炖煮 1 个小时，待汤汁变得黏稠、梨也炖软即可食用。

（2）雪梨银耳羹

将雪梨洗净去皮切成小块，与银耳、冰糖一起放入锅中，加入适量水煮开即可食用。

（3）梨膏糖

将梨去皮切块，加冰糖、蜂蜜等熬煮成膏即可食用。

除此之外，在咳嗽痰多时，患者可将梨核取出放在碗中用勺子捣碎，放入少量冰糖和蜂蜜混合后搅拌均匀后食用。每天早晚各一次，对缓解咳嗽有很好的作用。

（二）穴位

惊蛰节气养生重点以"健脾、利湿、化痰"为主，可根据自身的身体素质进行养生和调理。艾灸是中医上常用的保健方法，选择艾灸也是出于操作方便的考虑，或手持艾条对准穴位，或购置艾灸盒放置在穴位上，都

能达到预期效果。那么惊蛰节气艾灸哪个穴位好呢?

大家可以根据自身的体质结合医生的建议来选择艾灸的穴位。

❶ 阴虚体质

阴虚体质主要特征是机体阴液亏损，导致阴阳失衡。阴虚体质的人，往往会出现形体消瘦、手足心热、失眠、大便干燥、尿液黄色等症状。为了调和阴阳平衡，艾灸成了阴虚体质调养的一种重要方法。在阴虚体质的调养过程中，艾灸的主要穴位为"三阴交、阳陵泉、太冲"。每次艾灸10～20分钟，根据个人体质和病情适当调整。

❷ 阳虚体质

阳虚体质主要特点是阳气不足，表现为形体白胖、面色淡白、手足不温、小便清长、五更泄、喜热怕冷等。在阳气旺盛的时节进行艾灸，可以借助天时地利，增强人体阳气，达到平衡阴阳的目的。阳虚体质的调养穴位首选"中脘、足三里、大椎"。中脘穴位于腹部，是胃经的重要穴位，有助于消化和吸收；足三里穴位于腿部，具有益气养血、扶正祛邪的作用；大椎穴位于颈部，对于振奋阳气具有重要意义。每次艾灸10～20分钟，以达到最佳的调养效果。

总之，无论是阴虚体质还是阳虚体质，通过艾灸穴位的方法进行调养，都可以在一定程度上平衡阴阳，改善相关症状。在施灸过程中，要注意艾灸时间和频率，以达到最佳的调养效果。

惊蛰时节最容易肝气过盛，并容易传变至脾。若肝火妄动，容易暴怒，而一旦肝火上头，易引发头晕、目眩、中风。可艾灸下焦的穴位引火下行：期门穴、太冲穴、涌泉穴。肝郁气滞者，气候变换之时，内分泌易失调，再加上此时肝气正旺盛，如果得不到有效的疏导，肝气就会郁结。而肝气不舒，情志不调，容易引起情绪压抑、抑郁症。可艾灸肝经上的穴位给予疏导：肝俞穴、中脘穴、气海穴、足三里穴、行间穴、太冲穴。

下面简要介绍上文几个穴位的位置，以便取穴。

（1）太冲穴：标准定位是在足背，当第一、二跖骨间，跖骨底结合部前方凹陷中，或触及动脉搏动处。简易取穴的方法是于足背第一、二跖骨之间，跖骨底结合部前方凹陷处，当拇长伸肌腱外缘处即为本穴。

（2）中脘穴：其标准定位是在上腹部，脐中上4寸，前正中线上。简易取穴的方法是寻找胸剑联合与脐中连线的中点即可。

（3）足三里穴：足三里穴位于小腿外侧，犊鼻穴下3寸，胫骨前缘外一横指处，犊鼻穴与解溪穴连线上。简易取穴的方法是足三里穴位于外膝眼下四横指、胫骨边缘。定位足三里穴时左腿用右手、右腿用左手。手指并拢呈掌状，以食指第二关节沿胫骨上移，至有突出的斜面骨头阻挡为止，指尖处即为此穴。

（4）大椎穴：大椎穴在脊柱区，第七颈椎棘突下凹陷中，后正中线上。简易取穴的方法是取定穴位时正坐低头，该穴位于人体的颈部下端，第七颈椎棘突下凹陷处。若突起骨不太明显，让患者活动颈部，不动的骨节为第一胸椎，约与肩平齐。

（5）期门穴：期门穴位于胸部，在乳头之下，第六肋间隙，前正中线旁开4寸。简易取穴的方法是先定第四肋间隙的乳中穴，并与其直下二肋（第六肋间）处，即是期门穴，如妇女则应以锁骨中线的第六肋间隙处定取。

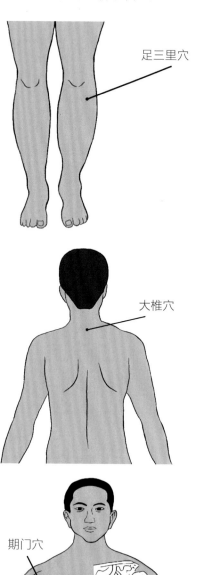

足三里穴

大椎穴

期门穴

（6）涌泉穴：涌泉穴位于足前部凹陷处第二、三趾趾缝纹头端与足跟连线的前1/3处。当用力弯曲脚趾时，足底前部出现的凹陷处就是涌泉穴。

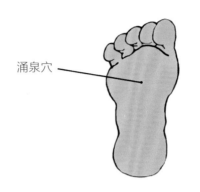

（7）肝俞穴：肝俞穴在背部，在第九胸椎棘突下，旁开1.5寸。简易取穴的方法是坐位，两肩胛骨下角水平线与脊柱相交所在的椎体为第七胸椎，向下数两个椎体（第九胸椎），引一垂线，再从肩胛骨内侧缘引一垂线，两条垂线之间距离的中点处，按压有酸胀感。

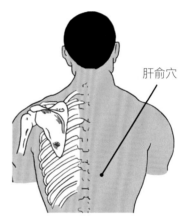

（8）气海穴：气海穴位于人体下腹部，体前正中线，脐下1寸半，肚脐下两指宽处。直线连接肚脐与耻骨上方，将其分为十等分，从肚脐3/10的位置，即为此穴。

（9）行间穴：行间穴在足背，第一、二趾间，趾蹼缘后方赤白肉际处。取穴时正坐垂足着地，或俯身，在足背部，第一、二足趾之间，皮肤颜色深浅交界处取穴。

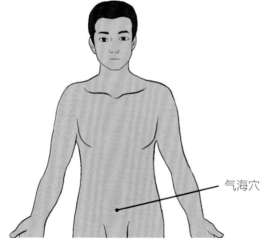

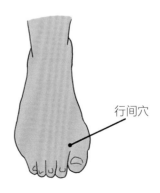

三 易患疾病早避免

▌（一）胃痛

春天是一个充满生机和活力的季节，万物复苏，阳气升发。然而，这个季节也很容易诱发胃病或使原有胃病加重。脾胃是后天之本，与人体健康息息相关，所以在春季保胃显得尤为重要。

中医认为，春季属木，木对应于人体属肝。肝在五行中，与脾土是相生相克的关系。春季的"木"应欣欣向荣，对应人体，则肝气应舒畅条达。如肝气不舒，郁而不达，气机不畅，则不通而"痛"，进而可发生胃痛诸病；肝胃不和，可发生泛酸、胃灼热；肝气横逆克于脾土，则导致脾气虚弱，易发生脾虚不能统摄血液的"胃出血"病证。

因此，春天是胃病的高发季节，包括胃、十二指肠溃疡、肝硬化并发消化道出血等。对于平素就有胃病的人，在这个季节一定要格外注意调理饮食起居、改善生活习惯，防止"宿病"的复发。同时，平时没有胃病的人也应注意饮食，预防胃病的发作。

❶ 规律饮食，避免暴饮暴食

饮食不规律，会加重胃肠道负担。暴饮暴食会刺激胃酸分泌，破坏胃黏膜，增加胃肠负担，而胃酸分泌过多则会导致胃炎、胃溃疡等疾病的发生。一般建议吃饭要定时定量，吃饭时应细嚼慢咽，尽量让食物在口腔中得到充分咀嚼。同时要注意饮食温度适宜，不要吃过烫的食物。

❷ 忌嘴养胃

在春季养胃方面要注意忌口。饮食以清淡为主，多吃蔬菜、水果等富含维生素的食物；避免暴饮暴食或过多食用高脂肪、高蛋白食品；同时应避免辛辣刺激、生冷油腻的食物。辛辣的食物会刺激胃黏膜分泌过多胃酸，容易造成胃肠功能紊乱。慎用或是少用中药中过于苦寒的药物，如龙胆草、黄连、苦参等。

③ 注意休息

过度疲劳和熬夜会让人的胃黏膜受到损伤。在春季养胃方面要注意避免过度劳累和熬夜，最好保证每天 7 ~ 8 小时的睡眠时间。

④ 情绪稳定

不良情绪会影响人的胃肠功能。《黄帝内经》中说："怒则肝气乘矣，悲则肺气乘矣，恐则脾气乘矣，忧则心气乘矣""怒则气逆，甚则呕血及飧泄"，讲的就是因情志失调而发病，因此在春季养胃方面要注意保持良好情绪。

⑤ 注意保暖

春季气温较低，此时要注意胃部保暖，适时增添衣物；避免空腹或饮酒后立即进食；吃饭时要细嚼慢咽等。劳逸结合，适当锻炼身体，增强体质。

（二）季节性抑郁病

春天是心理疾病患者最危险的季节。因为在春天，人们的心理波动较大。情绪易激动、兴奋、紧张等都会导致人的交感神经系统处于兴奋状态，从而影响人体正常的生理活动。当人长时间处于不良情绪时，会导致自主神经功能紊乱，从而出现一系列不适症状，如头晕、头痛、心慌、胸闷、胃肠道不适等。

春季常见的心理疾病有抑郁症、焦虑症等。抑郁症主要表现为情绪低落、思维迟缓、意志活动减退等症状。春季抑郁患者较多，尤其是女性更易出现抑郁症状。而焦虑症则表现为以焦虑情绪为主的各种不适症状，如心慌、胸闷、头痛等。

第一招：适当光照，调动兴奋情绪

当人体长期处于黑暗的环境时，肾上腺素分泌就会减少，进一步导致细胞兴奋性降低，人就容易感觉到沮丧或者情绪低落。增加光照是可以调节情绪的。晒太阳不仅能促进人体对钙、磷的吸收，还能加快人体内维生素 D 的合成。春季

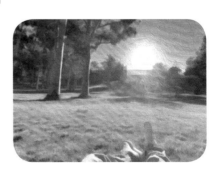

在户外活动时，也可选择在阳光下散步、打球、做操、慢跑等运动方式。

第二招：少在室内，排解不良情绪

情绪对人体健康有很大影响，不良情绪也会增加疾病的发生风险。当人处于不良情绪中时，可能会导致自主神经功能紊乱，从而影响人体免疫功能，容易出现感冒、腹痛等症状。不良情绪产生后，通过合理方式发泄是很有必要的。并且研究发现，长时间待在室内的人比从事户外职业的人更容易产生压抑、紧张的情绪。人们容易出现心情低落、烦躁易怒等症状，此时可通过户外运动、唱歌、跳舞、绘画、书写等方式来排解不良情绪。在情绪低落时，可选择去找自己亲密的朋友来诉说，这样有助于宣泄。如果出现抑郁、焦虑不安等情况时，可在医生指导下进行药物治疗或者心理治疗。

第三招：学会放弃，切莫庸人自扰

现代社会中，每个年龄阶段都有不同的烦恼与压力，作为学生的时候，有升学的学业压力；工作之后有职场的压力；结婚之后，又面临着夫妻生活中的琐事，以及赡养老人、抚养子女的压力。在压力的长期压迫下，人们不免会出现焦虑烦躁的情绪，此时如果不正确处理这些情绪，就容易患上抑郁症。

因此，保持一个良好的心态对于提升生活质量、保证身体健康具有重要的意义。在生活中，要学会适时的放弃，不要庸人自扰。接受现实和理想的差距，知足常乐。每个人的一生都不会一帆风顺的，总会遇到一些挫折困难，我们要学会去排遣一些消极的情绪。

第四节 春 分

一 春分养脾胃原则

春分是春季的第四个节气。在这个节气，太阳到达黄经 0°（春分点）

时，阳光直射赤道，昼夜几乎相等，此后白昼逐渐变短，黑夜逐渐变长。

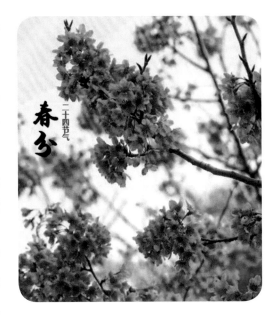

春分是一个比较重要的节气，民间有"春分祭日"的习俗。春分当天要祭日，"春分到、太阳到"这句话是来自《周礼》。意思是说春天分昼夜、寒暑。

春分日是"两个太阳同时从地平线上升起"的日子。春分过后，气温升高速度加快，白天温度高、紫外线强、湿度低，夜间温度低且湿度大，此时人体新陈代谢也比较旺盛。

春分时昼夜平分，阴阳平衡，是最宜调理体质的节气之一。春分节气养生的重点，就是要调理身体内在的脏腑、气血、精气与外在的脑力、体力和运动和谐平衡。春天其实不光是养肝的好时机，也是养脾胃的好时机。因为春天的天气变化复杂，特别容易导致腹泻、腹痛等问题。再者，如果肝火过热还容易克制脾土，容易导致脾胃虚弱。因此，此时养脾胃，可谓正是好时候。春分节气是自然界阴阳二气达到平衡，阳气开始超过阴气的转折时刻，所以春分饮食原则是忌大热大寒，力求中和。将冬季常吃的热性食物转向稍偏凉的食材，以达到阴阳互补之目的。春天也是大家想尝试各种新鲜水果的时候，可是水果比较寒凉，不可以大量食用。尤其是脾胃寒凉的人群，水果吃多了，特别容易腹泻。春分还应该多运动，除了能出一身汗，让自己精神更加好，还对脾胃有很好的帮助。中医认为脾主肌肉，多运动可以让脾胃功能更好，防止各种消化道疾病。

二 养生保健小妙招

春分养生，一要平抑肝阳，二要健脾益气，三要育肾养阴。从立春到清明节气前后是草木生长萌芽期，人体血液也正处于旺盛时期，激素水平也处于相对高峰期，此时易发生非感染性疾病，如高血压，或血压波动大、过敏性疾病等。春分养生总原则为：春分风不小，要防痛深扰。春分养生，人们在保健养生方面要保持饮食、起居、寒热规律平等及保持阴阳平衡，这主要体现在精神、饮食、起居上的调整。

（一）养成正确的生活习惯

❶ 少到户外吹风防腹痛

春分节气虽然冷空气势力减弱，但如果此时外出，或受风着凉，会对脾胃的运化功能产生影响。受凉后的饮食调护是关键，如可吃点生姜、大葱、红糖等。还有一个办法就是，少到户外吹风，不淋雨。

人体受凉后，免疫系统会启动防御反应。此时机体的白细胞会迅速与病原体进行对抗，所以平时要注意补充营养、增强体质，以提高免疫力。

有些人易患感冒、咳嗽等呼吸道疾病，此时也应注意保暖。出现感冒症状后应及时就诊，同时要避免过度劳累和受凉。对于"老慢支"患者来说，天气寒冷时更应注意保暖。

❷ 常用温性调料防感冒

春分节气气温变化较大，我们要注意预防风寒感冒。风寒感冒者，在饮食上宜食辛温之品，如葱、姜、蒜、韭菜等，可用葱白3根、生姜5片，水煎服或炖肉吃。生姜能散寒、温中止呕，具有发表散寒的功效，常用于风寒感冒、脾胃虚寒的辅助治疗。

此外，春分节气日常可多食用一些补益类食物或药膳。如鸡蛋、牛肉等富含蛋白质和脂肪的食物；韭菜、芝麻等富含维生素B和维生素C的食物；以及桂圆、大枣、核桃等富含铁、钙、磷等营养成分的食物。

❸ 春分前后调节情志

春分节气，气温开始渐渐地升高，是人们踏青出游的好时间，看着美丽的风景，自己的心情也不由得会放松下来。对生活保持一种积极乐观的态度，起居有常，适当锻炼，保持一个最佳状态。

❹ 早起早睡以养肝

《黄帝内经》说："春三月此谓发陈，天地俱生，万物以荣，夜卧早起，广步于庭，被发缓形，以使志生，生而勿杀，予而勿夺，赏而勿罚，此春气之应，养生之道也。逆之则伤肝……"意为自然界在立春之初生机勃发、万物繁盛，此时人要顺应自然界生机勃发的景象，晨起散步、舒展形体，做到情志随春天而生、不违自然，宜采取春养的方法。如果违反这一点的话，肝脏——春季最为重要的器官就会受到伤害。因此，在春季，我们应该把调节情绪作为养生之道。

❺ 不要过早减衣

春天天气转暖，有的人早早地就褪去冬衣，这是不正确的。中医养生认为人应该要保持下暖上凉。因为寒从足底生，人体的正常状态就是上面凉下面暖。

❻ 每天梳头百下

《养生论》说："春三月，每朝梳头一二百下"。在春天里，每天都要梳头，这是一种很好的养生方式。随着春季的到来，人体的阳气也随之自然地向上生长，呈现出毛孔逐渐

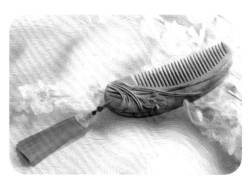

舒展、代谢旺盛、生长迅速的特征。因此，此时梳头发有利于促进血液循环和新陈代谢，使体内的营养物质得到及时补充。春日梳发，正是顺应了这一春日保健的需要。

❼ 少吃补品和盐

在春分节气，食补药补均应逐步减量，以适应春天舒畅、上升、条达

的时节特征。同时，还要注意控制食盐的摄入量，因为盐入肾，如果摄入太多的盐，就会对肾脏造成伤害。

⑧ 多开窗保持空气清新

春季的天气刚刚由寒转暖，很多致病的细菌和病毒也在这个时候开始生长和繁殖。为了预防春天的各种疾病，做好防护工作是非常必要的。在家里，一定要经常打开窗户，让房间里的空气流动，保持空气清新。

⑨ 坚持早起

春分节气之后，白昼的时间会变长，建议要适当早起，以便顺应大自然的变化。一直赖床的话，反而会导致身体越睡越困，身体更加疲累。最好的起床时间是在早晨六点，也就是一天的春分时间，每天坚持这个点起床，有助生发阳气。

（二）膳食推荐

春季要想养肝，可以多食用一些辛温发散的食物，比如豆豉、韭菜、姜、虾仁等。另外，多吃些甘润的食物，如枣、百合、梨子、龙眼、萝卜等。

不要吃太多的麻辣火锅，也不要吃太多的羊肉，以及辛辣、油炸的食物，以免引起上火。此外，在食用豆腐的时候要注意适量。虽然豆腐中含有大量的蛋白质和其他营养物质，但是也不能一次吃太多，否则会对人体吸收铁的功能产生影响，也会造成蛋白质消化不良，引起腹泻、腹胀等不适症状。另外，对于有痛风或是尿酸含量过高的人，建议尽量不要吃豆腐。豆腐中的嘌呤含量较高，摄入过多嘌呤会引发痛风。

春季的时候，很多时令食物上市，比如春笋、菠菜、豆苗、韭菜，以及许多野菜。春分节气快到了，应该为身体补充营养物质，以便适应天气的变化。其中，时令蔬果中含有大量的矿物质、维生素，食用果蔬有利于健康。

春分节气仍然属于春季，春季肝阳旺盛，所以平日里很多人容易上火。这个时候饮食要注意远离大热大寒的食物，多吃温凉性食物。因为如果吃大热的食物，会使体内更加燥热，很容易上火，或加重上火症状。如果吃大寒的食物，则会刺激身体，导致体内寒热冲突，反而容易对身体产生伤害。所以说，春分节气前后，建议人们应该多吃温凉性的食物。

① 单品推荐

（1）草莓

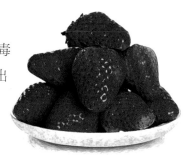

中医认为，草莓具有清热、去火、解毒的功效。春分节气人体肝火旺盛，很容易出现口角生疮、口腔溃疡等上火症状。可以适当吃些草莓，帮助缓解上火症状。对胃火旺的朋友也有一定效果。

（2）芥菜

春分节气前后应该适量吃些芥菜，因为食用芥菜有助于去除冬季积藏在身体内的浊气，帮助人们改善春困。再者芥菜富含各种矿物质、维生素C、钙元素等营养物质，有助于为身体补充营养，有效滋养身体。

（3）莴笋

春季容易过敏，因此过敏体质的人务必要做好防过敏措施。建议平日里可以多吃些莴笋，这种食物含有能够抵抗过敏性鼻炎的某种物质，有助缓解过敏患者的痛苦。

（4）香椿

香椿是春天最受欢迎的时令蔬菜，含有丰富的钙、镁、钾等营养成分，味道鲜美，让人精神一振。不管是凉拌还是油炒，味道都很不错。日常食用，不仅能开胃，还能抗炎。在春天，细菌和病毒都是非常活跃的，多吃一些香椿，可以帮助身体消毒消炎，降低被病毒感染的概率。

（5）香菜

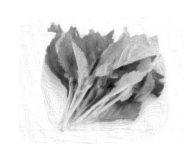

很多人都会用香菜作为调料，比如在烹饪的时候，都会往菜里撒上一些香菜。香菜中富含大量的醇类物质，可以促进食欲，春天胃口不好的人，可以多吃一点儿。

（6）苦菜

苦菜广泛分布于我国各地。从名字上

可以看出，苦菜的味道是苦涩的，但是其营养成分很多，富含大量的维生素C、铁、蛋白质、糖类等，具有清热燥湿、消毒排脓、凉血止血的功效。对于治疗儿童的食热有很好的疗效。

（7）灰灰菜

灰灰菜性寒，具有清热除湿、解毒的作用，用于治疗感冒发热。经常食用灰灰菜，能去油，预防肉类所致的高脂血症及肥胖症。但是一次不能吃太多，寒性胃痛的人要谨慎食用。

❷ 膳食

（1）乌鸡红豆汤

准备乌鸡肉500克，红豆100克，姜适量，盐适量，醪糟50毫升。首先将红豆清洗干净，放入水里泡上三四个小时，然后将它捞出，滤干水分。将乌鸡剁碎，清洗干净后用开水焯水，取出，待冷却。将红豆、姜片和水放入锅中，水烧开之后，将乌鸡放入其中，等水再次煮沸以后，将醪糟放入其中，改为小火熬煮大约40分钟，最后加盐调味即可。

（2）豆腐豌豆胡萝卜粥

准备豆腐200克，青豆50克，胡萝卜50克，粳米100克，盐适量。将粳米清洗干净，用水浸一小时，然后将豆腐切块，将胡萝卜削皮倒入锅中煮熟，然后将其切块。锅中放水煮沸后，把所有食材放进锅里，等粥好了，再加点盐，就可以吃了。它的制作方法非常简单，而且有祛病、延年益寿的功效。

春分时节的药补和穴位保健方面，因为物候尚未发生较大的变化，基本可以参照前两个节气。

三　易患疾病早避免

（一）皮肤病

春天万物复苏，草长莺飞，阳光灿烂，万虫涌动，昼长夜短。人则春心发动，减衣轻履，外出踏青，赏花品茗，夜不思寐。然而，春天也是皮肤病高发的季节，应注意做好防护。

① 病毒感染性皮肤病

在春季，温度忽高忽低，如果穿着不得当，饮食习惯也没有调整好，就会导致身体的抵抗力下降，再加上人们喜欢在公共场合活动，增加了感染病毒的概率，从而导致了病毒感染性疾病的发生，如风疹、手足口病、传染性单核细胞增多症等，临床表现为感冒、发热、皮疹而不痒。

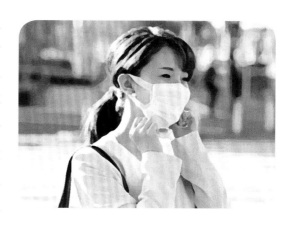

预防措施：适当增减衣物，规律起居，平衡饮食，少去公共场所，戴口罩，出现皮疹但不痒也要及时就医；确诊后遵医嘱隔离，以免传染他人。

② 过敏性皮肤病

春季，百花盛开，柳絮纷飞，如果有过敏基础的人接触到花粉、食物等易致敏物质，就会出现红斑、丘疹、瘙痒等情况。多见于裸露的皮肤，如脸部、四肢、胸部。同时也会引发过敏性鼻炎、过敏性结膜炎、过敏性皮肤炎等，常常表现为鼻痒、眼痒、喷嚏、流涕、流泪、皮肤瘙痒等症状。

预防措施：可以去医院做过敏原检查来明确自己对哪些物质过敏，尽量避免接触过敏原。同时也要经常锻炼身体，从而提高身体的免疫力。在出现过敏症状时要及时就医，以免过敏原越来越多。

③ 刺激性皮炎

冬季的寒冷和干燥，使人们的肌肤变得干燥和缺水。春风吹来，皮肤更干，再加上日晒、浮尘、雾霾刺激，容易出现刺激性皮炎，具体表现为皮肤干燥、有紧绷感、瘙痒、烧灼感或者刺痛，还可能伴有红斑。

预防措施：在冬天的时候，要注意对肌肤的保养滋润；在春天的时候要注意保护自己，外出时要注意遮光，戴好口罩，使用温和的护肤品。有症状及时就医。

④ 接触性皮炎

一般情况下，面部会出现红斑、丘疹、水疱等症状，严重时还会出现肿胀、疼痛等症状，多见于女性，主要是由于使用了化妆品，或者是接触了一些化学物质。

预防措施：假如对化妆品有过敏反应，一定要及时停止使用，同时要去医院的皮肤科进行详细的检查，不要随意涂抹药膏。

（二）嗳气吞酸

情况同立春（详见 P32），此处不再赘述。

第五节 清明

一 清明养脾胃原则

每年4月5日或6日，太阳到达黄经15°时为清明节气。在二十四节气中，清明是唯一一个既是节气又是节日的。《月令七十二候集解》说："三月节，……物至此时，皆以洁齐而清明矣。"故"清明"有冰雪消融，草木青青，天气清澈明朗，万物欣欣向荣之意。"满

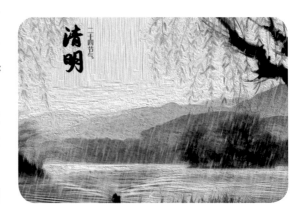

阶杨柳绿丝烟，画出清明二月天""佳节清明桃李笑""雨足郊原草木柔"等名句，正是清明时节天地物候的生动描绘。西汉时期的《淮南子·天文训》中说："春分后十五日，斗指乙，则清明风至。""清明风"就是清爽明净之风。清明节是中国的传统节日，也是人们祭拜祖先、上坟祭奠的重要时刻。清明时节，正是春天，桃花盛开，柳色发青，鸟语花香，通常到了这个时候，人们就会去郊游，这就是所谓的踏青节。

清明是适合养生的时候。《黄帝内经》中指出，在春季，万物都会苏醒，要让自己的身体变得健康，就应该晚睡早起，这样才能让自己的精神和身体都舒畅起来。这是自然规律，违反了就会对肝脏造成伤害。中医还认为，机体生长在于春季，吐纳调息、饮食调理得法，有利于滋养人体阳气，增强身体的免疫力，提高抵抗力，降低患病的风险，对健康十分有益。因此，在清明时节应常到郊外、公园踏青赏春，吐故纳新，呼吸新鲜空气，观赏桃红柳绿的大自然美景。按中医理论，清明节气属土，主脾胃，在饮食上要注意以清淡健胃为主，这样才能保证人体的营养得到充分的补充。可以多吃一些蔬菜及野菜。脾胃亏虚，容易导致气血虚弱，从而影响到肝脏。肝开窍于目，因此肝脏不好会导致眼睛容易疲劳，看东西不清晰。清明养生应该做到养阳、养肝、养脾胃三者同时进行。在中医学理论中，黄色与脾相对应，同时黄色食物中含有丰富的叶黄素，可以帮助人体吸收紫外线，预防一些眼部疾病的发生。除此之外，还能让皮肤变得更加润泽光滑。

二 养生保健小妙招

清明是春季里大家非常重视的一个节气，这不光是因为民俗，中医讲"春夏养阳，秋冬养阴"，由此可知，清明这个节气是十分适合人体进行养生保健的。据史书记载："春不食肝，夏不食心，秋不食肺，冬不食肾，四季不食脾，如能不食此五脏，乃顺天理"，在很早之前，我们的祖辈就对清明节气的养生有着自己的见解。在清明的时候，也是寒气和暖气交汇的时候，人很容易犯困，也容易出现精神不振、情绪低落等，因此，清明节气养生也显得尤为重要。在脾胃病保健方面，必须要强调的是要养成良好的生活习惯，这是养生小妙招的前提和基础。

（一）养成正确的生活习惯

❶ 起居有时

早上 7:00—9:00 是起床的最好时间，此时起床可以让阳气更好的升发，清明时，我们应该自觉地调整自己的生活习惯，做到早起。早上 7:00—9:00 是胃经最旺盛的时候，如果不早起的话，就会让体内的阳气无法宣泄出来，从而形成内火，影响心肺和大脑，从而出现一系列不适的症状，有损我们的健康。因此，要适时调整我们的作息时间，早上起床后可以进行户外活动和体育锻炼，这样不但可以舒筋活络、畅通气血，还能开阔心胸、怡情养性、增强抵抗力。

❷ 穿着合理

初春的街道上，"棉袄和短袖齐飞"的场面屡见不鲜。有句老话叫"春捂秋冻"，清明时节，忽热忽冷，忽阴忽晴，由于白天和晚上的温差很大，在正午阳光强烈的时候，人们可以穿得比较单薄，但如果早上和晚上都这样穿，就会觉得冷。在这个时候，可以采取"上薄下暖，薄厚搭配"的方法，最多也就是多穿几层，以防万一。在必要的时候，也可以和其他饰品，如帽子、丝巾等相配。

❸ 保持心情舒畅

要重视肝脏的养护，保持心情的愉悦。春日保健要符合春日阳气旺盛，万物萌发的特征，注重维护阳气，突出"生"字；同时，春气通于肝脏，肝脏与春天的气息相呼应，因此，在春天的时候，需要对肝脏进行养护。清明是春季的第 5 个节气，应当坚持春季养肝和护阳。清明是高血压高发的时期，思念至亲、食不下咽、心绪起伏，都很容易导致血压升高。另外，由于春天是肝气最盛，肝火最旺的季节，人最容易愤怒，愤怒会伤害肝脏，而肝气上逆会导致高血压、脑出血等疾病。这就需要我们尽可能地不发火，让自己处于一种积极的状态，这样才能让自己心情愉快，才能宣泄肝气。一方面，可以降低血压，另一方面，调理好肝脏，可以提高人体的免疫力，改善人体的身体素质，真正做到"正气存内，邪不可干"。

④ 注意饮水

春季是阳气升腾的季节，人容易肝火旺盛，很容易感觉到口干舌燥，极易生溃疡，要多饮水。

⑤ 加强锻炼

多做一些和缓的运动，增强身体素质，多晒太阳。老年人可以选择在温暖的春天进行活动，如打太极拳、八段锦、健身操、散步等，可以促进血液循环，提高机体的免疫力和抵抗力。

⑥ 特别提醒：避免花粉过敏

有的人在春季会出现感冒症状，不仅有打喷嚏、流鼻涕、鼻塞、头痛等症状，还会出现眼睛发痒、流泪、鼻塞等情况。但这些都不一定是感冒，有可能是花粉过敏。对花粉过敏的人应该尽可能避免接触过敏原；在晴朗的日子里，要做好室内和室外的清洁工作，在干燥、炎热、有风的日子里，要紧闭门窗，并加挂窗帘；在天气允许的情况下，每周都要换洗一次床上用品。

（二）膳食推荐

清明时节饮食宜清淡。清明时节是哮喘、高血压、心脑血管病等慢性病的高发季节，平时可以多吃韭菜、红薯、白菜、萝卜、芋头、荠菜等时令蔬菜。饮食调节需要定时定量，避免暴饮暴食。对于高龄高血压病人，在食用低盐食物的同时，也要注意适量补充钾元素。药补不如食补，可以吃一些比较温和的清补食物，比如荠菜、银耳、大枣、菠菜、山药等。多食"祛湿"之物，如大白菜、萝卜、芋头等温脾胃的食物。清明时节肝气旺盛，有慢性病者不宜进食竹笋、鸡等。

清明时节，饮食上还需要遵循"非时不食"原则，就是多吃应季的蔬菜水果，如荠菜、香椿等。还应该多吃一些含有丰富维生素 E 的食物，如蛋黄、豆类等。另外，清明节也被称为寒食节，在一些地区，人们在清明节仍有禁火和吃冷食的习俗。但这种方式并不推荐，因为寒冷的食物会伤害脾胃，也会让身体变得更加虚弱。在清明时节，因为湿气比较重，所以在饮食上要更加注意，不要多吃寒凉伤脾困湿的食物，还要注意饮食的节制，尤其是要保证脾胃的正常功能。另外格外提醒南方的朋友们。清明节，是一年之中最湿润的时候，南方的雾气很重，让人很难把衣服烘干。这个时候，湿气很重，很难祛除，所以人的身体很容易出现疲劳、头晕、食欲不振、便溏等症状。对于湿邪困阻或者是湿郁气滞的患者，可以用藿香和陈皮煎水服用，具有芳香化湿，行气消滞的作用。在中医看来，湿是一种阴邪，很容易伤害到阳气，在这个季节，湿困脾胃，胃口也会变差，可以适当吃一些辛温的食物，比如生姜、辣椒等，可以起到助阳化湿的作用，还可以起到醒脾开胃的作用。由于辛辣的食物可以刺激肠胃的蠕动，让胃酸的分泌更多，从而提高人的食欲，"吃辣可以下饭"也是这个道理。

❶ 单品推荐

（1）田螺

田螺因其肉质饱满、肉质细嫩、口感极佳而被誉为"盘中明珠"。田螺肉富含多种营养成分，包括蛋白蛋、维生素、氨基酸和微量元素，是一种天然的动物保健食品，其蛋白质含量高，脂肪含量低，钙质含量丰富。从市场上买回来的田螺，应先在水中放 3 天，同时往盆子里滴点香油或者菜油，让田螺把肠道里的淤泥和杂质都清理干净。一天多换几次水，用刷子刷干净，拧掉螺尾，焯水后再用高温加热，然后炒熟，焖熟。

（2）虾

"三月黄鱼四月虾，五月三黎焖苦瓜""一夜东风吹雨过，满江新水长鱼虾"。说的正是清明时节春雨淅沥，清明虾这样的河鲜生长让人垂涎的景象。此时"清明虾"正处于新旧交替的时候，雨水充足，新虾未"散春"，如果运气好还可以饱尝虾肚里的虾籽。

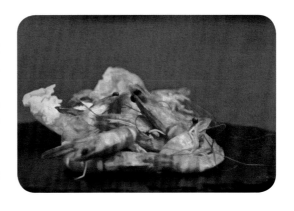

（3）菠菜

菠菜是一种春天应季的蔬菜，能起到滋阴润燥、舒肝养血的功效，对由于肝阴不足而引起的高血压、头晕、糖尿病、贫血等症状和疾病都有很好的辅助治疗效果。另外，来自哈佛大学的调查显示：对于那些一周食用 2 ~ 4 次菠菜的中老年人来说，他们的视网膜病变风险较小。贫血的人可以用 100 克菠菜煲汤。视力模糊者可取鲜菠菜、羊肝各 500 克，将水烧沸后放入羊肝，稍滚后下菠菜，并加适量盐、麻油、味精，熟后即可食用。

（4）马兰头

每年清明的时候，马兰特有的香气是最诱人的。很多野草都是在春季生长，春季才是它们最鲜嫩的时候，例如马兰，一过清明，就会慢慢枯萎，无法咀嚼，所以这个时候，正是食用马兰的最佳时机。马兰的做法很简单，就是将马兰放入豆腐中，再撒上一些麻油。马兰头性微寒，味辛，具有清热解毒、凉血止血、祛湿消肿的作用，是一种很好的保健食物，不仅可以补充体内的维生素，还可以缓解春天的困倦，对于早春的喉咙疼痛，也有很好的治疗作用。

（5）五谷

在清明时节，可以多吃一些谷物，比如燕麦、荞麦、扁豆、薏米、花生、黄豆等，还可以多吃一些五谷杂粮做的汤或粥。谷类食物可以养肝、除烦、祛湿、和胃、润肠、补虚、增强抵抗力。

❷ 茶饮

（1）藿香陈皮饮

材料：藿香10克，陈皮5克，糖适量。

制作方法：将藿香和陈皮放入锅中，加入2碗清水，煮开后，取出渣滓，加入糖，当茶水饮用。

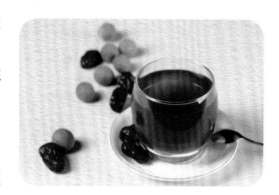

功效：有芳香化湿、理气和中的功效，对头晕乏力、胸中郁结、舌苔苍白的亚健康状态的患者有改善的作用。

（2）太子参大枣陈皮茶

原料：太子参15克，红枣5颗，陈皮3克。

制作方法：用清水冲洗干净太子参和大枣，与陈皮一同放进砂锅，加入水，煮熟，倒出汁液饮用。可以代替茶水经常喝，连续冲泡3～5次。

功效：理气和胃。

（3）黄芩茶

配料：黄芩6克，绿茶3克。

做法：先把黄芩放入200毫升水中并煮沸，再用黄芪水冲泡绿茶，等待5～10分钟后就可以饮用。

功效：清热燥湿、泻肺火，利尿，降压镇静。

（4）桂圆红枣茶

配料：桂圆5颗，红枣5颗。

做法：把红枣用刀划开，然后加入桂圆，一起用沸水冲泡。

功效：补心脾益气血、安神养心（主治失眠健忘）。

（5）黄芪大枣茶

配料：黄芪20克，党参20克，大枣5枚。

做法：用沸水冲泡。

功效：益卫固表、补气养血。

❸ 粥品

（1）土豆山药粥

配料：土豆100克，鲜山药50克，粳米200克，白糖、桂花卤适量。

做法：把土豆去皮后洗净，再切成大块；山药削皮、洗净、剁碎。把粳米用清水淘洗净，放入砂锅中，煮沸后放入土豆丁、山药碎，再转用小火慢熬成粥，待粥即将成时，再放入白糖、桂花卤即可。

功效：健脾益肾。

（2）菊花枸杞粥

配料：粳米200克，鲜枸杞子100克（干品20克），菊花10克，猪肉末50克，豆豉汁、精盐、味精、麻油各适量。

做法：首先把枸杞子清水拣洗干净后留待备用。将粳米洗净，倒入砂锅中，加入适当清水，用慢火熬煮到锅中米粒开花，再加入猪肉末、菊花、精盐、枸杞子、豆豉汁、麻油、味精，放入之后再稍煮一会儿就可以食用了。吃的时候还可以再加些红糖。

功效：益肾养肝。

（三）穴位

❶ 行间穴

穴位介绍：行间穴位于足背侧，当第一、二趾间，趾蹼缘的后方赤白肉际处。也可用于治疗肝经风热疾病。

按摩方法：按揉行间穴5秒，直到有酸痛，然后停5秒，然后继续按压，共20次。春季肝火旺盛，容易出现牙疼肿痛、腮肿、口腔溃疡、鼻出血等症状，说明肝火已经从肝经入到心经之中，多按揉行间穴，可以把心火从这个穴位处散出去。

❷ 太冲穴

穴位介绍：太冲穴在脚背上大脚趾与二脚趾结合的地方，按摩的时候，可以顺着脚踝的方向，一直按到两根骨骼交界处，可以说这是人体最重要的穴位之一。按摩该穴位可以疏肝和胃、清肝降浊。

按摩方法：可以使用手的拇指指腹按压此穴位或使用牙签圆头（而非牙签尖头），采用点按的方法，持续按压该穴位5～8分钟，但要注意合理控制按压穴位的力度，以有酸胀痛感为佳。

❸ 足三里穴

足三里穴，是"足阳明胃经"的主要穴位之一，在小腿外侧，犊鼻下3寸，犊鼻与解溪连线上。通过按摩可以达到防止血管硬化、降血脂、降低血液黏度等作用，同时还能起到预防和治疗脂肪肝的作用。每日左右各按摩30～50次，直至有酸痛感为止。

三 易患疾病早避免

（一）神经衰弱、失眠

自清明之后，气温逐渐升高。此时人体的肝火非常旺盛，不宜再服用很多的补品，不然就像在火上浇油。肝属木，木能生火，而火为心。在这样的时节，肝火容易引燃心火，要是两堆火一并引燃，破坏力可想而知。"火性上炎"，所以上火的时候，人的头部也容易受到影响并诱发问题。高血压患者需要特别留意，清明节气非常容易出现头痛、头昏的症状。

失眠在一年之中都有可能出现，但在春季最为常见。这是由于春季气候变化频繁，人的心境情绪容易受到波动影响，进而干扰人的生理功能；再加之春天气压较低，人脑分泌的激素容易出现紊乱。如果自身的适应能力较差，人体内外的平衡容易被打破，从而诱发失眠。中医认为，肝属木，喜条达，与春令升发之阳气相应。一旦没有注意对情志进行调摄，就会出现情志不遂，肝气抑郁，肝失条达，气郁化火，上扰心神，最终导致人的失眠。

春季要遵循自然的阳气上升的规律，这样才能让肝气通畅，"以使志生"。这就需要大家学会自我调节，控制好自己的情绪，在发生不开心的事情时要克制自己的愤怒，并且及时地发泄，这样才能避免肝气郁结。要养成乐观向上的性格，多找点兴趣爱好，多做些户外运动。此外，睡眠在很大程度上是一种习惯，所以要养成良好的生活习惯，睡觉前要放松自己，不能过饥过饱，中午以后要少喝茶、咖啡、可乐，睡觉前不能喝酒、抽烟。要想避免失眠，最好的方法就是遵从睡眠的自然法则，也可以睡前用热水洗脚帮助睡眠。

（二）嗳气吞酸

情况同立春（详见 P32），此处不再赘述。

第六节 谷 雨

一 谷雨养脾胃原则

在二十四节气中，谷雨排在第六。《月令七十二候集解》："三月中，自雨水后，土膏脉动，今又雨其谷于水也。谷雨时节作去声，如雨我公田之雨。盖谷以此时播种，自上而下也。"这时气候较暖，降水量明显增多，有助

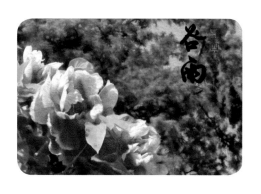

于谷类的生长。雨水对越冬作物的返青拔节以及春播作物的播种出苗是有利的，古代所谓"雨生百谷"，反映了"谷雨"的现代农业气候意义。但降雨过多或旱情较重时，常引起病害，对农作物中晚期产量产生不利影响。黄河中、下游的谷雨，既显示出其在农业上的重要性，也说明了"春雨贵如油"。中国古代将谷雨分为三候："第一候萍始生，第二候鸣鸠拂其

羽，第三候为戴胜降于桑，"这句话的意思是谷雨之后，雨水会增多，浮萍逐渐开始生长，紧接着布谷鸟会提醒人们要播种了，然后戴胜鸟会出现在桑树上。

谷雨节气，阳气上升，阴气下降，所以要早起、少流汗，这样才能恢复五脏的元气。除此之外，因为谷雨节气前后会有很多的降雨，所以还要防止湿邪进入身体，以免引起肩、颈、关节疼痛，脘腹胀满，食欲不振等症状。

要让自己保持心情舒畅，心胸开阔，可以听音乐、垂钓、打太极拳、散步等。这个时候，肝气沉稳，心气渐盛，火气也渐盛，可多吃一些养肝养肾的东西。

谷雨时节，细雨绵绵下个不停，桃花正是争相开放的时候，故称此时的雨为桃花雨。谷雨节气前后恰逢牡丹花开，"谷雨三朝看牡丹"，如今，山东菏泽、河南洛阳、四川彭州都会在这个时候举办牡丹花会，为人们提供娱乐休闲和聚会的场所。对渔民来说，春季海水渐暖，鱼类会游到浅海区域，正是出海打鱼的好时机。在谷雨节气，温度上升，降水量增加，雨水有利于新秧苗和新播种的庄稼的生长。而在南方，则是酷热难耐，往往伴随着夜间的雨水和白天的阳光，出现"谷雨阴沉沉"的梅雨气候。中医认为，人与自然是统一的，气候的变化和人的身体有很大的关系，人受天地之气而生，一年四季的变化都会影响到人体，人体如果不能适应天气的变化，极易患病。谷雨时节，特别是在南方，天气比较潮湿，如果生活在这样的地方，人们很容易受到湿气的影响。脾脏喜燥恶湿，湿邪最容易困脾，最易损伤脾胃而使人体出现脾湿的症状。所以，在谷雨时节，应以祛湿、护脾为主。

平时要注意不要长时间待在潮湿的地方，可以多吃些具有健脾化湿功效的食物，如薏米茯苓粥、生姜炒肉、荷叶茶、茯苓炖鸡、苏子拌菜、黄芪、人参等。保持好的心态和稳定的情绪，对脾胃的健康也有好处。多锻炼，动则升阳，脾阳一升，水液自能运转。

这一时节在饮食上要有节制，不要喝太多的酒，酒能助湿。另外，尽量不要吃太多的鱼类和肉类，因为肥甘厚味不仅让人的肠胃变得油腻，而且还会助湿。在这段时间内要注意作息规律，不要熬夜。中医认为思虑伤脾，长期过度的脑力劳动也是影响脾胃功能的重要因素。

二 养生保健小妙招

在谷雨节气之后，雨水开始变得越来越多，空气中的湿度也会越来越大。我们在进行调摄养生的时候，不能脱离自然环境变化的轨道。利用人体内部的调节，使内环境（体内的生理变化）与外环境（外界自然环境）的变化相适应，这样才能保证我们正常的生理功能。《黄帝内经·素问·宝命全形论》说："人以天地之气生，四时之法成"。 这是指生活于天地之间，自然的变化将会对人体的内环境造成直接或间接的影响，保持内外环境的平衡和协调，是避免和降低疾病发生的根本。所以，在调理养生的时候，一定要结合谷雨节气的影响，根据自身的情况，有针对性地进行调理。

（一）养成正确的生活习惯

❶ 阴雨天气谨防湿邪伤身

"清明断雪，谷雨断霜"，谷雨前后，温度上升，雨量增加，湿度大，气候多变。所以，要根据季节的变化来养生，要防止"湿邪"入侵伤害身体。

❷ 起居养生

谷雨前后，天气时冷时热，很容易着凉，要多穿衣服。谷雨过后，温度将会逐步上升，降水量将会增加，但还是要做好保暖工作。许多人都以为自己是在夏季，但实际上

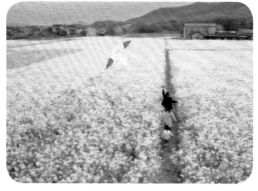

还不是时候，湿气和寒气很容易通过暴露在外的身体部位侵入身体。

❸ 运动养生

中医认为"春夏养阳，秋冬养阴"，春天总是呈现出一幅万物生长、欣欣向荣的画面，而这个时候，外面的空气又是那么的新鲜，正是吸收大自然中的能量来滋养我们体内阳气的时候。

人们应该结合自己的体质，选择适合自己的运动项目，如慢跑、做操、打球等，还可以去郊外春游，这样既可以放松心情，又可以促进人体的新陈代谢，增加汗出量，从而让气血通畅，瘀滞疏散，祛湿排毒，改善心肺功能，增强体质，降低疾病的发病率，最终让人体与外界保持一种平衡。

❹ 情志养生

谷雨节气前后，在精神情志养生方面，要注重对精神的调养，避免暴怒，更不能忧郁，要让自己的心胸豁达，保持一种平和的心态，听音乐、钓鱼、春游、打太极拳、散步等都可以陶冶自己的性情。切忌遇到事情时过度忧虑和焦虑，以免出现肝火亢动的情况。在这个节气里，肝脏和肾脏都是虚弱的，要多加注意对肝脏和肾脏的养护。调整情绪，让自己变得愉悦，这对身体是有好处的。

（二）膳食推荐

《黄帝内经》有云："脾者土也，治中央，常以四时长四藏，各寄治十八日。"这句话的意思是，四季季末的十八日，都是由脾所主宰的。谷雨是春季最后一个节气，此时的养生，除了要保护肝脏，还要注意健运脾胃。因为过了谷雨，就代表春天已经结束，夏天就要到来。而夏天主要是以炎热潮湿的天气为主。因此，谷雨时节应该以自己的体质为依据，适当多吃一些健脾胃、祛湿的食物，比如香椿、薏米、黑豆、鲫鱼等，为入夏打下坚实的基础。谷雨节气湿度比较大，可以选择玉米须、赤小豆等具有较好祛湿功效的食物，如将赤小豆熬成粥。另外，还可以服用茯苓、白术等药物，具有祛湿、强健脾胃的功效。还可多吃一些助长生机的莴笋、豆苗、蒜苗，滋补脾胃的大枣、山药等，菊花茶、金银花茶以及白开水都是适合春夏的佳饮。

谷类食品中含有丰富的 B 族维生素，对于抑郁症有很好的治疗作用，可以在谷雨前后多吃缓解精神压力、调节情绪的谷物。在谷雨时节，也是胃病高发时期，要想根治，首先要做到戒烟、戒酒、不暴饮暴食，不服用对胃有刺激作用的食品和药物等。另外，多吃补血益气的食物。这既能增强体质，抵御春天易发的疾病，又能为安全度过仲夏奠定坚实的基础。

值得一提的是，在餐桌上，我们经常吃到的肉类是鸡肉和鸭肉，这里建议吃鸭肉。鸭子是一种很好的食物，可以利水除湿，还可以养肝、补阴，营养丰富，不会太过干燥，也很好消化。鸡肉偏温偏燥，这时候吃了容易上火，而鸭肉性凉，有止汗安胎、祛湿的作用，十分适合大众在此时食用。

❶ 薏米冬瓜鸭肉汤

原料：薏米 30 克，芡实 20 克，陈皮 6 克，鸭肉、连皮冬瓜各 250 克，生姜、精盐、胡椒粉、植物油适量。

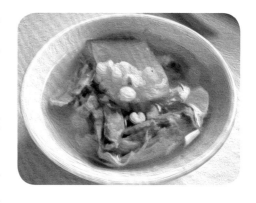

做法：将薏米、芡实、陈皮加入适量的水，浸泡 30 分钟，待用。把鸭肉去皮洗干净，用开水烫掉血水，切成块，与生姜一起放入烧热的油锅中略炒，然后将食材一同放入锅中，加入适量水熬煮成汤，煮 45 分钟后，加入连皮冬瓜，煮 15 分钟即可。一日内分两次饮汤食肉。

养生功效：健脾祛湿，利水消肿，理气化痰。

适宜人群：高血压、糖尿病、肥胖、肾病、水肿、肝硬化腹水等表现为湿热症候的人群。

禁忌人群：脾胃虚弱、肾脏虚寒、久病阳虚肢冷者。

❷ 薏苡仁鲫鱼化湿汤

原料：鲫鱼1条，薏苡仁20克、赤小豆20克、山药15克、砂仁10克。

做法：鲫鱼清洗干净，去掉鳞片和内脏；薏苡仁、砂仁、山药、赤小豆等物清洗干净；赤小豆用水浸泡半小时；姜片清洗干净，切成丝状。首先，把鲫鱼的两面都炸成金黄色，放入一勺料酒去腥，再放入2000毫升的清水，把它放入砂锅，再放入薏苡仁、砂仁、山药、赤小豆和切好的姜丝，中火煮沸，把汤上面的浮沫撇去，再用小火炖40分钟，最后放入调味的精盐。

功效：薏苡仁性微寒味甘、淡，是健脾利湿之良药，山药性平味甘，具有健脾利湿的作用，赤小豆利湿消肿，砂仁性温味辛，具有开胃醒脾利湿之功效，服用后可补益脾胃，祛除体内的湿气。此汤把多种食材混合在一起，不仅口感鲜美，还能起到健脾利湿消肿的作用。

❸ 红豆红枣薏米糊

原料：红豆150克、红枣100克、薏米150克、糯米150克。

做法：红枣要干的，切成片。红豆在锅中炒至啪啪响，糯米和薏米在锅中炒3分钟，体积比原来微大。然后将红豆、薏米、红枣、糯米磨成粉末，越细越好。用开水冲服即可。

功效：红豆、薏米、红枣的功效是去湿气和补气血，用于治妇女月经不调、胃炎、大便秘结等。

❹ 菠菜早餐饼

材料：菠菜1把、鸡蛋2个、面粉80克、白糖40克。

做法：将菠菜放入开水中煮一分钟，捞出来后捣成泥，凉后放入鸡蛋面粉白糖搅匀，放入不粘锅煎凝固即可。

功效：有滋阴平肝、助消化、清理肠胃热毒的功效。

此外在这个新茶采摘的季节，喝谷雨茶是个很好的养生习惯，谷雨时节采摘的新茶，具有生津止渴、消暑清热、祛病延年的功效。

（三）穴位

谷雨时节，可灸下中脘穴、足三里穴、太白穴以健运脾胃，祛除水湿。也可按揉太冲穴、大敦穴等肝经上的穴位，疏肝利胆，升发阳气。前面文章中已经介绍过很多穴位，这里重点介绍一下太白穴和大敦穴。

❶ 太白穴

穴位介绍：属足太阴脾经。该穴位处于足内侧缘，当足大趾本节（第一跖趾关节）后下方赤白肉际凹陷处。主治胃痛、呃逆、肠鸣、泄泻等。

按摩方法：以双脚互相踩压就能达到按摩效果。按摩最好是在饭前进行，将其中一只脚的脚跟持续踩压另一只脚的太白穴 3 ~ 5 分钟，便可起到补脾胃的作用。

❷ 大敦穴

穴位介绍：大敦穴位于人体足部的大拇指靠第二根拇指一侧的下方 2 毫米处的位置，在取穴时，可以采用正坐或者是仰卧的姿势，大敦穴位于人体的足部，大家可以在晚上回家后，按摩大敦穴，能够有效地缓解疲劳，安神理血。

按摩方法：用手指用力按压 7 ~ 8 秒，然后缓慢地呼出，每天临睡前做大约 10 次，便可起到很好的保健作用。

（四）保健小妙招

❶ 冷水搓鼻翼，鼻子防过敏

古时有"走谷雨"的风俗，在谷雨这一天，年轻的女性会走村串户，或到荒野中散步，以融入大自然，增强体质。在谷雨前后花粉和柳絮会比较多，过敏体质的人在这个时候要注意预防花粉症、过敏性鼻炎、过敏性哮喘等疾病。此外，还应尽量避免与变应原的直接接触，并尽量减少外出，外出时要佩戴口罩、帽子等，做好自身的防护。预防鼻炎的有效方法是每日清晨和黄昏时使用冷水冲洗鼻腔，这样可以提高鼻黏膜的免疫力。在用冷水洗鼻了的过程中，同时进行鼻翼按摩可以促进鼻黏膜的血液循环，从而有助于缓解过敏性鼻炎，如鼻塞和打喷嚏等症状。

❷ 按揉祛湿穴，关节防风湿

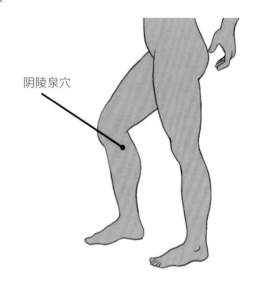

阴陵泉穴

在谷雨过后，空气中的湿度会逐渐增加，在这种潮湿的环境下，很容易让湿邪进入体内，从而导致食欲不佳、身体困重不爽、头重如裹、关节肌肉酸重等一系列的症状，尤其是各种关节疾病，如风湿性关节炎患者，更应该引起注意。中医认为，湿气通于脾。想要祛除湿气，首先要做的就是健脾补脾。健脾祛湿主要是通过按摩阴陵泉穴来实现的。因为阴陵泉是脾经的合穴，也是祛湿要穴。该穴位于人的小腿内侧，膝下胫骨内侧凹陷中，取穴时要采取正坐或仰卧的方式。每天早晚各一次，每次按揉双腿内侧的两个穴位60下，直到两个穴位有酸痛的感觉。

❸ 茶水洗把脸，除斑美容颜

现在正是春季茶叶上市的时候，虽然价格稍微贵了一点，但因为这个时候茶叶的味道最好，营养也最丰富，所以还是有很多喜欢喝茶的人买茶叶。把每天剩下来的茶水扔掉，会不会太浪费了？我们可以用剩余的茶水来洗脸，这样不仅可以降低皮肤疾病的发病率，还能令面部肌肤有光泽、顺滑、柔软。用纱布沾茶，轻揉眼袋，每天1～2次，每次20～30分钟，对淡化黑眼圈有帮助。茶中所含的多酚类物质具有抗氧化和延缓皮肤老化的功能。另外，茶还有防辐射的功效，特别是对于经常使用电脑的人来说，可以有效地抑制肌肤的黑色素沉积。

三 易患疾病早避免

❶ 春季食欲不振的八大原因

（1）情绪紧张过度疲劳：随着现代社会生活节奏的加快和激烈的竞争，人们的睡眠质量受到影响，失眠等问题频频出现；胃是情绪器官，心情焦虑可能会造成胃部分泌酸性物质紊乱，导致食欲减退。

（2）饥饱不均：人的胃部经常感到饥饿，时间一长，就会对胃黏膜造成损害，从而导致食欲下降。

（3）身体或精神上的过度劳累：会造成胃壁血液供应不足，胃酸的分泌减少，导致胃的消化能力下降。

（4）暴饮暴食使胃过度扩张：食物在胃部逗留过久，可引起黏膜损害，严重者可引起胃部穿孔。

（5）饱食后运动：吃饱后短期内进行剧烈的运动，会引起胃蠕动加快，从而引起胃痉挛，造成胃部疼痛、恶心、呕吐、食欲不振，严重的还会引起胃扭转。

（6）生冷食物：长期食用生冷食物，特别是在睡觉之前，容易引起胃部发炎，出现恶心、呕吐、食欲不振等症状。

（7）药物因素：一些慢性病必须要长期用药，而一些药物的长期使用，会引起药源性的味觉异常。另外，还与环境，人的心理状态，食物的处理方式等因素有关。

（8）睡前饱食：如果吃得太多，就会增加肠胃的负担，导致胃液分泌紊乱，从而导致食欲减退。此外，还会引发肥胖、失眠、结石、糖尿病等。

❷ 春季食欲不振如何提高食欲

（1）韭菜。春天的韭菜口感鲜美、细嫩，又含有丰富的纤维，是很受欢迎的一种蔬菜。韭菜的做法有很多种，有炒蛋、炒鱿鱼，也有炒肉。不管是哪一种，都是美味无比，没有食欲的人闻着韭菜的香味，想必也会恢复食欲。

（2）竹笋。春天是一个生发的季节，只有多吃一些生发的蔬菜，才能让我们的身体变得更加健康。我们常常形容事情发展得很快，就像是雨后春笋，由此可见，竹子代表着生发，也代表着生机，所以，在春天，多吃一些竹笋是很好的。竹笋味道鲜美，口感爽脆，能用不同的方式来烹调，既能增加人们的食欲，又富含大量的纤维，对缓解便秘有很大的作用。

（3）凉拌菜。很多人在春节期间，都会吃很多油腻的食物，所以，到了春天，他们反而没有了食欲。此时，不如多吃些凉拌菜，因为凉拌菜的口感比较清爽，并且不会太腻。事实上，凉拌菜的种类也有很多，除了凉拌白菜、黄瓜、莴笋等，还可以加入海蜇、胡萝卜、豆皮等，再加入一点醋或辣椒油之后，味道会变得更好。

❸ 孕期食欲不振怎么改善

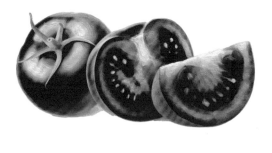

（1）选择色彩鲜艳的食物：怀孕期间，女性在饮食上应以颜色丰富、清淡、清爽、营养丰富为宜。可以多吃一些西红柿、黄瓜、鲜香菇、鲜平菇、苹果等。

（2）选择易消化的食物：可以选择一些容易消化和吸收，并且可以缓解呕吐症状的食物，比如吐司、粳米或者小米粥。吃一些干的食物可以缓解恶心、呕吐的症状，另外粳米粥或小米粥可以补充因为恶心、呕吐而丢失的水分。

（3）食品烹饪方式的多样化：烹饪方式的选择要有多样性，并且要将营养物质的损耗降到最低。

（4）吃饭的时候，要心情愉悦：比如可以在吃东西的时候，播放轻音乐，也可以在桌子上摆放一些鲜花，这些都可以帮助孕妇缓解对早孕的恐惧，避免出现孕吐，提高她们的胃口，让胎儿能够更好地发育。

（5）少吃多餐：孕妇每天可安排 5～6 餐，尽量避免空腹。

❹ 食疗

（1）水萝卜蘑菇汤

食材：水萝卜 200 克，蟹味菇、白玉菇各 50 克，熏里脊肉 150 克，洋葱半个。

调味料：味精、盐适量，奶油高汤 8 碗。

做法：水萝卜洗净，切成厚片，里脊肉切成薄片，洋葱洗净切成块状，蘑菇洗净，放置一旁待用；开火，先把洋葱翻炒至软化，再放

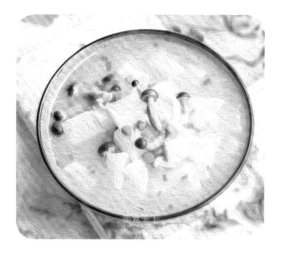

入奶油高汤，再把其他材料放入，以大火煮开，最后加入味精和盐即可。

食疗功效：对于消化不良、食积内停引起的食欲不振、大便不畅、便秘等症状；若没有奶油高汤也可以用水萝卜来煮汤。

（2）瓜皮排骨汤

食材：西瓜皮 200 克，排骨 100 克。

调味料：盐。

做法：西瓜皮洗净，削去外皮，切块；排骨洗净，切块，在开水中焯一下，待用；在锅内放入适量水，以大火烧开，然后放入西瓜皮及排骨，再转成文火焖煮约 30 分钟，最后以盐调味。

食疗功效：西瓜皮性寒、味甘，具有清热消暑、解烦止渴、利尿的作用，经常食用能帮助消化、增加食欲、加快新陈代谢、滋养身体。

注意事项：西瓜性寒，有脾胃虚寒、消化不良和肠道疾病的人，以及患有心衰、肾炎的人都要忌口。

第三章

夏气壮盛，万物华实

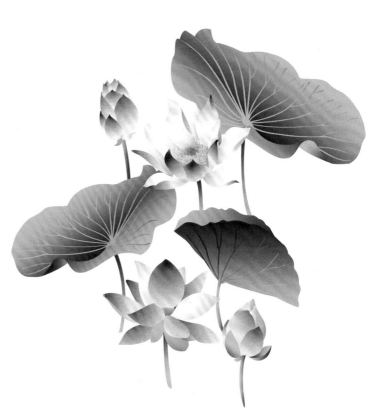

第一节 立夏

一 立夏养脾胃原则

每年5月5日或5月6日是农历的立夏，人们通常将立夏作为夏季的开始。《月令七十二候集解》中这样解释："'立'指开始，'夏'指盛夏，所有物品到了这个时候都开始大量生长。"这里的"大"意指"生长茂盛"。根据天文学，当太阳黄经为45°时，立夏就来

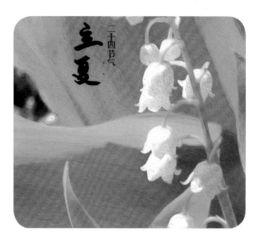

临了，这也表示春天即将结束，夏天开始。《黄帝内经·素问》记载："夏三月，此谓蕃秀，天地气交，万物华实。"人们生活中常把立夏作为温度大幅升高、酷暑将临、雷雨频增、农作物进入生长旺季的重要节气。

"立夏"指的是春季播种的植物已经长大并开始竖立生长。在古代，人们非常重视立夏的仪式。古代帝王会在这一天带领文武百官到京城南郊，举行迎夏仪式，以表达对丰收的期望和美好的愿望。在民间，人们会喝冷饮来消暑。

立夏标志着天气逐渐转热。在这个时候，暑气逐渐侵袭人体，消耗人体能量。因此，我们需要加强能量储备以应对高温天气。许多体质较弱的人在夏天会感到不适，容易出汗、气短，甚至中暑、晕厥。这是因为他们没有在夏天来临之前进行充分的滋补调养，无法抵御暑气的侵袭。

为了在夏季减少身体的损耗，从立夏开始就要保养脾胃气血。现在正值暖季的高峰，心火旺盛，这是促进脾胃功能的好时机，但不要过度。脾

胃是气血生化之源，如果功能强大，那么气血也会充足。立夏节气养生有几个原则：保持良好的心态；注意防风寒；尽量避免过度出汗；老年人要预防心脏病发作；清晨可适量食用洋葱，晚餐后少量饮用红酒；膳食以低脂、低盐、多维生素、清淡为主。

二 养生保健小妙招

（一）养成正确的生活习惯

❶ 精神养生

胃是情绪的反应器官，过度亢奋会引起交感神经兴奋，从而导致胃痉挛。立夏节气，气温逐渐升高，人们容易感到烦躁不安，因此要注意保持情绪稳定，心情舒畅。可以尝试做一些较为安静的活动，如绘画、钓鱼、书法、下棋、种花等。

通过保持情绪稳定，避免大喜大悲、发怒等情绪波动，来达到舒畅气机的目的。当然，情绪稳定并不是一件容易的事情。具体可以借鉴以下几点：

第一，与家人朋友进行情感上的交流，获得支持和认同，缓解心理压力。多认识一些朋友，增强自信心，让自己更自信地去面对生活。

第二，承认现实。不要回避糟糕的现状，应正确地看待人生的逆境；不要过高地估计自己的能力，也不要把自己看得一文不值；认识到人生不如意之事随时有，现实有时是残酷的，要积极地去面对它，不要自怨自艾。

第三，转换视角。万事皆有利弊，有时换个角度看问题，结果就不一样了。有时候，能从逆境中走出来也是一种成功，还能收获一种人生经历；如果整天沉浸在逆境的痛苦之中，那么收获的也只有痛苦。

第四，适度释放负面情绪。人难免会产生伤心、烦恼、怨恨和愤怒等情绪。如果将这些情绪压抑在内心，自我克制，会对身体产生负面影响。相反，如果在不危害社会、不影响他人和家庭的情况下，适当地宣泄一下情绪，如大声哭泣、倾诉给知心朋友、在空旷的地方大声喊叫、唱歌或写日记，就能有效地缓解情绪压力，有助于调整心态和身体健康。

第五，通过情绪转移的方式来缓解压力，如埋头工作、做手指养心操等，或全身心地投入自己的爱好中，如欣赏音乐、戏曲等。

另外，还要提出几个"不要"：

首先，不要过度自我紧张。许多人喜欢研究疾病，阅读相关书籍。以肿瘤领域为例，一些专业书籍是供专业人员参考的，其中详细介绍了各种疾病的症状和并发症，还包括死亡病例讨论和药物的不良反应等内容。这容易让患者产生自我联想。此外，一些人容易相信小报传闻和虚假广告，导致自己焦虑不安，不仅浪费了时间和金钱，还没有获得任何收获。

其次，不要盲从别人的意见。一些患者会听信邻居、朋友的治病经历，或者相信一些听说的信息，如过于苛求饮食限制、过分相信保健食品的功效等。这样盲目从众是不可取的，应该拒绝这种不科学和主观的观念。

最后，不要被专业人士吓到。与专业人士交流时，有时为了提供必要的信息，他们会全面介绍疾病的各种并发症和可能的预后情况。但是，各种并发症发生的概率是不同的。普通人由于缺乏专业知识，有时会断章取义，无法准确理解，并且容易过度推断，将可能的预后当作即将发生的事件，从而产生不必要的恐慌情绪。

我们需要保持心情愉悦、舒畅，避免情绪过度波动，以免对脾胃造成不良影响。同时，也要避免过度劳累，以及避免受到紧张、焦虑等不良情绪的影响，保持平和的心态和乐观豁达的生活态度。

❷ 起居养生

在立夏节气，由于早晚气温较低，寒邪容易侵入人体，影响脾胃的正常功能。寒邪会导致气血凝滞、经络阻塞，从而引起胃痛、腹泻、消化不良等不适。因此，即使在立夏时节，我们也需要早晚保暖，适时增添衣物。除此之外，每天晚上用热水泡脚可以促进血液循环，消除疲劳，也有助于祛除寒邪，保护脾胃。可以在水中加入一些生姜、花椒等中草药，增强保健效果。

立夏之后，昼长夜短的现象更加明显。为了适应自然界阴阳变化，夏季作息应做出相应调整。总体而言，建议晚睡早起，晚上10:00—11:00入睡，第二天早上6:00—7:00起床。虽然晚睡早起可能导致睡眠不足，但可以用午休作为补充。

❸ 运动养生

随着立夏的到来，天气逐渐炎热，人们很容易出汗。出汗过多会导致津液大量流失，而脾胃需要适量的水液来濡养，如果体内水分不足，会导致脾胃功能下降，出现食欲不振、消化不良等症状。因此我们需要特别注意，如果进行锻炼，应该适当地补充水分。此外，可以选择一些较为轻松的运动，如太极剑、散步和慢跑等。

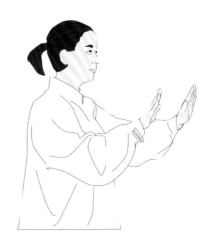

（二）膳食推荐

❶ 食补

（1）立夏饮食宜清淡

随着立夏节气的到来，气温逐渐升高，胃口也会受到影响。人们容易懈怠乏力、食欲不振，建议食用易于消化、富含维生素的清淡食物，避免大量摄入油腻、刺激性食物和肉类。否则可能会导致身体发热，甚至引发口腔溃疡、痤疮和便秘等问题。立夏后，建议饮食上选择增加酸味、补肾助肝、调养胃气的食物，如蔬菜、水果、牛奶、豆制品、鸡肉、瘦肉和粗粮等，补充身体所需纤维素、维生素C和B族维生素，预防动脉硬化。

（2）立夏多吃苦菜类蔬菜

中医认为苦味食物具有清热解毒、润燥祛湿、凉血解暑、利尿活血、解除疲劳、消炎降温、明目清心、促进食欲的作用，适量食用苦味食物有助于消暑降火、促进消化。除了避免过度油腻，还可以增加苦味蔬菜的摄入，例如苦瓜、蒲公英等。对于夏季食欲不好的人，食用苦味食物有助于健脾开胃。但需要注意的是，苦味食物并不适合所有人群，苦味食品多属于寒性，脾胃虚寒、虚弱体质者不宜过量食用，以免加重身体不适。

这里推荐三款美食：

（1）荷叶凤脯

原料：2 片新鲜荷叶，30 克火腿，250 克去骨鸡肉，50 克水发蘑菇，12 克玉米淀粉，适量的食盐、白糖、鸡油、料酒、葱、姜、胡椒粉、味精和香油。

制作方法：将鸡肉和蘑菇切片，将火腿切成 10 片，将葱切段，将姜切薄片。用开水轻烫荷叶，去掉茎，切成 10 个三角形备用。用开水烫熟蘑菇，冲洗干净。将鸡肉和蘑菇放入盘中，加入食盐、味精、白糖、胡椒粉、料酒、香油、鸡油、玉米淀粉、葱和姜拌匀。分别将它们放在 10 个荷叶三角形上，再加一片火腿，用荷叶包成长方形，码放在盘中，上笼蒸约 2 小时。如果使用高压锅，只需 15 分钟。取出后，可将原盘翻到干净盘子里，拆开即可食用。

功效：此菜口感清新，养心安神，有助于加强脾气，适合夏季食用。

（2）鱼腥草拌莴笋

原料：50 克鱼腥草，250 克莴笋，10 克大蒜和葱，适量的姜、盐、酱油、醋、味精和香油。

制作方法：去除鱼腥草的杂质和老根，洗净后切成小段。将其焯水后捞出，加入适量的盐进行腌制。莴笋去皮、洗净，切成 1 寸长的粗条，用盐腌制并沥干备用。将葱、姜和蒜清洗干净，切碎备用。将莴笋和鱼腥草放入盘中，加入酱油、

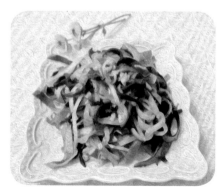

味精、醋、葱花、姜末和蒜末进行搅拌，淋上香油即可食用。

功效：此菜有清热解毒、利湿祛痰的功效。对于肺热咳嗽、黏稠痰液、小便热痛等症状有较好的治疗效果。

（3）桂圆粥

原料：25克桂圆，100克粳米，少许白糖。

制作方法：将桂圆和粳米一起倒入锅中，加适量的水，熬煮成粥，最后加入白糖即可。

功效：具有补益心脾、补血安神、安定神经等功效，特别适用于工作疲劳、精神过度紧张、体型瘦弱、健忘失眠、月经不调等症状。

注意：饮用桂圆粥期间需避免饮酒、浓茶、咖啡等饮品。

❷ 茶饮

（1）红糖姜茶

夏天人们通常喜欢喝冷饮，但夏天胃部容易感受寒邪，因此需要一些热性食品来调节胃肠功能。红糖姜茶是一个非常合适的选择，它不仅可以缓解痛经，还有助于预防感冒。对于脾胃虚寒的人来说，尤其适合。

（2）花茶

一般夏天适合喝的花茶应该是凉性的，这样才能去暑解渴。但是，脾胃虚弱的人不适合喝太多凉性的花茶，可以选择比较中性或者微温的花茶。

（3）绿茶

绿茶也是夏天饮品的好选择，它有消热、解毒、去火、降燥、止渴等功效，并且含有丰富的营养成分。同时，绿茶中的咖啡因能够刺激中枢神经，提高注意力和思维能力，对于午休后提振精神也有帮助。

❸ 药补

"四君子汤"，健脾补气非它莫属。原料有人参9克，白术9克，茯苓9克，炙甘草6克。"四君子汤"被誉为健脾补气的首选，尽管只由4种药材组成，但它们的药性相得益彰。主药人参可补气、健脾、养胃，辅助药白术则可健脾、燥湿，增强人参的功效，茯苓则有健脾、渗湿之效，炙甘草则可协调各药的作用，共同发挥补气健脾的功效。这方剂能温补身体而不使之过热，补益身体而不过于强烈，因此被命名为"四君子"。

若是再加上大米熬成粥，则可在立夏节气前后每天食用，以减少身体受到即将到来的高温的影响。此外，此方剂还适合用作日常保健，但最好将人参换成党参。对于男性来说，此粥最适合补气，可作为抗疲劳的首选。对于女性和老年人来说，此粥可以补气健脾，使体力充沛，气色红润。

（三）穴位

❶ 足三里穴

足三里穴是一个多用途的穴位。经常按摩此穴位能治疗多种病症，特别是对于消化系统问题有明显的治疗效果。因为中医有句俗语"肚腹三里留"，所以在处理与胃腹、消化系统相关的问题时，足三里穴是被优先选择的。临床研究表明，刺激足三里穴可以直接改善胃部症状，如舒缓胃部痉挛，或使松弛的胃收缩。因此，足三里穴具有两个显著特点：一是双向调节，二是紧急应对。在胃痛时，持续按压足三里穴可以快速缓解疼痛。足三里穴的简易取穴方法在第二章已经讲过，故不再赘述。这个穴位在历代医家中被认为是强健身体的重要穴位，同时因为可以改善肠胃功能，促进脂肪代谢，故也可用于减肥。

❷ 上巨虚穴

上巨虚穴是大肠经之下合穴，用于治疗腹泻、腹痛、便秘及消化不良等问题。上巨虚穴位于足三里的垂直向下 4 个手指的位置。

❸ 下巨虚穴

中腹的位置有一个叫作上巨虚穴的点，它在小腿正中央，向下垂直四个横指的位置，和下巨虚穴相似，容易找到。这个穴位是小肠经的下合穴，可以治疗吸收不良、小腹疼痛等小肠疾病。

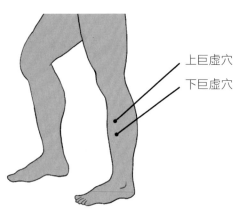

上巨虚穴
下巨虚穴

这3个穴位各有所长，集合在一起可以全面解决由胃、大肠和小肠功能失调而引起的肠胃消化问题。经常按摩这3个穴位，可以有效治疗肠胃疾病，并达到养生保健的效果。

三 易患疾病早避免

立夏之后气温逐渐升高，为细菌和病菌的繁殖创造了有利条件。在立夏时节，需要格外注意细菌性痢疾这种常见的肠道传染病。

细菌性痢疾的主要病因是肠道发炎，症状包括腹痛、腹泻、发热、发冷、里急后重和血便等。可通过食物、水、接触和昆虫传播。儿童特别容易感染，而且一旦感染后不能持久免疫，易于二次感染。急性细菌性痢疾需要早期发现、及时治疗以防止其发展为慢性病。中毒型细菌性痢疾病情危急，症状不明显，所以需要家人和医生密切关注，确保及时治疗，以免延误病情。虽然近年来细菌性痢疾不再大流行，但仍有散发，尤其在夏季和秋季需警惕。

❶ 慢性痢疾患者的防治

在日常饮食中，需避免食用生冷食物，对于病情较严重的患者，应食用高蛋白、少渣、少油、高维生素的食物来补充营养。平时要注意适当锻炼，增强身体素质，同时避免过度疲劳，并保持腹部温暖，以防受凉感冒，从而降低疾病加重的风险。

❷ 急性细菌性痢疾的防治

急性细菌性痢疾患者应长期卧床休息，如需大小便，应使用便盆以保存体力。在饮食方面，主要食用流质食物，如糖水、米汤、鸡蛋汤等，并避免食用牛奶等引起腹胀、腹痛的食物。在卫生方面，需注意保持肛门卫生，每次便后可用柔软的卫生纸轻擦并用温水清洗，再涂上护肤药膏。同时，遵医嘱坚持服药，不能在病情好转后就自行停止用药，以免产生抗药性。在防止疾病传播方面，可采取有效的隔离消毒措施，如使用单独的餐具和生活用具、个人便盆等，同时戴上塑胶手套进行隔离，以避免通过接触传播病菌，另外，严格消毒餐具、用具。

（1）对手进行消毒：在进食前，必须用肥皂洗手。如需要处理患者的排泄物，那么洗手时需要先用消毒药水（如5%的优氯净等）浸泡几分钟，然后再用水冲洗双手。

（2）对粪便进行消毒：患者排便时，应该使用便盆，然后用专门的消毒药物进行消毒。如果在工作场所发现了患有痢疾的人，就要对其进行隔离治疗，比如住院或在居家。当患者离开后，要对整个单位进行全面消毒。如果患者是从事食品、水源或幼教等工作的人，在发病后就需要离开工作场所进行隔离治疗。治愈后，需要由区卫生防疫站提供大便检测结果为阴性的证明后才能复工。

第二节　小　满

一　小满养脾胃原则

夏季的第二个节气被称为小满，意味着夏熟作物的籽粒开始变得饱满，但尚未成熟。在《黄帝内经·素问·四气调神大论》中提到，夏三月，天地之气相互交融，万物都繁盛，要早

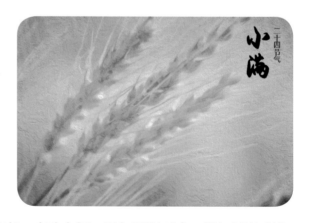

睡早起。小满节气白天变长，夜晚变短，阳气逐渐旺盛，阴气逐渐减退，天气变热，降雨较多，自然界的生物生长繁盛。《黄帝内经·素问》认为此时应以养生为主，顺应夏季气候变化。气候变化也会引起情绪的变化，

情绪异常，尤其是长期的情绪低落或过度激动，都会影响脾胃的正常功能，对脾胃造成伤害。如果经常生气或发怒，容易导致肝气不舒，克制脾脏，引发胃脘胀痛、嗳气等症状。对于平时心火偏旺的人，可以多听一些舒缓的音乐，如《平湖秋月》等，以缓解情绪。小满时节天气炎热，但雨后常常会变凉，因此穿衣应以轻薄的衣物为主，宽松为佳，根据气温适度增减，不应过度追求凉爽。

肺和脾胃在水液代谢中起到相互协助的作用。肺通过宣发肃降和通调水道来调节体内水液的正常分布与排泄，而脾胃则负责运化水液，促进水液的正常生成和输布。脾胃正常运行，水液得以正常生成和输布，有助于肺的通调水道功能；而肺的通调水道功能正常，也有助于脾胃更好地运化水液。小满时节可以选择增加辛味食物来滋补肺气。例如，可以食用辛味食物如辣椒、花椒、生姜等，这些食物有助于促进气血流通，通窍化湿，对于补益肺气有帮助。

心与小肠相表里，心火旺容易影响小肠的分清泌浊功能，从而导致消化系统出现异常。同时，心火旺盛还会影响脾胃的功能，导致食欲不振、消化不良等症状。此时随气温升高已造成心气浮动，可以通过意守丹田的方法调整心态，有意识地将思想集中在下丹田（脐下三寸关元穴处），通过呼吸和吐纳来使精神集中，呼吸自然放松，达到身心合一的状态。根据中医"天人合一"的理论，在这个时期，我们应该注意积累精气和体力以备即将到来的高温天气对身体的影响，避免"苦夏"的发生。

中医讲究"天人合一"和阴阳平衡，因此夏季应多吃解暑食物，但也要避免过度食用生冷食物和饮料，最好饮用常温水以避免肠道疾病。对于消化吸收功能较弱的人，在夏季饮食方面需更加注意，避免食欲不振、偏好生冷食物等不当饮食习惯，否则容易感到身体不适。因此，在饮食上以清淡、易消化、富含汤水的食物为主，少吃油腻食物，控制摄入量，少食多餐。此外，还应避免过度运动和大汗淋漓，容易伤阴阳，导致脾胃运化虚弱。夏季洗澡尽量不使用冷水，可采用按摩或灸热等方法来养护阳气。

只有在小满节气时做好预防和保健工作，才能在酷热的夏季中保持健康和愉快的心情。

二 养生保健小妙招

（一）养成正确的生活习惯

① 精神养生

尽量保持情绪稳定，避免情绪波动过大，以免引起脾胃功能紊乱。当心情烦躁或焦虑时，可以采取深呼吸、冥想、听音乐等方式来舒缓情绪，有助于改善脾胃功能。保证充足的休息时间，避免过度劳累，以免影响脾胃的正常功能。培养自己的兴趣爱好，如绘画、书法、音乐等，有助于调节情绪，促进身心健康。

② 起居养生

小满节气气温起伏大，容易出现强对流天气，需要注意防范暴雨、狂风、雷电等天气现象。下雨后气温骤降，应注意添加衣物，避免感冒。

小满还有高温、高湿、多雨等特点。在高温高湿的环境下，人体消化液分泌减少，胃肠蠕动减缓，导致食欲不振、腹胀、腹泻等消化不良症状。小满时节南方雨水多、湿气重，湿热之邪容易侵袭人体，会导致四肢乏力、身重困倦、脘腹胀满等症状，且容易伤阴耗液，进一步导致脾胃阴液不足，出现口干口渴、食欲不振、大便干燥等症状。所以此时防热、防潮、防霉很重要。

为了遵循"春夏养阳"的自然规律，可以增加午睡时间，保证充足的睡眠。热水泡脚有益于脚部血液循环和新陈代谢，水温应控制在42～45℃，以舒适为宜。用适温的水洗澡是必要的，但水温过高会损伤皮肤。一些人错误地认为，用热水冲洗会减轻皮肤瘙痒，但事实上这样做会去除皮肤表面的天然油脂，导致皮肤变得干燥、敏感。建议使用与体温接近的 35℃ 左右的水进行清洗。洗完后一定要擦干，特别是皮肤皱褶处，最好涂上爽身粉。

❸ 运动养生

夏季适当运动可加速人体新陈代谢，促进排汗。享受户外活动，如爬山、钓鱼等，可放松身心。早晨散步、慢跑、打太极拳等运动可增强身体阳气。避免剧烈运动，以免伤阴伤阳。心脏病患者应避免过度运动，选在凉爽的时候进行缓和的运动，如散步、游泳、八段锦等，不宜带病健身，也不要过度锻炼，以免耗损正气，不利于健康。

（二）膳食推荐

❶ 食补

小满节气气温升高，我国大部分地区已经进入夏季，雨水增多，湿气较重。中医重视"天人合一"和阴阳平衡，所以在夏季，人们应该多吃一些凉爽、带有酸味的食物，避免辛辣和过热的食物，并且不能过量食用生冷食物，以免伤害身体内部的阴气从而导致疾病。在小满时，饮食要清淡，选择具有清利湿热作用的食物，如薏米、绿豆、丝瓜、冬瓜、莲藕、西红柿、山药、鸭肉等，不要食用过于油腻的食物，易增湿气。适量摄入富含蛋白质的食物，多采用清蒸、凉拌等烹调方式。对于多汗的人，适当食用酸性食物，如番茄、柠檬、山楂、猕猴桃等，可以生津止渴、收敛固汗、健胃消食。

（1）绿豆

消暑止渴、清热解毒。绿豆有"济世之良谷"的美誉，其清热解毒、解暑利水的功效被人们所重视。绿豆有着悠久的药用历史，可用于中暑、食物中毒、药物中毒等疾病的治疗，还有助于降低血压。

用绿豆制作成汤或茶饮可有效缓解热证引起的咽喉肿痛、尿黄身痒等不适症状，而绿豆皮的清热解毒的功效更佳。未煮烂的绿豆具有刺鼻的气味，容易引起恶心呕吐，因此需完全煮熟后再食用。绿豆性寒，肠胃虚弱或体质寒凉的人应慎食，而在服用温补药期间更应避免食用绿豆以免影响疗效。

（2）樱桃

樱桃有预防麻疹，收涩止痛的功效。樱桃色泽艳红，清澈透亮，红色有如玛瑙，黄色则像凝脂。樱桃营养价值高，可以润泽肌肤。《滇南本草》中记载："治一切虚证，能大补元气，滋润皮肤。"樱桃能治疗各种虚弱症状，有助于恢复元气

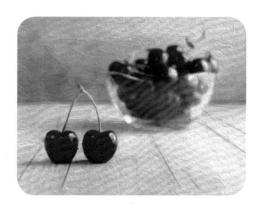

和滋润皮肤。它以含铁量丰富而著名，而铁是血液中的重要组成元素，有助于促进血红蛋白的再生。中医认为，樱桃可以补充气血，适宜在小满节气食用。

食用禁忌：樱桃性温热，热性病和虚热咳嗽患者不宜食用。樱桃中富含钾元素，肾病患者食用过多可能会加重少尿和水肿症状。

（3）丝瓜

丝瓜营养丰富，具有清暑凉血、养颜润肤、通经活络、排毒通便、祛风、化痰、利血脉、降血压等功效，被广泛应用于药用领域。

食用禁忌：丝瓜中水分较多，建议烹调后立即食用，以免营养成分流失；此外，过量食用会导致腹泻，千万不能生吃；腹泻患者应避免食用。

（4）桑葚

桑葚具有滋阴养血、补肝肾、强筋壮骨、黑发乌须的功效。此外，它还可以作为食疗品改善面色无华、头晕眼花、乏力、腰膝酸软、须发早白、失眠、健忘、耳鸣心悸等阴血不足的症状。

食用禁忌：桑葚含有可能引发溶血性肠炎的溶血性过敏物质和透明质酸，不宜过多食用。儿童不宜多吃桑葚，否则对吸收钙、磷、锌等微

量元素有影响。脾虚便溏者最好不吃桑葚。糖尿病患者也不宜食用桑葚，因为其中的高糖分会导致血糖上升。

（5）凉拌苦菜

苦菜是中国最早食用的野菜之一，适宜在小满节气前后食用。《本草纲目》中描述苦菜为苦、寒、无毒的植物，长期食用可稳定心神，增强气力，保持身体轻盈耐老。

做法：将苦菜的嫩芽或嫩茎叶清洗干净，用沸水焯烫2～3分钟，然后浸泡在清水中去除苦味，凉拌食用。

功效：苦菜营养丰富，含有多种维生素、矿物质、胆碱、糖类、核黄素和甘露醇等人体所需的物质。苦菜具有防治贫血、消暑、清热解毒和提高免疫力的功效。建议身体阳虚或脾胃虚寒的人少量食用。

（6）白鲫滚荷包蛋

原料：500克白鲫鱼、3个鸡蛋、3片生姜、适量的胡椒粉。

做法：将白鲫鱼宰杀并清洗干净，慢火煎至微黄色，再加入少量清水，将其从锅中捞出备用。将鸡蛋煎成荷包蛋并放在一旁备用。接着将油加热，加入姜片爆香，倒入1250毫升（相当于5碗）清水，用中火加热至沸腾，加入白鲫鱼滚烫一段时间，再加入荷包蛋，等水再次沸腾后撒入适量的食盐和胡椒粉即可。

功效：祛湿开胃。

（7）芹菜拌豆腐

原料：150克芹菜，1块豆腐，食盐、味精、香油少许。

做法：将芹菜切成小段，豆腐切成小方丁，分别用开水烫熟后捞出，放入冷水中冷却，然后沥干备用。将烫熟的芹菜和豆腐搅拌均匀，加入适量的食盐、味精和香油拌匀即可。

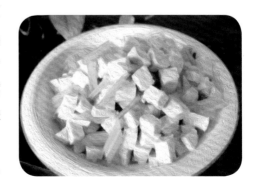

功效：平肝清热、利湿解毒。

特点：清凉适口，夏令佳菜。

（8）荸荠冰糖藕羹

原料：荸荠 250 克，莲藕 150 克，适量冰糖。

做法：先将荸荠去皮并清洗干净，将莲藕切成小块。在砂锅中倒入适量水，加入荸荠和藕块，用文火炖煮 20 分钟。然后加入适量的冰糖，再继续炖煮 10 分钟即可。

功效：清热利湿，健脾开胃，止泻固精。

❷ 茶饮

（1）猕猴桃甜橙薄荷汁

原料：猕猴桃 1 个，甜橙 1 个，苹果 1 个，薄荷叶 2 ~ 3 片。

做法：先将上述食材清洗干净，猕猴桃去皮切成 4 份；苹果带皮，去核切成块状；甜橙去皮切成小块。将新鲜的薄荷叶放入搅拌机中打碎，接着加入猕猴桃、苹果和甜橙块打成果汁。将果汁搅拌均匀后，可以直接饮用，或者将其冷藏后饮用。

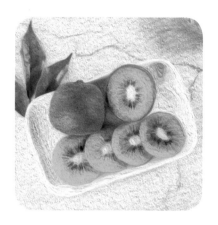

（2）桑葚蜂蜜汤

原料：桑葚 100 克，蜂蜜 25 克。

做法：清洗桑葚后，将其压碎取汁，倒入锅中煮至浓稠，缓缓加入蜂蜜，再继续煮 20 分钟即可。

（三）穴位

❶ 阴陵泉穴

随着小满节气的到来，气温明显上升，雨水开始增多，气候逐渐闷热潮湿。湿热交结容易伤人体的阳气，所以小满节气养生以健脾祛湿为主。

以脚气为例，足部出汗，瘙痒，不舒服。这种情况，除了更换干爽的鞋袜，推荐艾灸阴陵泉穴。因为阴陵泉穴归属于脾经，而脾是运化湿气的脏器。艾灸阴陵泉穴，使脾的功能增强，体内湿气自然慢慢就代谢出去了。

提示一点，有些人艾灸完阴陵泉穴之后，会发现自己的小便次数变多，这是正常现象。排尿就是排除湿气的重要方式。

❷ 足三里穴

夏天炎热，如果经常吃一些寒凉的食物，当它们进入脾胃之后，脾胃先要用自己的温度把食物加温，然后再开始消化。这个过程会损耗大量的脾胃之气。长此以往，会使得脾胃虚弱。一旦脾胃虚弱，在体态上容易表现为肥胖或者消瘦。这虽然是两个极端，但是归根结底都与脾胃有关。不同点是消瘦的人群，是因为脾胃无法把食物充分转化为气血滋养脏器和肌肉导致的。而肥胖的人群，则是因为脾胃虚弱，无法及时运化多余的水湿之气，水湿之气集聚成痰，形成了脂肪。所以，如果你不想身材走形，尽量夏季不要贪凉。在这里推荐大家多艾灸足三里穴。因为此穴归属于胃经，可以促进脾胃的消化，帮助食物转化为气血，有助于瘦人变胖、胖人变瘦。同时，对于身体素质不好、经常爱感冒的朋友，足三里穴也是一个必灸的穴位。

❸ 劳宫穴

劳宫穴位于第二、三掌骨中间（握拳时，中指指端下即是该穴）。

作用：按压该穴位可以缓解心理压力、减轻肿胀和疼痛，同时可以预防和治疗中暑、心悸、心痛、烦躁和口腔溃疡等问题。另外，它还可以保护心脏，如调节心率、血压等，对失眠、多汗等由心火亢盛和心阴虚引起的症状也有一定的疗效。

劳宫穴

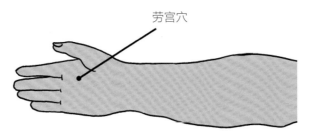

按摩方法：按压时，使用右手的拇指、指节或按摩棒按压左手的穴位，同时用其余4个手指支撑手背，每次持续20～30秒，每天进行1～2次，左右手交替进行。

❹ 中冲穴

中冲穴位于中指指端的中央。

功效：经常按揉此穴可起到激发头脑、排解烦躁、降温清心的功效，也可预防和治疗中暑、中风晕厥、呕吐腹泻、心绞痛、口腔溃疡等疾病。

按摩方法：用左手指甲轻压右手中冲穴，持续约1分钟，然后换用右手轻压左手中冲穴，同样持续约1分钟。

三　易患疾病早避免

（一）皮肤病

小满节气，降水量明显增加，气温变化大，脾胃运化失常，免疫力下降，此时是皮肤病高发的时期。

《金匮要略》指出，邪气中经会导致身体痒和瘾疹，也就是我们现在所称的"风疹"。这说明古代医学家已经对这个问题有所了解。引起风疹的原因主要有三个方面：一是湿气滞留在皮肤中，在遇到风热或风寒时与湿气相互作用，停留在皮肤的毛细孔之间，从而引发疾病；二是因为肠胃内积聚热气，又遭受了风邪的入侵，在内部无法排泄，在外部无法透出，也停留在皮肤毛细孔之间；三是与个人身体素质有关，吃鱼、虾、蟹等食物过敏，导致脾胃失调，湿气生热，停留在肌肤之中，从而引起疾病。因此，在小满时节，应以清淡的素食为主，多食用清热利湿的食物，如薏米、赤小豆、绿豆、丝瓜、黄瓜、冬瓜、黄花菜、荸荠、黑木耳、水芹、莲藕、胡萝卜、西瓜、山药、鲫鱼、草鱼、蛇肉、鸭肉等；避免重口味、甘油滋腻、湿气增加的食物，如海鲜；避免酸辣味、温热助火的食物及熏烤、油煎的食物，如生葱、生姜、胡椒、辣椒、桂皮、韭菜、茴香、蘑菇、茄子、牛肉、羊肉、鹅肉等。

对于皮肤病患者来说，小满节气的到来可能会带来诸多不适。建议针灸血海穴、曲池穴、水分穴等穴位，可促进血液循环，起到缓解痒痛的作用。中医认为，脾主运化水湿，脾气足则能生胃气，因为胃主皮毛之发。因此，保持脾胃的健康可以改善皮肤病的症状。此外，艾叶泡澡也是一种有效的方法，可加速症状的缓解，洗澡水中加入艾叶 30 克加入陈醋 20 毫升，可起到改善皮肤病的作用。

除了风疹，这也是出现丘疹性荨麻疹和虫咬皮炎的高发季节。为了预防皮肤疾病，我们需要经常开窗通风，定期晾晒被子和衣物，以防止螨虫滋生。另外，这个时候脚气、湿疹等皮肤疾病也会高发。为了保持干燥，除了室内通风，我们应选择透气性好、易吸汗的衣物、鞋子和袜子。最好选择纯棉的衣物和袜子。此外，我们还要经常更换和晾晒衣物、鞋袜，如果家里有地毯，也需要定期进行清洁消毒并晾晒。

另外，使用艾灸对太冲穴、合谷穴和血海穴三个穴位进行刺激能够改善女性面部色斑。这种治疗方法有助于促进血液循环，加速身体新陈代谢，排出废物，淡化面部色斑和雀斑。此外，它还可以抑制黑色素沉淀，提高肤色明亮度，达到美容养颜的效果。

（二）脾胃疾病

小满时节过后，降雨增多，气温闷热潮湿，中医学称之为"湿邪"。湿邪对人体脾脏影响极大，因为脾喜欢干燥环境，厌恶潮湿。在雨季，南方居民常会出现消化功能减弱的症状，如食欲不振、腹泻和腹胀等。此外，还有精神萎靡、身体疲乏、嗜睡、舌苔白腻或黄腻等症状，称之为"湿邪中阻"。因此，小满时节的健康养生应注重强调健脾化湿。要如何健脾祛湿呢？

首先，需明确病因。若是体内有湿热之邪，且阴虚较为突出，则应以清热、燥湿为主要治疗方法。此外，应调整生活节奏，保持心情愉悦，保证充足的睡眠，增加摄入莲子、薏米等可清热燥湿的食物。如病情重且热势很强，可饮用马齿苋茶，以梨子、百合、冬瓜等食材养阴。同时，老母鸡、大骨也是祛热养阴的良方。除此之外，山药、茯苓也是常用的健脾祛湿食物。

其次，治疗脾虚湿困需要及时排出体内多余水分，可以通过排尿和排汗等方式清除引发免疫反应的物质。温补脾胃是缓解湿困的最好方法。例如，可以食用鲫鱼、胡萝卜、苹果、猪肚和鸭子等食物来达到此目的。潮湿通常与低温同时出现，尤其是在下雨天，需注意保暖，避免受凉和食用过于寒凉的食物，以免引发消化不良和腹泻。

另外，可以用中草药进行浸泡。使用具有温暖肠胃、驱除湿气的草药，如生姜、陈皮、薄荷等材料煮水，坚持泡澡或泡脚，也可以取得一定的效果。

调理身体的最佳选择是采用食疗方法。可以使用以上提到的食材来制作多种家常饭菜，如冬瓜鲫鱼汤、莲子粥、青椒鸭块和爆炒猪肚。这些菜肴既有益健康又营养丰富，能够祛湿和促进消化。

此外，除了食疗，还可以使用艾灸法来祛湿气、健脾胃。对于长期患有肠胃炎的人或者体质虚弱的儿童来说，在这个时节需要特别关注艾灸对承山穴、阴陵泉穴、三阴交穴等穴位的作用。

承山穴位于小腿后侧浮起的尾端肌肉上，可以采用俯卧姿势来找到穴位。它位于小腿后面的正中位置，在委中穴和昆仑穴之间。当小腿伸直或者足跟向上提起时，腓肠肌肌腹下方会有一个尖角凹陷处，这个地方就是承山穴。

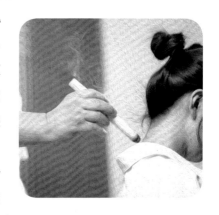

三阴交穴是属于足太阴脾经的一个穴位，位于人体的下肢部位，在小腿内侧，胫骨内侧缘后方，距离足内踝尖上方3寸。此穴位可调和气血，促进经络畅通，增强脾胃功能，促进食物消化吸收，调节月经，缓解疼痛，舒缓身心，滋补阴气，缓解疲劳等多种病症。此外，它还对心脑血管疾病有一定的作用，是非常重要的保健穴。

第三节 芒 种

一 芒种养脾胃原则

每年的6月5日或6月6日，就是芒种的时间。《月令·七十二候集解》记载了关于"芒种"的含义："五月节，指的是有芒的谷物的种子已经成熟，可以开始播种了。"这意味着大

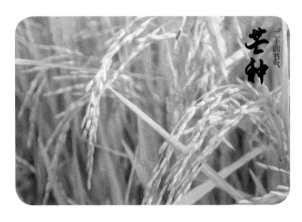

麦、小麦等带有芒的作物的种子已经成熟，需要尽快收割。同时，晚稻、黍米、稷米等夏季作物正处于最繁忙的种植时期，因此这个时节也被称为"繁忙的播种季节"。此时已经进入了酷热的夏季，所有的农事活动都以此时为界。一旦过了芒种，作物的存活率会逐渐降低。农谚"芒种忙忙种"正好说明了这个道理。

芒种时节，南方进入梅雨季，降雨增多，气温上升，空气潮湿，湿热难耐。因此，各种物品容易发霉，也被称为"黄梅天"。芒种时节的养生重点应该根据气候特点而定：晚睡早起，适当接受阳光照射（避开中午），保持轻松愉快的心情，避免中暑。注意卫生，衣物要勤洗勤换。

尽管芒种时节是一年中相对炎热的时候，但也是阴气初生的时候，因此人们容易出现湿热困脾的问题，如厌食、倦怠、腹泻、乏力、消瘦和嗜睡等。因此，为了保持身体健康，需要注意消暑除湿、健脾益胃。具体措施包括：使用空调除湿、勤洗浴，多食用清热解毒、健脾益胃的食品，如绿豆汤、酸梅汤、醋拌黄瓜、糖拌西红柿、糖拌苦瓜、茯苓粥、薏米粥和

白扁豆粥等。同时，应避免食用过于油腻的食物，以免伤及脾胃，增加厌食、腹泻等病症的发生率。

二 养生保健小妙招

（一）养成正确的生活习惯

在芒种时节，养生的重点是根据季节的气候特点，保持规律的作息、节制饮食、适当运动、注意情志调节，以便让人体的气机畅通，通泄自如。由于湿热困脾，脾失健运，此时人们容易出现疲惫、缺乏精

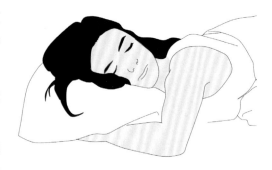

神、汗水排泄不畅、胸闷、口干舌燥等症状。加上梅雨天气和湿度较高，脾失运化，容易导致湿温病或寒湿证，使机体免疫力下降，引发风湿性或类风湿性关节炎、湿疮、湿疹、水痘、皮炎、腮腺炎、肝炎、肠炎等疾病。故此时脾胃养生的关键是要清除湿热、化解湿气、固护阳气。此外，要学会随遇而安、遇事不惊，不要生闲气或抑郁不乐，保持豁达和自然顺变的态度才能使得气机调达，推动气血运行，促进脾胃水谷运化，保持身体健康。

① 起居养生

建议维持健康规律的日常作息。避免长时间暴露在阳光下，但也要适当接受阳光照射，保证机体阳气盈满状态，促进气血循环，提高生理机能。午间应适当休息以消除疲劳，晚上不要熬夜，建议保持每晚 6 ~ 7 小时的睡眠。此外芒种虽然在端午之后的三五日，但衣着仍不应过于裸露，特别是在阴湿的雨天。芒种过后，中午天气炎热，人体易出汗，应勤洗换衣服，避免一直穿着汗衣或湿衣。为了避免中暑，芒种过后要勤洗澡，

但不宜在出汗后立即洗澡，因为"汗出不见湿"，若"汗出见湿，乃生痤疮"。同时，应注意环境、室内以及个人卫生。

② 运动养生

注意适当锻炼、增强体质，预防季节性传染病的发生。运动可以促进胃肠蠕动，增强脾胃的消化功能，有助于食物的消化和吸收。同时，运动还可以促进身体的新陈代谢，加快体内代谢废物的排出，有助于减轻脾胃的负担。特别是长期坐在室内的人，应该利用晴天或阴天的早晚时间进行户外活动，如散步、慢跑等，但不要在潮湿的环境中停留太久。如果雾霾严重，也不宜外出锻炼。此外，还应避免过度剧烈的运动，以免流汗过多，伤害身体的阴阳平衡。

③ 三伏贴

在芒种节气之后，可根据中医师的建议选择夏季贴敷三伏贴。冬病夏治的理念源自《黄帝内经》中的春夏养阳原则，利用初伏、中伏、末伏气候炎热和人体阳气最旺盛的状态，通过适当的内服或外用药物以调整人体的阴阳平衡，缓解或消除冬季易发或加重的疾病。其中三伏贴是一种常见的方法。由于夏季阳气旺盛，人体阳气达到全年的高峰。尤其是在三伏天期间，肌肤腠理张开，可以将药物贴敷于人体穴位上，药物容易渗入穴位经络，通过经络气血直达病灶，增强正气，提升人体的抗病能力。因此，三伏贴能有效治疗和调节冬季易发生或阳气虚弱的疾病，如哮喘、慢性支气管炎、反复感冒、心绞痛、风湿性关节炎、慢性腹泻、冻疮等。在夏季阳气旺盛时进行治疗通常可以获得良好的效果。

（二）膳食推荐

① 食补

（1）荔枝

荔枝是一种季节性的水果，有助于补养脾胃、滋补肝脏、调理气血、温中止痛、平衡心神。然而，荔枝属于温热性质，易引起火气上升。因此，对于易上火的人群来说，每天食用量应控制在200克以下。可以将荔枝作为配菜，与其他凉性的水果和蔬菜搭配，例如制作沙拉、水果拼盘、水果茶等，以减少上火的风险。

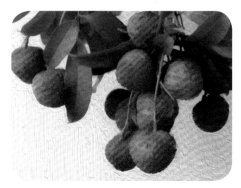

（2）杨梅

杨梅是一种夏季的水果，在芒种的时候就已经成熟可以采摘。杨梅酸甜可口，具有生津解渴、促进消化的作用。建议食用前先用盐水浸泡以确保清洗干净。此外，还可以利用杨梅来泡酒，具有止泻和预防中暑的功效，同时有养胃健脾、增进食欲的作用。

（3）小麦

小麦是一种常见的粮食作物，收割期在芒种时节。小麦种子性凉、味甘，有除热生津、益气养心的作用。可以直接用小麦煮杂粮粥，小麦粉可以用于制作各种面食。此外，小麦还具有一定的药用价值。

（4）凉拌二瓜

原料：黄瓜、西瓜皮、盐、味精、香油。

制作方法：将黄瓜清洗干净，切成条状，削去西瓜的外皮，切成相似的条状。加入盐、味精等调料，腌制10分钟，再滴入香油即可享用。

功效：黄瓜具有清除热气、促进排尿的作用，被用于治疗四肢水肿和眼睛发红疼痛等疾病。而西瓜皮则具有清除热气、使口腔湿润、促进排尿和解暑的功效。通过简单的调味，这道菜既有清淡口感，同时也能够起到清除热气、降暑、增加口腔湿润度和解渴的作用。

注意事项：不适合脾胃虚寒的人食用。

（5）百合怀山鲈鱼汤

原料：500克左右的鲈鱼、15克干百合、20克干怀山药、10克枸杞、适量的姜片和盐。

做法：首先，将清洗干净的鲈鱼切块备用，把干百合、干怀山药和枸杞冲洗干净，干百合用清水浸泡 20 分钟。然后，在热锅中加入两勺油，等油温达到六成热时，把鲈鱼块放进去小火煎至微黄色。接下来，在宽口锅中加入 6 碗水，放入煎好的鲈鱼、干百合、干怀山药、枸杞和姜片，以小火煮 40 分钟。最后，加入盐调味后即可食用。

功效：鲈鱼肉含有丰富的 Omega-3 脂肪酸，对神经系统具有保护作用，可以促进神经细胞的活动，提高学习和记忆能力。此汤具有补益脾胃、肝肾的作用，并可以安抚神经、滋补脑力。

（6）小麦粥

原料：小麦 60 克、粳米 150 克、大枣 5 颗。

做法：先将小麦清洗干净，加水煮熟，然后取出小麦并留下汁液。接着加入粳米和大枣，一同煮熟；或者可以将小麦捣碎后与大枣、粳米一起煮成粥食用。

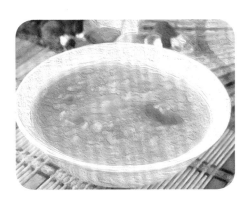

（7）赤豆薏米粥

原料：赤豆 20 克、薏米 30 克，粳米 100 克。

做法：一同入锅煮成粥，分次食之。

功效：赤豆具有平性功效，有助于促进脾胃消化，同时也具有利尿作用；薏米味甘不甜，性微寒，可增强脾胃功能，有助于排出体内多余水分和缓解肌肉酸痛；粳米就是我们日常食用的大米，味道甘美平和，能够增强脾胃功能，缓解口渴和腹泻。三种食材混合烹制，是一种平补佳品，但孕妇不宜食用。

（8）白扁豆荷叶粥

原料：30 克白扁豆、10 克鲜荷叶、100 克粳米。

做法：将白扁豆和粳米煮成粥，待煮熟后，加入切成丝状的鲜荷叶，再煮 5 ~ 10 分钟即可。

功效：白扁豆有健脾化湿、消暑等作用；荷叶味苦涩，但性质平和，能升清气、化浊气，也具有消暑止渴的效果。

（9）冬瓜薏苡仁汤

原料：冬瓜 300 克、薏米 100 克。

做法：首先将薏苡仁煮熟，接着加入切好的冬瓜片。最后再加入薏米，并加入适量食盐即可。

功效：冬瓜口感清淡，性质微寒，有清热除暑、解烦口渴、化痰利水的功效。除孕妇外，几乎所有人都能食用。

❷ 茶饮

（1）桑葚茶：桑葚具有甜酸口味，性质略带寒凉，有助于滋补肝肾，增强口腔湿润，促进肠胃液体分泌，促进肠道蠕动等作用。

（2）乌梅茶：乌梅酸、涩、平，归肝、脾、肺、大肠经。具有敛肺、生津等功效。

（3）酸梅汤：在芒种时节，通常会煮酸梅汤。酸梅汤的主要配料包括 50 克乌梅、15 克山楂、2 克甘草和 15 克冰糖，加 800 毫升水一同煮。这种饮料非常受人们欢迎，因为它有解热、止渴、防暑和杀菌的功效。晾凉后即可享用。

（三）穴位

在日常生活中，如果感觉身体湿气重，可以尝试进行按摩和艾灸，通过刺激一些穴位来祛湿。这是中医界认为最有效和易于掌握的祛湿方法。身体中 3 个主要祛湿的穴位分别是：大椎穴、百会穴、神阙穴。

（1）百会穴

位置：在头部的正中心，即两耳间连线与头顶正中线相交的位置，大致位于头部的正中央。

按摩方法：进行按摩时，可以使用拳头敲打或揉搓百会穴 3 ~ 5 分钟，最好

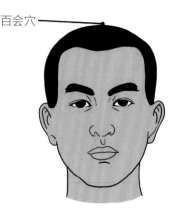

百会穴

能够感受到热感。此外，也可以采用艾灸的方式对此穴位进行治疗。

（2）大椎穴

位置： 颈后正中，位于颈部和背部交接处突出的骨头即第七颈椎棘突的下缘。取穴时活动颈部，不动的骨节上方即是。

按摩方法： 进行按摩时，可以使用拳头敲打或揉搓大椎穴3～5分钟，最好能够感受到热感。此外，也可以采用艾灸的方式对此穴位进行治疗。

功效： 湿气侵袭大椎穴，会导致肩颈疾病，如肩膀酸痛和颈椎不适等。刺激该穴位可以防止风寒湿邪的入侵并增强免疫力。

（3）神阙穴

位置： 脐中部，即肚脐眼处。

按摩方法： 可以沿顺时针按摩腹部，还可以使用艾灸熏穴位，或者涂抹艾草精油在腹部后进行热敷，或使用艾盒，将其点燃后固定在腹部约20分钟，温度不宜过高。

功效： 如果这个经脉被潮湿的气息所侵袭，就会导致脾胃的不适、腹胀以及大便黏稠等问题。对于女性来说，这也容易引发妇科问题，如白带增多、经血不畅等。由于腹部是人体的重要保暖区域，因此刺激神阙穴有助于促进身体的健康，有助于健脾祛湿，增强身体的免疫力。

（四）拔罐

除中药调理和针灸以外，祛湿还可以采用拔火罐等方法。到了芒种节气，人体容易滞留湿气和热气，脾胃运化失常，三焦气化不利，导致女性容易便秘，夜间难以入眠，可

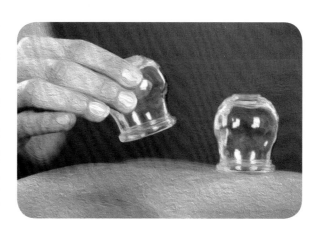

以通过拔罐疗法进行治疗。拔火罐是一种迅速有效的祛湿方法，具有清除热毒、疏通经络、促进气血运行、消除肿胀和缓解疼痛的功效，并且在家中也可以自行拔罐。但需要注意以下 4 点：

一是保暖。在进行拔罐疗法时，会脱下衣服，因此应避免受凉和直接吹风，同时要保持室内温度适宜，以确保治疗效果。

二是避免烫伤。避免将燃烧的酒精掉落在身上。出现过热的罐子应更换。

三是皮肤柔嫩处、皮肤瘢痕处、皮肤破损处、心前区、乳头、骨突出处不宜拔罐。

四是同一部位不能天天拔。

（五）药浴

在中国，使用药浴的方法源远流长。据记载，自周朝开始，人们就用香汤浴来清洁身体。到了宋明时期，这种香汤浴传入民间，出现了专门洗芳香浴的"香水行"，逐渐形成了一种习惯。人们选择不同的药浴来清洁身体和预防疾病。

在夏季，常用五枝汤来疏通气血、驱除瘴毒。在药浴过程中，药物水溶液的有效成分通过体表和呼吸道黏膜进入体内，根据不同药物的组方，可以起到不同的功效，比如舒通经络、活血化瘀、祛风散寒、清热解毒、祛湿止痒等。

药浴的方式有很多种，经常使用的包括浸泡、熏蒸和敷药。浸泡是最普遍的方法，以五枝汤为例：将相等量的药材用纱布包好，加入药材的 10 倍清水，浸泡 20 分钟，煮沸 30 分钟，然后将药液倒入浴缸中进行浸泡。这种药浴方法适用于全身浸泡或局部浸泡。

三 易患疾病早避免

（一）热伤风

由于季节变化和人体素质的差异，或者因为有痰火郁热等体内因素，热极易生风或因受风寒束缚而无法发散，这些情况在临床上表现为热证和感冒症状。病邪往往迅速从表面传变到内部，而且病情急剧且严重，常见症状包括流涕、鼻塞、打喷嚏、发热和头痛等。有些患者可能还会出现呕吐、腹泻等症状。夏季气温升高时，人体汗腺打开，毛孔张开。如果过度使用空调或电扇，邪毒就有机会侵入体内，引发热伤风。

❶ 预防热伤风的方法

一是保持适度的室温。室内空调的设定温度不应与室外相差超过4℃。如果温度差异过大，建议在外出前关闭空调，先适应一段时间后再出门，或回到家后不立即开启空调，可以稍事休息，等身体自然降温后再启动空调。这样有助于身体更好地适应温度的变化。

二是减少摄入白糖和甜点。夏季应避免过度摄入冰激凌、冰棒等，因为糖分会使人免疫力降低，导致疾病入侵。

三是增加饮水量。出汗较多的人需要多喝水，饮水可以有效排出毒素，补充身体所缺失的水分，有效调节新陈代谢，维持身体状况良好。

四是确保睡眠充足。如果夜间睡眠时间减少，最好在白天进行午休。这样可以保证睡眠充足，保持身体的健康状态。

❷ 热伤风吃什么药

中医针对热伤风的治疗方法包括清热解毒、宣肺通窍、辛凉解表、清气分热等。常用的中药有银翘散等，同时可以考虑使用中成药如银翘解毒片、羚翘解毒丸、桑菊感冒片、板蓝根冲剂等。对于病情较轻、伴随症状不明显的患者，尽量避免使用药物；而对于病情严重、伴随明显症状如高热、咽喉肿痛的患者，可以考虑口服双黄连口服液、清热解毒口服液等，但要避免滥用解热镇痛药物。

此外，在夏季家庭备药时可以选择具有清暑、健脾、和胃功效的药物，例如藿香正气丸、参苓白术丸等；也可以选择具有退热、止痛功效的药物，比如双黄连、热炎宁等；此外还有具有止咳、化痰、养肺功效的药物，如清肺抑火化痰丸、清肺丸、止嗽化痰定喘丸等。

❸ 缓解热伤风症状的饮食建议

一是饮用西瓜汁：将西瓜去籽取瓤，用纱布绞汁，代替茶水频繁饮用。

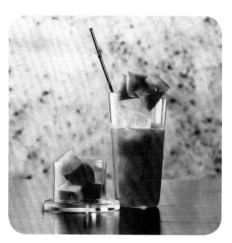

二是尝试三汁饮：柠檬汁、葡萄汁和鲜橘汁。将三种果汁等量混合，加温开水等量，晾凉后饮用。

三是准备三花汤：白菊花 15 克，金银花 20 克，白扁豆花 15 克。将这三种草药放入搪瓷容器中，加水煎汤，可以代替茶水饮用。

四是制作绿豆稀粥：取绿豆 20 克，粳米 30 克。先将绿豆煮沸，稍微软化后加入粳米，再煮至米熟为度，加适量冰糖后食用。

五是避免食用含油脂多、黏稠、辣味浓烈的食品，避免食用冬虫夏草、鹿茸等温性补品，同时也应忌食羊肉。

❹ 患热伤风后的注意事项

请保持温暖，避免再次着凉。感冒通常从咽喉不舒服开始，只有充分休息才能增强身体的免疫力，促进咽喉部位的血液循环，减少咽喉受感染部位的毛细血管扩张和神经压迫，从而减轻喉咙疼痛。

需减少活动量。热伤风会严重消耗体力，身体容易感到疲倦。

建议饮用热的酸性饮料，如番茄汤等，以酸化喉部抑制病毒繁殖。热伤风时，人体消耗大量维生素 A，所以可适量补充鱼肝油或维生素 A 片，以加速康复。

（二）慢性支气管炎、哮喘

中医强调冬病夏治的理念，指出慢性支气管炎和哮喘等常见冬季疾病，应在夏季特别注意与致病因素有关的生活习惯和行为，以预防治疗为主。对于患有慢性支气管炎和哮喘的人，应避免过度食用冷饮，宜选择干姜薏米饮（干姜 5 克，薏米 30 克）以温中祛湿、振奋阳气。

（三）关节痛及肢体麻木

这类患者常受到风寒湿的影响。中医认为，风邪盛者表现为游走型疼痛，被称为"行痹"；寒邪盛者则表现为剧烈疼痛，被称为"痛痹"；湿邪盛者则表现为关节重着，被称为"着痹"。对于患有各种关节疼痛和肢体麻木等疾病的患者，夏天最好不要穿短衣裤，不要冷水浴或游泳，不要睡在地板上或在户外露宿，以免风寒湿邪囤积在经络中。可以使用伤湿止痛膏或麝香壮骨膏进行治疗。

（四）湿热病

❶ 真菌

在湿热的天气，要经常更换内衣裤，才能够预防真菌。

❷ 妇科病

如果女性出现白带多且黄的情况，建议减少摄入辛辣食物，增加摄入一些具有清热利湿作用的食物，如绿豆等。此外，建议经常食用一些能够促进脾胃健康、具有利湿作用的食物，如山药、薏米、粳米粥、白扁豆等。

❸ 口舌生疮

芒种开始之后，湿热会比较重，中医认为心和小肠都是相表里，湿热在体内积聚的话，心火会加重，小肠则会积热，容易出现舌头红、舌苔黄、大便容易秘结、小便发黄会痛、口舌生疮等。因此，在饮食方面要多吃黄瓜、绿豆、青菜等，少吃辛热的食物，例如白酒、羊肉等。或用麦冬 5 克、竹叶 3 克、金银花 3 克，一起泡水喝也是可以的。

第四节 夏 至

一 夏至养脾胃原则

根据中医学的"天人相应"理论，人们注重节气对健康的影响以及养生的重要性。在二十四节气中，冬至、夏至、春分、秋分这四个节气特别重要。夏至是每年的 6 月 21 日或 22 日，代表着太阳直射北回归线，是北半球白昼最长的一天。尽管这一天太阳角度最高，但并非一年中最热的日子。俗语说："酷暑三伏"，一般从夏至到立秋这两个节气算起。在我国，大约从 7 月中旬到 8 月中旬，各地气温都达到高峰，某些地区的最高气温甚至可达到 40℃以上。

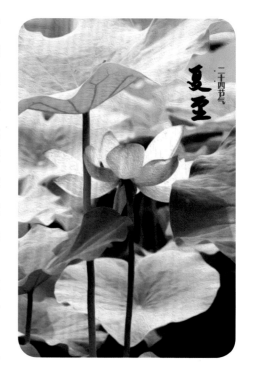

夏至，古称"夏节"或"夏至节"，自此之后，我国进入气温最高的阶段。夏至之后，由于大气环流强度的差异，局部地区的降雨会减少。在古代，人们会在夏至这一天举行祭神仪式，祈求丰收和消除灾祸。周代夏至祭神的意义是消除疫病、荒年和饥饿死亡。在清代以前，夏至是全国性的休假日，人们会回家与亲人团聚，欢饮庆祝。《礼记》中也提到了夏至的自然现象，如鹿角脱落、蝉开始鸣叫、半夏和木槿等植物繁盛开花。

夏至被中医学认为是阳气最旺盛的时期。为了维护阳气的平衡，人们需要顺应夏季阳盛的特点。根据《黄帝内经·素问·四气调神大论》的描述："使心志无怒，使容貌健康美丽，使气机通畅，就如同所爱之物在外面一般，这是符合夏季气候特点的养生之道"。也就是说，保持平和的心态、开放的心境、愉悦的情绪和精力充沛，就像万物需要阳光一样，对外界事物要保持浓厚的兴趣，并培养乐观向上的性格，这才是夏季养生的方法。而懒惰、疲倦、生气和忧郁等情绪会阻碍气机的运行，也会影响脾胃，因此应避免产生这些情绪。

二 养生保健小妙招

（一）养成正确的生活习惯

❶ 精神养生

夏至节气之后，天气时而炎热、时而闷热、时而潮湿，这对人们的情绪会产生不利影响。特别是在闷热和潮湿的环境下，人们容易感到心烦气躁、焦虑不安、情绪波动等。这种情况容易导致焦虑症的发生，进而影响工作和学习的效率。因此，在夏季要保持情绪的稳定非常重要。

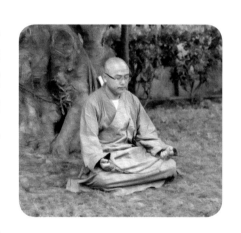

稽康是三国时期知名的养生专家，他在自己所著的《养生论》中提出了独到的观点，以帮助人们预防夏季的情绪困扰。他认为在炎热的夏季，人们应该保持心情平静，就像内心有一片冰雪一样，这样可以减轻热气对心理的影响，预防体内热量的积聚。这种理念与《黄帝内经·灵枢·本脏》中的"志意和则精神专直，魂魄不散，悔怒不起，五脏不受邪矣"大体相同。总的来说，保持心情平静会让人感觉更加凉爽舒适，正如俗话所说，"心静自然凉"。

在夏天，如果你希望达到内心的平静，可以考虑练习中医经典健身气功六字诀。六字诀是南北朝时期梁代陶弘景提出的一种气功方法。他在《养性延命录》中指出："在行气的过程中，用鼻吸气，用嘴呼气，轻轻引导气息，这被称为长息。吸气只有一种方式，即通过鼻子进行，而吐气则有六种方式，分别是吹、呼、唏、呵、嘘、丝，都是通过口腔将气体排出身体。"在六字诀中，特别适合夏季练习的是"呵"字，它有助于预防和治疗心脏病，并缓解焦虑情绪。这种气功对于心神不宁、心悸怔忡、失眠多梦等症状也有一定的疗效。在练习时，需要注意加入双臂的运动，因为心经和心包经都延伸自胸部到手臂。当念出"呵"字时，随着吸气，双臂一起抬起；而在呼气时，双臂从胸前向下按压，手势引导气流直接进入心经，并沿着心经的路径运行，让中指和小指尖感到温热胀满的感觉。在念"呵"字时，需要留意嘴巴半张开，舌头紧贴下颚，舌边压住牙齿，并且要连续做六次。

❷ 起居调养

适应自然规律，建议晚睡早起。夏天酷热难耐，过度出汗会导致头晕、胸闷、心悸、口渴、恶心和昏迷等症状。在户外工作和运动时，要避开炎热的时段，同时加强防晒。合理规划午间休息时间不仅可避免酷暑的影响，还有助于消除疲劳。每天用温水洗澡也是促进健康的好方法，它不仅能洗去汗渍和污垢，使皮肤保持凉爽舒适，还能通过水压和按摩效果降低神经系统兴奋性、扩张血管，并促进血液循环、改善肌肤和组织的营养、减轻肌肉紧张和疲劳、改善睡眠和增强身体的抵抗力。此外，在炎炎夏季，人体毛孔张开，容易感受寒邪，睡觉时不宜吹风扇，有空调的房间也不应温差过大，更不要露宿野外。

❸ 运动调养

建议在夏季进行运动时最好选择清晨或傍晚，因为这个时候天气相对凉爽。活动场地应选择在氧气充足的地方，例如河湖水边、公园庭院等。如果有条件的话，可以到森林或海滨地区进行休养或度假。在夏季适宜的锻炼项目包括散步、慢跑、打太极拳和做广播体操，避免进行过于剧烈的运动。过度运动会导致大量出汗，对阴气和阳气造成损伤。在运动过程中，如果出汗过多，可以适量饮用淡盐水或绿豆盐水汤，但不宜大量饮用凉开水，更不能立即用冷水冲洗头部或淋浴，否则可能引发寒湿痹证、黄汗等多种疾病。

（二）膳食推荐

夏季天气炎热，人体的消化功能相对较弱，因此，饮食宜清淡，多食用杂粮以凉补身体，不可过量摄入辛辣食物，以免助长体内的热气；冷食和水果的摄入应适可而止，不宜过量，以免对脾胃造成损伤；油腻和味道浓重的食物宜少量而不宜过多，以免产生体内的热气，引发疮疖等疾病。中国古人对阳气的重视早在《黄帝内经》中就有所提及：阳气就像天空和太阳一样，如果失去了它的位置，就会缩短寿命而不显现；阳气可以保护身体免受外界侵害。此外，脾脏喜欢干燥而厌恶湿气，胃喜欢温暖而不喜欢寒冷，肾脏喜欢温暖而厌恶寒冷。经常食用生冷食物会损伤阳气。尽管是炎热的季节，但仍处于"夏至一阴生"的阶段，自然界和人体的阳气逐渐开始储藏，因此不要过分追求凉爽。在选择水果时，要注重"时令"的原则。橙子、桃子和杨梅都具有酸味，符合"以酸补之"的原则，同时富含钾元素，有助于维持人体的电解质和酸碱平衡，保持神经肌肉的兴奋性，协调心脏的收缩和舒张功能。

❶ 单品推荐

（1）苦瓜

苦瓜被誉为"菜中君子"，味道苦涩，性质凉爽，具有清热降温、促进食欲和健脾的功效。夏季食欲不振时，适量食用苦瓜可以增加食欲，开胃消食。将苦瓜泡茶饮用还可以起到清热解暑的作用。

苦瓜的苦味可以通过一些方法来减轻。在烹调之前，可以将苦瓜切开，用盐腌制片刻或者将其浸泡在开水中片刻，然后再进行炒制。苦瓜的食用方式多种多样，可以凉拌、生食或者炒菜。此外，苦瓜还具有不错的减肥效果，被称为"脂肪杀手"。

（2）莴苣

莴苣，别名莴笋、千金菜。

食用生莴苣可以起到通经脉、利五脏、明目、祛口气、洁白牙齿、消化和利尿的作用。烹制莴苣时需注意，味道应该淡而不过咸，否则会影响口感。

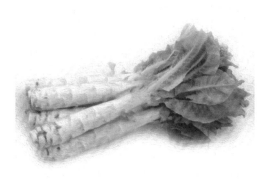

（3）苦菜

苦菜是古人喜爱的野菜之一，既可食用又可药用。夏季盛行苦菜食用的传统习俗在民间广为流传。传统中医认为苦菜性寒味苦，有清热解毒、安心益气等功效。现代医学研究表明，苦菜富含多种营养物质，如蛋白质、微量元素（钙、磷、铁）等，是一种营养丰富的家常小菜和夏季养生佳品。苦菜口感清新，苦中带甘。如需减轻苦味，可在水中浸泡后再炒菜或凉拌。苦菜还可以做成馅包饺子或包子，面团中也可以加入苦菜制作成菜团子。

（4）其他推荐

除上述几种蔬菜之外，粥是一种柔软细腻的食物，非常有利于消化，可以帮助生津解暑，缓解疲劳等不适症状。根据中医理论，吃一些杂粮可以避免虚邪入侵。在夏季，"黍"是一种很好的选择。北方人称之为黄米，可以防止干邪之害。木瓜温性，酸味，有助于健脾消化，清热解毒等功效，含有多种维生素和人体必需的氨基酸，有益于人体健康。百合味甘性微寒，归心、肺经，具有滋阴润肺、宁神安心的功效。

❷ 食补

（1）宜吃苦清补

夏天阳气旺盛，从夏至开始，阳势渐盛而阴势渐弱。因此，夏至后的饮食应当以清热解暑、增强食欲为主要目的。建议多食用苦味食品，以清淡补益为宜。例如，水分丰富的绿叶蔬菜和瓜果类，如白菜、苦瓜、丝瓜和黄瓜等，都是健胃的良好选择。

推荐菜：苦瓜拌芹菜

原料：芹菜、苦瓜各 150 克，蒜泥、芝麻酱各适量。

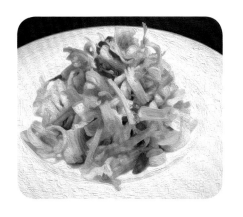

做法：苦瓜去皮、瓤，切成细丝，开水烫一下，过凉开水，沥掉多余水分，将苦瓜、芹菜同拌，加入作料调匀即可。

功效：苦瓜具有冷却肝火、降低血压的功效，适用于患有肝阳上亢型高血压的人食用。此外，苦瓜别称凉瓜，气味苦涩、性寒、无毒，归属心、肝、脾、肺经，可清除邪热、舒缓疲惫、清心明目、润泽肌肤、增强体魄，使人神采奕奕，有抗衰老的效果。

禁忌提示：苦瓜性寒，脾胃虚寒者不宜多食。

（2）宜健脾忌寒湿

依据中医学理论，脾脏属于五行中的土，主要作用是将营养物质消化吸收并散布至全身。喜干燥而厌湿。然而，夏至时节阴雨连绵，湿气重，容易导致脾虚和湿困。若身体长期处于潮湿环境下，会对脾脏造成损害。为了保持脾脏正常运转，应多食用具有利尿和渗湿作用的食物，以排出体内多余的水分。

推荐菜：薏米绿豆粥

原料：薏米、绿豆

做法：薏米较难煮熟，在煮之前需以温水浸泡 2 ~ 3 小时，让它充分吸收水分，绿豆最好也浸泡 12 小时，然后等份煮粥即可。

功效：薏米具有甜淡微凉的特性，有助于促进排尿、改善脾胃功能、缓解关节疼痛、清除体内脓毒等作用，它是一种常用的利尿解湿药物。绿豆具有甜凉的性质，可影响心脏和胃的功能。它具有清热解毒、解渴降温、利尿保湿的功效。

禁忌提示：脾功能不足并无湿气困扰，便秘及孕期需谨慎食用薏米。

另外，应避免过量食用寒性绿豆，因为这会导致虚寒加重，进而加重身体负担。《姬身集》中提到，即使在炎热的夏季，也不宜食用冰雪、蜜水、凉粉和冷粥。过度进食会加重肠胃负担，导致腹泻和腹痛。因此，在食用薏米绿豆粥之前，不要将其冷藏，以免对脾胃造成损害。

推荐菜：兔肉健脾汤

原料：兔肉 200 克，枸杞子 15 克，大枣 30 克，党参 15 克，山药 30 克，黄芪 15 克。

做法：将清洗干净的兔肉与其他佐料一同放入锅内，用强火煸炒，加水煮沸后转小火慢煨 2 小时，待熟透后即可享用。

功效：健脾祛湿。

（3）宜祛暑生津

《吕氏春秋·季春纪·尽数》中指出，食物不应有强烈或过重的味道，也不宜过于浓厚。唐朝医学家孙思邈则强调了饮食清淡的补益作用，并提醒人们不要摄入过咸或过甜的食物，而应多食用具有散热、增强气血、生津止渴效果的食物。

推荐菜：山楂汤

原料：山楂片 10 克、酸梅 50 克，白糖适量。

做法：将山楂与酸梅放入开水中煮至烂熟，然后捞出，加入适量白糖，晾凉后饮用。

功效：可促进消化，保护胃部健康，促进血液循环，消除瘀血。山楂，又名山里红，味道酸甜，性质微温，适用于脾、胃、肝经，具有帮助消化，降低血脂，抗动脉粥样硬化，保护心血管系统及抑制细菌的功效。

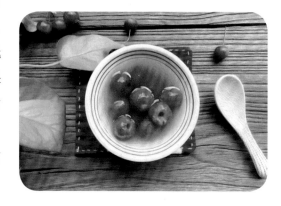

禁忌：胃酸分泌过多的人慎用。

（4）宜少肉少腻

孙思邈指出，"善养生者常须少食肉，多食饭"。少食高油腻之食物，以免引起身体内热量过高，诱发皮肤疾病。

推荐菜：荷叶茯苓粥

材料：莲叶1张（新鲜、干燥都可），茯苓50克，粳米或小米适量，白糖适量。

做法：首先将莲叶煎煮去渣，然后将茯苓、洗净的粳米或小米放入药汤中，一同煮成粥，在出锅前加入白糖。

功效：具有解热、舒缓心神的作用。莲叶，又称荷叶，具有清香气味，微苦可口，无毒，归属于脾经、胃经，具有清热解暑、平肝降脂的效果。茯苓味道甘甜、淡雅，性质平和，归属心、肺、脾、肾经，具有利尿、渗湿、健脾、安抚心神的功效。

禁忌提示：体型瘦小、气血虚弱的人不宜食用莲叶；对于上焦有邪盛、需要清降的情况，切勿使用莲叶。

❸ 茶饮

（1）菊梅茶

中国历来有喝茶的传统，而且茶具有极高的医药价值。陆羽在《茶经·六之饮》中提道："茶的饮用方式源自神农氏。"唐代的刘贞亮总结了茶的10个功效，包括散郁气、养生气、排除病气、滋养身体等。清代的陈藏器在《本草拾遗》中进一步指出："茶不仅在天界通达，也在人伦中发挥作用，其他药物是治疗特定疾病的药物，而茶则是治疗万病的药物。"根据夏至时段的气候特点，除了常见的"夏季饮绿茶"之外，这里向大家介绍一种菊梅茶的疗法。根据个人体质选择杭白菊或野菊花（《补农书》中提出，"甘菊味甘、性温，长期饮用对身体非常有益。"），取10朵菊花，再加入3枚乌梅和适量的绿茶，用水泡来代替茶水饮用，如个人口味需求可加入少许蜂蜜。

（2）山楂荷叶茶

夏季适合饮用的茶饮配方：山楂15克，荷叶10克，红枣2～3颗。

将以上材料放入沸水中煮沸 5 分钟后可饮用。山楂能够刺激胃肠，促进消化，而荷叶则能够清热解毒。这款山楂荷叶茶有排湿解毒、增强脾胃功能、降低血压、舒缓神经的作用。

（3）莲子心茶

《本草纲目》记载，莲子心可以"清心去热"。莲子心茶具有清热解毒的效能。

（4）菊花茶

菊花具有甜苦味道，性微凉，有消散风热，明亮肝脏、眼睛，清热解毒的功效，适合偏炎热体质和虚火的人群饮用，也非常适合经常使用电脑的上班族饮用。

（5）藿香茶

藿香具有消暑清热、排湿解表、促进消化的效果。对于中暑、胃肠不适、反胃呕吐有一定的预防和治疗作用。夏季饮用藿香茶可以缓解炎热，适合在高温环境下工作的人群饮用。

（6）盐茶

将 3 克茶叶和 1 克盐，用沸水冲泡后饮用。盐茶具有清理胃部和排毒的功效。在夏天，人体会大量排汗，导致体内钠离子流失，盐茶可以补充水分和钠离子。

（7）喝茶的注意事项

一是禁止空腹饮茶。在没有进食的情况下，胃内含有大量的胃酸，而茶可以稀释胃液。喝茶的数量越多，胃的负担就越重，易导致胃酸中毒，表现为心慌、四肢无力等症状。

二是避免饮用浓茶。茶叶中含有大量的咖啡因，过量摄入会引起兴奋、头晕、心律不齐等不良反应。

三是不要饮用过夜茶。夏天气温高，细菌滋生能力较强，再加上很多人泡完茶不盖杯盖，茶中的一些成分就会被氧化，胺类物质会增加，喝过夜茶后会对身体产生不良影响。

（三）穴位

❶ 神阙穴

位置：脐中部，属任脉。

功用主治：培元固本、回阳救脱、和胃理肠。

按摩手法：通常主要进行手掌按压，每次持续时间为 5 ~ 10 分钟，每天进行 2 ~ 3 次。对于脾胃功能虚弱、不能耐受寒凉引起的胃部疼痛、便秘和腹泻等症状，此方法有很好的治疗效果。在临床实践中，也常常使用灸法来刺激该穴位，以达到温中健脾、散寒止泻的效果。

❷ 中脘穴

位置：在腹部上部，位于正中线上方，距离脐点向上 4 寸，属于任脉。

作用主治：调理脾胃、促进消化、缓解胃胀。

按摩手法：一般以手掌进行按压，每次持续 5 ~ 10 分钟，每天进行 2 ~ 3 次。对于胃痛、恶心、呕吐、胃酸倒流等消化系统症状有显著疗效。此穴位也常用于灸法治疗。

❸ 足三里穴

位置：在外膝眼下 3 寸的地方，距离胫骨前嵴 1 横指，在胫骨前肌上方。

功效主治：调理脾胃功能，增强中气，改善经络通畅，消散风湿湿气，调节阴阳平衡。

按摩手法：一般以拇指按揉为主，每次进行 3 ~ 5 分钟，每天进行 2 ~ 3 次。按揉该穴位对各种消化系统疾病有显著治疗效果。

❹ 合谷穴

位置：拇指内测的纹理与对侧手背的指缝相对应，压在拇指下的位置即是，属于手阳明大肠经。

功效：调理脾胃，促进经络通畅，舒缓风热。

按摩手法：将右于的掌心放在左于的背面，利用大拇指对于上的合谷穴进行旋转按揉，每个穴位进行 50 次。这个方法不仅可以缓解胃痛、恶心、呕吐等消化系统症状，还能够预防晕车现象的发生。

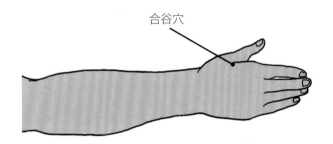

合谷穴

三　易患疾病早避免

（一）中暑

中暑是由于高温环境下，人体适应能力减退，热量产生和吸收超过散热。过度工作、长时间暴露于高温环境、睡眠不足、过度疲劳等通常会增加中暑的风险。而从事重体力劳动的人、老年人、体弱者、慢性病患者和孕妇更容易中暑。中医认为，中暑主要是夏季阳热过盛，阴津不足，阳气失控，扰乱心神而引起的。

初期中暑：大量出汗、口渴、头晕、耳鸣、胸闷、心跳加快、恶心、体温上升、全身无力。

轻度中暑：除上述症状外，体温超过 38℃，面色潮红，胸闷，或有面色苍白、恶心、呕吐、大量出汗、皮肤湿冷、血压下降等呼吸循环功能衰竭的早期症状。

重度中暑：除上述症状外，出现昏倒抽搐，皮肤干燥无汗、体温超过40℃等症状。

1 中暑的预防和注意事项

（1）充足饮水。在高温环境下，无论运动量大小，都应增加液体摄入量。不要等到感到口渴时才开始喝水。对于那些需要限制液体摄入的患者来说，应根据医嘱控制高温时的饮水量。

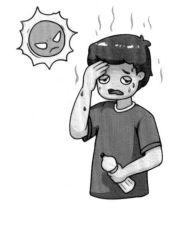

（2）注重补充盐分和矿物质。酒精饮料和高糖饮料会导致身体失水更多，所以在高温时不宜饮用。同时，避免饮用过冷的冰饮料，以免引起胃部痉挛。

（3）减少高脂高油食物的摄入量，降低热量摄入。

（4）选择穿着质地轻薄、宽松和浅色的衣物。

（5）在中午高温时，应降低户外工作的时间。如果必须进行户外工作，那么每小时应饮用500毫升或更多的水或茶来补充水分。

（6）虽然各个人群都可能受到高温中暑的影响，但是婴幼儿、年龄在65岁以上的老年人、患有精神疾病以及心脏病和高血压等慢性病的患者更容易遭受风险，应特别注意，及时观察是否有中暑的征兆。

（7）合理安排工作，注意工作和休息的平衡。

❷ 中暑的现场急救措施

（1）迁移：迅速将患者移至通风良好、舒适的地方，让其平躺松解衣扣，或脱掉衣服。

（2）降温：可以用凉湿毛巾包裹受伤者的头部，并使用50%酒精、清酒、冰水或冷水擦拭全身，然后用扇子或电风扇加速散热。如果条件允许，也可以使用降温毯进行降温。但不要过快地降低患者的体温，当体温降至38℃以下时，应停止所有冷敷和强制降温的措施。

（3）补充水分：如果患者还有意识，可以给予一些冷饮。在补充水分时，适当加入少量盐。但不要急于大量补充水分，否则可能引发腹痛、呕吐、恶心等症状。

（4）唤醒：如果患者失去意识，按压人中穴、合谷穴等穴位。若呼吸停止，要立即进行人工呼吸。

（5）转送：对于严重中暑的患者，即刻送往医院治疗。要使用担架进行搬运，避免患者行走。同时，务必注意，在额头、枕后、胸部及大腿根部尽可能使用冰袋进行冷敷降温，保护大脑和心肺等重要脏器。

❸ 常用防暑应急药物

（1）仁丹：可用于缓解中暑引起的头晕、不适、腹痛和腹泻，也可用于晕车、晕船和不适应环境变化。

（2）十滴水：适用于中暑引起的头晕、恶心呕吐、胸闷和腹泻等症状。

（3）藿香正气水：适用于夏天因受寒引起的头晕、腹痛、呕吐和腹泻等症状较突出的情况。

（4）清凉油：治疗暑热引起的头晕头痛，或食生冷引起的腹泻。

（5）金银花：具有清热、解毒、止痢的功效，代茶饮。

（6）菊花：具有解暑、平肝、利尿的功效，高血压患者可代茶饮。

（7）荷叶：用于中暑导致的心烦、胸闷、头晕、头痛等症状，高血压患者可代茶饮。

预防疾病比治疗更重要，由于夏季常有高温天气，务必采取相关防护措施以预防中暑。

（二）肠胃炎

夏季的高温会导致微生物和细菌在食物上增殖，进食变质食物可能引起胃肠道感染，表现为胃痛、恶心、呕吐、腹泻，有时伴有发热。此外，过度饮用冷饮会刺激胃肠道黏膜，导致胃肠道痉挛，引发腹部绞痛和腹泻。

（三）心慌心悸

在夏季高温下，人体排汗增多，导致体内水分和电解质丧失，这可能使身体较弱的人或老年人容易出现心悸症状，如胸闷、心跳加速、心慌、不安、呼吸困难等。

第五节　小 暑

一　小暑养脾胃原则

每年 7 月 7 日或 8 日，当太阳达到黄经 105° 时，即为小暑。《月令七十二候集解》所言："六月节暑，指的是天气炎热，但又分为两个阶段，初旬为小阶段，中旬为大阶段，目前的热气还算温和。"在此时，虽然天气炎热，但还未到达极致，故称之为"小暑"。进入小暑后，树木蓬勃生长，炎热逐渐加剧，最高气温可超过 40℃。小暑是全年降水较多的节气，可能会出现大雨、雷电或冰雹。

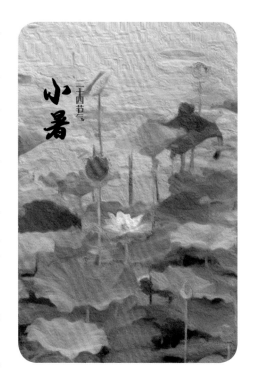

小暑的三个阶段分别为："一是热风强劲的到来；二是蟋蟀开始在房屋之中嘈杂鸣叫；三是老鹰开始高飞。"意思是说，在小暑节气到来后，大地上不再有凉风，各地都充满炎热的气息。在夏季的八月，可以看到蟋蟀离开火热的农田，前往庭院的墙角躲避炎热。由于天气炎热，老鹰会选择在清凉的高空飞翔，并展示它们捕食的技巧。

小暑时节，天气十分炎热，因此人在劳作中要注意劳逸结合，关注防暑降温。多喝水是缓解疲劳、促进代谢的好方法。关于小暑时节的健康原则有以下几点：首先是心灵修养。重视维持内心宁静和愉快的心情。其次是规律作息。注重休息，适当午睡，以保持充沛的精力和良好的情绪。再者是运动养生。可以选择在清晨或傍晚在河边、花园等地进行轻度运动，如瑜伽、散步等，避免大量出汗。最后是饮食调理。建议食用温软的食物，避免随意食用冰食、过度进食；可以多喝热米汤、热粥、绿豆汤等，以养胃、生津和消暑，增强体力。需要记住的是：在小暑期间，应避免暴晒，防止中暑；避免汗后受凉，以免引发感冒、关节疼痛等疾病；在运动过程中，科学补水。

夏天饮食需清淡，避免过于油腻，以免对胃造成伤害。山药和红枣有助于调理脾气、补益气血，非常适合夏季煮粥食用。它们还可以增强身体免疫力，有效对抗夏季酷暑引起的免疫力下降问题。蜂蜜、牛奶、莲藕、银耳、豆浆和百合既可补气养阴，又可以滋养胃肠，适合夏季体质虚弱、多汗、食欲不振的人食用。

小暑节气天气酷热而多雨，由于高温伴湿，常导致消化系统不适，食欲减退。再加上炎热的气候，人们更喜欢食用生冷、寒凉的食物，往往因为过量摄入而伤害消化系统，此时的饮食应以甜味、凉爽、清淡、少油脂为宜，但也要避免摄入过多油腻或不洁净的食物，以防消化道疾病如痢疾、腹泻等。小暑时节是消化道疾病多发的时期，饮食调节上应改变不合理饮食、不洁食物、嗜好偏向的不良习惯，不宜过多食用冷饮冷食，一切都应适量为宜。另外，还要注意保护脐部不受凉。

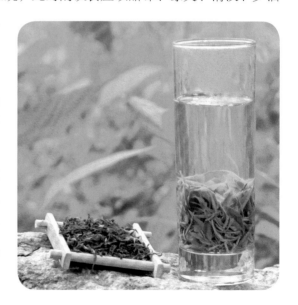

二 养生保健小妙招

（一）养成正确的生活习惯

❶ 精神养生

小暑后还应注重心平气和。进入三伏天，气候炎热，人容易烦躁不安、情绪激动，医学上称之为"夏季情感障碍"，但过喜或过怒都容易伤及人体的脏腑。《黄帝内经·灵枢·百病始生》曰"喜怒不节则伤脏"，中医养生也倡导"平和"为原则，即在任何情况下都不能有过激的行为。当心烦意乱时，可以听一段轻柔的音乐来使自己冷静，想象美丽的蓝天和大海等令人感到心情舒畅的景色，思考浩渺的诗意画面，以此忘却炎热的困扰，让自己心情平静下来，切忌激动和恼怒，以愉快的心情面对烦恼。

❷ 起居养生

夏季的服装应选用棉、丝、麻材质，这些材质具有良好的吸汗性和透气性，可以让人感到清爽和舒适。尽量避免穿合成纤维衣物，因为合成纤维不利于散热，容易引发皮肤病。在高温酷暑下，有些人喜欢裸露上身，但当气温接近或超过人的体温时，裸露上身并不会带来凉爽感，反而会让人感到更加炎热。这是因为当外界温度超过 37℃时，人体主要通过皮肤增加出汗量来蒸发散热；而当气温继续升高时，皮肤反而会吸收外界的热量，让人感到更加闷热。

保持皮肤清洁也是夏季护肤的重要一环。由于夏季皮肤代谢增加且暴露较多，容易引发皮肤感染，所以应经常洗澡，同时注意防晒，减少紫外线的伤害。

保持室内的凉爽也很重要。清晨时，打开门窗，进行通风换气，到了中午则要关闭门窗，避免室外热气涌入。需要注意的是，在使用空调时，一般温度适宜设置在 24 ~ 26℃，并且不宜长时间使用。

此外，在外出散步时，应该记住"冬不坐石，夏不坐木。"小暑时节，天气炎热，空气湿度较高。木制家具，尤其是长期暴露在户外的椅子等，经历了露水和雨水的浸泡，含有相当多的水分。表面上看起来可能是干燥的，但当它们受到太阳暴晒时，温度会上升，导致释放出湿气。如果长时间坐在这些地方，可能会引发痔疮、风湿和关节炎等健康问题。

❸ 运动养生

进入小暑后，天气变得炎热，俗语说"三伏天最热"，小暑标志着三伏天的开始。根据中医理论，小暑是人体阳气充盛的时期。阳气就像人体的卫士，负责抵抗外邪，保护身体的健康。

夏季容易出汗，过多的汗液会伤害心气，导致阴液不足，阴虚的人容易出现上火、烦躁、失眠等症状，因此夏季不宜剧烈运动。应坚持少运动多休息的原则，尤其是心血管疾病和老年体弱者更要注意。当然，少动并

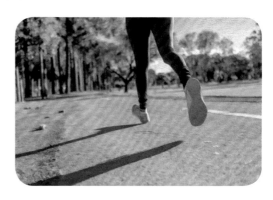

不意味着不动，如果完全不动则会感到不安和疲劳。因此，在清晨和傍晚相对凉爽时段进行运动，如散步、打太极拳、慢跑、骑自行车，微微出汗即可。心血管病患者出汗较多，处于相对脱水状态，血液浓缩可能导致冠状动脉供血不足，加重病情，出现头晕、胸闷、呼吸困难、心悸等症状，严重时可能引发心梗。因此，心血管病患者家属需特别注意患者的行为和生活方式。另外，夏季易感到疲倦，最好在11：00—13：00小睡一会儿，有利于恢复精力和体力，但午睡时间不宜过长，最好控制在30分钟左右。由于夏季气温高、湿度大、天气闷热，心脏病患者要避免熬夜，气虚脉弱的人可以喝一些生脉饮品。

（二）膳食推荐

在炎热天气下，大多数人的食欲会受到影响，出现食欲不振的情况。

这时候，人体的阳气会浮动到外部，脾胃的阳气也会变弱，从而增加了患胃肠病的风险。为了对抗这种炎热，可以选择一些性质偏寒凉的食材，如荷叶、莲子等中药材。不宜多食／饮用冰激凌和西瓜、冰镇饮料，因为这些食物会损伤脾胃的阳气，甚至导致腹痛和腹泻。

❶ 食补

（1）黄鳝

夏季通常是慢性支气管炎、支气管哮喘、风湿性关节炎等疾病的缓解期，而黄鳝的性质温和、味道甜美，具有补充中气、滋养肝脾、驱除风湿、增强筋骨等功效。根据"冬病夏补"的理论，小暑节气是食用黄鳝进行补养的最佳时机。黄鳝富含高蛋白质，其铁元素的含量超过鲤鱼和黄鱼的一倍以上，并且含有多种矿物质和维生素。黄鳝还能降低血液中胆固醇的浓度，预防和治疗因动脉硬化引起的心血管疾病，对因消化不良引起的腹泻也有良好的效果。用植物油炒黄鳝片加大蒜的方法简单易行，适合老幼人群。《本草纲目》中记载黄鳝的性质温和，味道甜美，无毒，对肝、脾、肾等三个经络有益，可以补充虚损、强化筋骨、驱散风湿。《名医别录》也将黄鳝列为上品鱼类。

（2）莲藕

莲藕富含大量碳水化合物和丰富的微量元素（钙、磷、铁）以及各种维生素和膳食纤维，具有清热滋补血液、消除烦躁等功效。将新鲜莲藕用小火煨烂，切成薄片再搭配适量蜂蜜食用，有助于安定情绪和改善睡眠，对于缺血性失眠有治疗作用。

此外，荷花根茎酥脆微甜，可生吃又可烹调。荷花根粉具有消化止泻、开胃清热、预防内出血的功效，曾在清咸丰年间被指定为皇家御膳佳品；生荷花根则能清热生津、凉血散淤、健脾开胃；而熟荷花根则能滋养胃脾、补益血气、促进肌肤修复，还能止泻。暑天食用荷花根还可安抚神经、提升睡眠质量。

（3）绿豆芽

《本草纲目》载："诸豆生芽、皆腥韧不堪，惟此豆之芽，白美独异。"绿豆芽性寒味甘，不仅具有舒缓炎热、畅通经脉、解毒的作用，还能够增强肾脏功能，促进尿液排出，减轻肿胀，滋养阴气和强壮阳气，调理五脏器官，改善皮肤质地，祛除体内湿气和热气，适用于湿热阻滞、食欲不振、热病口渴、便秘、尿液不通畅、眼睛红肿疼痛、口鼻溃疡等症状的患者。

（4）黄瓜、茄子

"六月热得哭，黄瓜、茄子来解暑。"四川人在小暑节气特别喜欢凉拌黄瓜和茄子。黄瓜具有清热利水的功效，可以解毒消肿，增加津液以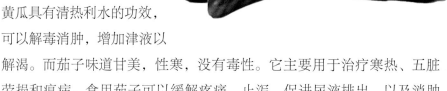解渴。而茄子味道甘美，性寒，没有毒性。它主要用于治疗寒热、五脏劳损和瘟病。食用茄子可以缓解疼痛，止泻，促进尿液排出，以及消肿和舒缓肠胃。

（5）薏米、冬瓜、黑芝麻

中医认为脾胃是身体的基础，负责产生气血并进行新陈代谢。脾胃偏爱干燥而排斥潮湿，如果受到潮湿邪气的侵袭，就容易出现"脾虚生成湿"的情况。饮食建议：薏米，性味甘淡，有助于健脾祛湿；冬瓜，性味甘淡，能促进利水消肿，解暑解毒；黑芝麻，性味甘平，可以补充肝肾的功能，润泽五脏。因此，在四川地区有"薏米冬瓜黑芝麻，去湿开胃人人夸"的说法。

（6）鸭蛋

夏季进食鸭蛋被称为"夏季调养"，能够防止人们在夏季消瘦、体重减轻，增加精力和活力。鸭蛋富含丰富的无机盐，其钙和铁含量高于鸡蛋，是夏季补充钙和铁的最佳选择。

（7）莲子

高温令人不安，易引起烦躁伤感，容易伤及心脏血液。莲子心的滋味虽然稍微苦涩，但能够疏解内心的燥热，是安抚心灵、安定神经的上乘选择，同时也有助于强化消化系统。

（8）莴苣

莴苣富含丰富的植物纤维，可刺激肠道蠕动，促进消化道通畅，对治疗便秘非常有效，是贫血患者的最佳蔬菜之一。

（9）炒豆皮

原料：2 张豆皮，植物油、葱、食盐、味精各适量。

做法：将豆皮剁碎，葱切碎。在锅内注入适量油，当油温达到六成热时，将葱碎放入锅中炒煸，然后加入豆皮碎一同翻炒，撒入适量食盐，翻炒数分钟后，加入味精和香油，搅拌均匀，即可食用。

功效：止汗，补虚。

（10）炒绿豆芽

原料：500 克绿豆芽，花椒几粒、白醋、味精、食盐、植物油各适量。

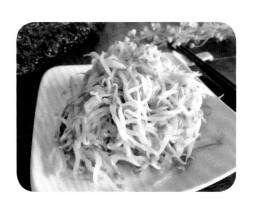

做法：将洗净的豆芽晾干，加入适量的油热锅，放入花椒炒香，接着将豆芽倒入锅中翻炒，倒入适量白醋继续翻炒片刻，待炒熟后，加入适量食盐和味精，炒匀即可取出。

功效：清热解毒。

（11）西瓜番茄汁

原料：西瓜半个，番茄 3 个。

做法：西瓜去皮、去籽，番茄剥皮。将二者同时绞汁，饮用。

功效：清热降暑，生津止渴。

（12）蚕豆炖牛肉

原料：蚕豆120克，牛肉250克，食盐、味精、香油各适量。

做法：将牛肉切割成小块后，先将其放入开水中快速烫煮一下，然后捞出沥水备用。接着，在砂锅中注入适量清水，等水温升高后，将切好的牛肉放入砂锅中炖煮至六成熟。随后，将蚕豆放入砂锅中，烧至水沸后调低火力，继续煨炖至牛肉和蚕豆完全熟透。最后，加入适量味精和香油调味，即可享用。

功效：滋补身体，健脾利湿，补虚强体。

❷ 茶饮

（1）薄荷青

西瓜翠衣6g、莲子心7枚、薄荷叶3片，用开水冲泡后稍凉后饮用。薄荷绿色清凉，舒缓暑热，解除烦躁。西瓜翠衣是西瓜皮最外一层薄绿色皮，轻轻削下来，新鲜最佳，晾干也可，具有出色的清凉效果；莲子心具有清凉、安抚神经的功效，再加上薄荷叶的消风散热作用，这三种清爽的绿色造就了一款解暑养气的绝佳饮品，尤其适合夏季。

（2）洋参茶

西洋参8～15片、几叶碧螺春一起放到茶具中，用约80℃的纯净开水冲泡大约5分钟，然后掀开盖子就可以饮用了。洋参茶可以补充气血，舒缓炎热，预防中暑。西洋参具备出色的气血补充效果，碧螺春绿茶则具有香气扑鼻、解暑降温的功效。将两者结合，碧螺春的香气有助于西洋参迅速发挥补气作用，同时还可以防止上火。

❸ 药补

三伏天的气温高、湿度大、天气燥热、气压较低，对于体弱脉弱的人来说，可以适量饮用一些生脉饮品，比如将5克麦冬、3克西洋参和3～5克桂圆肉泡水饮用。

〖（三）穴位

在离脐中2寸的位置有一个重要的穴位，称为天枢穴，它有助于增强脾脏和胃的功能。该穴位可用于治疗胃痛、腹泻、排便困难、消化不良、呕吐、月经不调等问题，可以用手掌沿着顺时针方向按摩天枢穴，有助于促进胃肠蠕动。针对腹泻，可以尝试使用灸法。

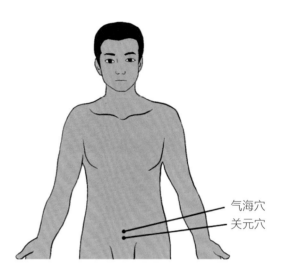

气海穴
关元穴

可选择关元穴（位于下腹部，前正中线上，脐下 3 寸）、气海穴（位于下腹部，前正中线上，脐下 1.5 寸）、中脘穴（位于上腹部，前正中线上，脐上 4 寸）。每天进行 10 ~ 20 分钟的艾灸，刺激这 3 个穴位，使皮肤变红，有助于促进脾胃功能，增强身体的抵抗能力。腹泻时，可以将生姜切成薄片贴在穴位上，然后进行艾灸，这也能有效治疗过敏性结肠炎。

三 易患疾病早避免

（一）食物中毒

夏季，食物易受细菌或毒素污染。误食受污染或含毒食物可能导致食物中毒，一般为急性肠胃炎，症状包括恶心、呕吐、腹痛和腹泻。若不慎食物中毒，除就医治疗外，还需补充水分，选择清淡易消化食物，避免刺激肠胃。

1 治疗方法

（1）用 3 ~ 4 片生姜和 12 ~ 15 克紫苏叶加水煎煮，去渣取汁。每日 1 剂，分 2 ~ 3 次饮用。适用于食物中毒。

（2）准备适量苦参，用水煎煮去渣后用以催吐。适用于食物中毒。

② 预防方法

保持厨房器具、环境的清洁，关注个人的卫生状况。增加新鲜的蔬菜水果摄入量；妥善储存蔬菜；若有剩余熟食需注意是否发生变质；务必充分加热剩菜，避免细菌残留。

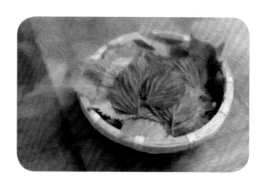

（二）消化不良

① 治疗方法

（1）偏方疗法：准备500毫升的米酒，50克陈皮。用米酒浸泡陈皮，密封一周后饮用。每次喝一小杯，每天3次，适用于消化不良。

（2）按摩技巧：将双臂交叉于胸前，双手的拇指贴在胸前，其余四个手指贴在腋窝下方，然后反复提拿胸肌，同时向外移动，重复3～5次。

单手食指、中指、无名指、小指并拢，沿顺时针方向按摩中脘穴约300次。用双手的大拇指指腹按揉足三里穴，用力均匀，每次按摩约5分钟。

② 预防方法

夏季引起消化不良的原因主要是饮食不当。因此，在饮食方面，应避免摄入过多的油腻或刺激性食物，以及冷食、酸性食物、咖啡、巧克力等。避免过度进食和睡前摄入过多食物。此外，情绪也是导致消化不良的重要因素，所以要保持良好的心态。

（三）小儿腹泻

① 常见病因

（1）食积：为根本原因，有内热容易招致外感风寒，排便不好的情况下容易感冒、腹泻。

（2）病原菌感染：病原菌种类较多，常见于诺如病毒感染。

（3）着凉：由于天气炎热，孩子穿的衣服较少，中医讲"虚邪贼风，避之有时"，腠理开容易引起寒邪直中，从而出现腹泻症状。

此外，病原菌在大自然中广泛存在，是否侵袭取决于身体强弱和身体状态，家长要注意保证孩子充足的睡眠，肚子上盖好薄被防止着凉，以及不要形成食积。通过合理的饮食、运动让身体的气血流通，这样一来即使有病原菌也不容易被侵袭。

❷ 治疗方法

准备 3 克藿香叶，木香、白术、茯苓各准备 10 克。将上述中药混合研磨成粉末，随后用纱布包裹好，加热后放置于孩子脐部，待冷却后再次加热并敷用，每次持续 1 ~ 2 小时，每天进行 1 次，连续进行 7 天，算作一个疗程。

❸ 预防方法

除了饮食不当，细菌也是引发儿童腹泻的主要因素之一。因此，保持食物、餐具和环境的卫生至关重要。另外，在为孩子准备食物时，父母需要特别留意食物的搭配。

（四）小暑时节预防疾病注意事项

❶ 空调不宜过低

人体最适合的室温范围是 22 ~ 24℃，但许多人更喜欢将空调温度设置在 20℃以下。夏季时，人体的毛孔会打开，特别是从炎热的室外突然进入冰爽的室内时，寒气会直接渗透到骨髓，如果长此以往可能会导致疾病发生。

❷ 饮水不宜过多

在夏季高温天气中，当人们大量出汗时，会失去体内的钠盐等电解质。如果此时只饮用大量的白开水而不补充盐分，就会导致肌肉抽搐或肌肉痉挛性疼痛。

❸ 降温不宜过快

一些人在大量出汗时采取了一些"快速降温"的方法，比如打开水龙头用冷水直接冲洗身体，或者站在风扇前脱下衣服吹风。然而，这种"快速冷却"的方法只会让人感到一时舒适，但为身体埋入隐患，几天后可能会感到不适。

❹ 衣服不宜过露

只有在环境温度低于皮肤温度时，通过提高皮肤的辐射和传导散热才能起到降低体温的效果。而夏季的气温常常达到或超过 35℃，皮肤无法有效散热，反而会吸收外部环境的热量，增加人体的炎热感。

第六节　大　暑

一　大暑养脾胃原则

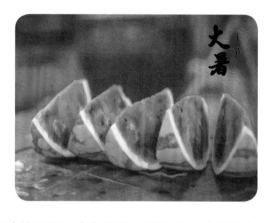

每年 7 月 23 日或 24 日，太阳到达黄经 120°，标志着大暑节气的到来。这个时期是一年中最热的时候，气温最高。农作物生长迅速，各地的洪涝和风灾也最为频繁。这个节气雨水多，俗话说："小暑大暑，淹死老鼠。"《礼记·月令》中描述为"土润溽暑"，即土壤浸润、空气湿热，降雨多、土壤和空气湿度大、温度高，这是农作物长得最快的时候。闻一多先生在《大暑》一诗中描绘了丝瓜爬上树、葫芦悬挂、初结黄瓜等有趣的景象。溽暑指的就是盛夏时的湿热气候。《黄帝内经·素问·六元正纪大论》中也提到，"溽暑至，大雨时行，寒热互至"，可见夏季的酷热和毒性。

夏季炎热多雨，容易给人体带来暑湿之气，尤其老年人、儿童和体弱者更难抵御高温和潮湿，导致可能出现苦夏和中暑等疾病。对于苦夏，可通过采用芳香调理、清淡饮食和减少进食量的方法来增强脾胃功能。在夏季预防上，大暑时应注意劳逸结合，避免暴露在强烈的阳光下，保持室内凉爽，保证充足睡眠，注重饮食卫生。如果出现心悸、胸闷、注意力不集中、大量出汗、全身乏力、头晕、四肢麻木、口渴、恶心等症状，可能是中暑的征兆，应立即转移到通风凉爽的地方休息，并最好喝些淡盐水或绿豆汤等。

在保健养生领域中有一种观点被称作"冬病夏治"，意思是指一些在冬季易发的疾病，如慢性支气管炎、肺气肿、支气管哮喘、腹泻、风湿痹瘤等阳虚证应在夏季进行治疗。大暑是一年最炎热的时候，也是阳气最旺盛的节气，因此对于许多疾病而言是最理想的治疗时期。

夏季的饮食要根据炎热的气候特点来调节。由于夏天气温高，容易造成体液流失和气虚，因此可以选择一些药物熬粥来滋补身体。医学家李时珍特别推崇药熬粥的养生功效。他认为，每天空腹喝一大碗粥，能够补充虚弱的胃气，柔软细腻，与肠胃相协调，是最好的饮食之法。药粥适合老年人、儿童和消化系统脆弱的人群。因此，粥被古人誉为"最佳滋补食物"。《医药六书》称赞道："以普通米煮成的粥是滋补元气之宝，以糯米煮成的粥是温养胃气的神奇之品。"

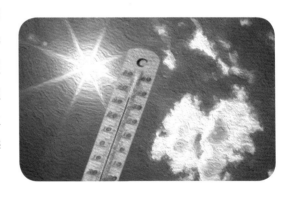

二 养生保健小妙招

（一）养成正确的生活习惯

大暑节气往往出现在中伏前后，同时也是一年中最炎热的时期。此时，心脏承受最大的压力。因此，在大暑节气时，需要关注心脏健康，保持内心的平静，最好选择低温方式进行养生。此外，大暑期间气温高，地面上的湿气，就会上升，湿热交织在一起，最先受伤害的则是脾，很容易引起恶心、头晕、饮食不振、全身乏力等症状。所以，除了防暑，更要健脾胃，清热和化湿。除此之外，也要注意以下这些养生常识。

❶ 精神养生

大暑阶段，刚好处于最热的三伏天，高温难耐，很容易动肝火，莫名其妙出现烦躁感，甚至会突然发脾气，情绪很不稳定，大起大落是常见的情况。这种现象就是"情绪中暑"。而且情绪波动过度的话，会导致血压升高、心律失常、心肌缺血等，严重的话还有可能导致猝死、脑卒中等。所以，平常要学会调节情绪，特别是心脑血管疾病患者，更要尽量做到心平气和。良好的心理状态肯定是防暑利器。

人们还应该特别关注自己的脾胃健康。《黄帝内经·灵枢·本神》中提到，"心是运动万物的器官，心存有所记忆就是意念，意念中储存的就是志向，由志向引发的变化称为思考，思考引发远见称为考虑，考虑引导行事称为智慧。"过度思考和烦忧会消耗脾气，脾功能虚弱无法储存意念，导致人们容易回忆过去，后悔自责，情绪变得沮丧，甚至加重原有的抑郁情绪。

我们应该注重当下的事情来养护精神。如果出现过度思考和烦忧，应该向外倾泄，可以与他人交流，或者将其记录下来，避免内心积压。此外，多听轻松舒缓的音乐，可以在早晚气温适宜的时候多进行户外散步，呼吸新鲜空气，有益于焕发精神。

❷ 起居养生

（1）增加饮水量。在高温环境下，多喝水可以迅速补充体内水分。此外，可以在白开水

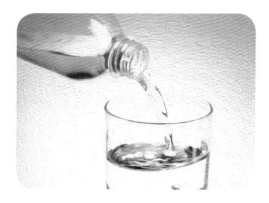

中适量添加盐，以帮助滋补体内的钙和微量元素，同时预防中暑。

（2）选择宽松的衣物。夏季炎热时，穿着宽松的衣服有助于散发体内热量，同时促使汗液迅速蒸发，有效预防中暑。

（3）增加摄入蔬菜水果和蛋白质。新鲜的蔬菜水果，如番茄、西瓜和苦瓜，有助于预防中暑。在炎热天气中，还需要摄取足够的蛋白质，可以多食用鱼类、禽蛋和豆类等食物。

（4）携带防暑药品。外出时，可以带一些防暑退热药品，如藿香正气水、清凉油、十滴水等。在出现头晕时适当使用，有助于预防中暑。

（5）保持充足睡眠。高温天气容易使身体疲劳，导致中暑。因此，要保证充足的睡眠，让大脑和其他系统得到充分休息，保持精神饱满、精力充沛。

（6）注意卫生，灭苍蝇、蟑螂。天气炎热，容易引发肠胃疾病，通常由沙门菌属感染导致，会出现腹泻、恶心、呕吐、发热等症状。如果出现这些情况的话要及时去医院就医。要注意的是，在生活中要做到灭苍蝇、灭蟑螂，注意食物卫生，不要吃不干净的食物，屋内要定期通风。

3 运动养生

选择清晨或傍晚，天气比较凉爽时运动；不要进行剧烈的运动，可以打拳、游泳、散步等。运动强度以适度出汗、身体感到舒适愉快为宜；中老年人则以活动时不感到疲惫为宜。可以尝试进行"静坐颈部运动与咬牙功"，具体方法如下：坐姿，双手撑地，将头部向左右肩部扭动，同时聚焦目光，每个方向重复20次。另外，进行咬牙动作40次，然后调整呼吸，将唾液咽下10次。这种练功方法可缓解头痛、胸背部风寒、咳嗽喘息、心烦气短、胸闷腹胀、手掌发热、脐部或肩背疼痛、中风、多汗、情绪抑郁、注意力不集中等问题。

4 三伏贴

大暑贴"三伏贴"调理气血，防病养生。

三伏贴可以促进经络畅通，调节气血，舒展胸部，增强脾胃功能，激发阳气，平衡肺脾功能，增强免疫力，进而提高阳气、促进血液循环、驱除寒邪、增强体外保护功能。

但需要注意的是，夏至时期运用中医疗法只是一种治疗方式，无法完全取代其他疗法，特别是对于一些长期患病的患者。如果正在进行药物治疗，贴敷药物时不应该盲目减少药量或停药。此外，对于具有热性体质、湿热症、阴虚发热等特点的人群，并不适合三伏贴。例如，口臭严重、红肿局部、感冒时喉咙发红肿痛、痰黄黏稠、潮热盗汗等症状。另外，高血压、高血脂等高风险人群、孕妇、糖尿病患者、心肺功能严重受损者、有疱疖或皮肤损伤者、疾病发作期（如发热等情况）以及两岁以下儿童，不适合进行穴位贴敷治疗。

（二）膳食推荐

夏天，人们容易出现食欲不振、胃脘胀满、四肢沉重等症状。为了调理身体，宜选择干燥湿气、健脾益气、滋养阴液的食物。可以用柑橘皮 10 克（鲜橘皮加倍），加适量冰糖，用开水冲泡成茶饮，每天饮用，起到理气开胃、燥湿化痰的作用。在大暑时人体容易出汗过多，消耗气阴，除了多喝水、常吃粥、多吃新鲜蔬菜水果，还应多食用滋养气血、养阴液的食物，如山药、红枣、蜂蜜、莲藕、百合等。鸭肉也是补充营养的好选择。民间有谚语说"大暑老鸭胜补药"，这是因为鸭肉性凉，味道鲜美，能滋养五脏之阴液，清热降火，补血利尿，滋养胃气，止咳止惊。在大暑时节食用鸭肉，可以使阴虚不受燥热之扰，阳虚不感冷寒。

在炎热的夏季，除了应对高温，还要谨防"热则求凉"的冲动。明代汪绮石在《理虚元鉴》中提醒人们，夏季需防暑热，也需护佑体内的阳气，因为炎热天气下，人体多汗，毛孔敞开，容易受到外邪入侵。所以，人们在寻求避暑的同时，不应过分追求凉爽，以免损害体内的阳气。比如，常食冷饮、随意从冰箱取食等行为都不可取。

❶ 食补

（1）圣女果

圣女果酸甜的味道很开胃，既可当水果也可作为蔬菜，无论生食、炒菜或煮汤都非常美味。圣女果富含丰富的维生素C和番茄红素，能有效降低晒

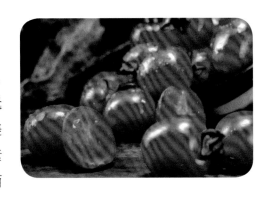

伤风险。此外，圣女果的性质微寒，具有解渴、健胃消食和清热解暑的功效，适合各个年龄阶段的人。选择圣女果时要注意区分，成熟的圣女果颜色鲜红自然，用手轻捏有弹性，果肉饱满；催熟的圣女果形状不规则，切开后无籽或籽呈绿色，汁液较少。

（2）枇杷

枇杷不仅清热解暑，还含有丰富的营养物质，深受人们的喜爱。古人曾这样描述它："芳津流齿颊，核细肌丰温"。用现代的话说就是：一口枇杷，甜过初恋！成熟的枇杷表面呈带光泽的金黄色，皮薄如纸，入口也是十分香甜。

（3）水蜜桃

桃子果实内含丰富的矿物质和维生素以及果酸，铁元素含量高。经常食用桃子有助于补充体内的铁元素，并改善贫血症状。桃子中的果胶可缓解由肠胃不适引起的便秘问题。

挑选水蜜桃最简单的方法是轻轻捏一下桃子，如果较软，汁水会很丰富；而且，果香浓郁的桃子比没有香味的更好。如果想充分体验桃子的香甜味道，不要将其放在冰箱中保存，正确的做法是将桃子放置在室温下保存，且不宜放太久。

（4）甜瓜

由于夏季气温渐渐升高，因此人们对于水分丰富的甜瓜越发喜爱，因为它口感甜美，能够解渴。夏天是盛产香瓜的季节。它的口感清爽宜人，富含多种营养。除了水分和蛋白质含量略低于西瓜，其他营养成分与西瓜

相当，且香味物质、矿物质、糖分和维生素C的含量明显高于西瓜。

在挑选不同品种的香瓜时，白色品种的应该选择具有光滑果皮和浅白色的，而丰田香瓜应该选择小而黄，带有香味的。黄皮香瓜也应该选择皮色鲜艳，呈现出最佳状态的。伊丽莎白瓜应该选择香味浓郁且呈黄色的；有脐的伊丽莎白瓜则应选择脐部较大，按起来柔软的，闻闻瓜底部，如果有香味就是好吃的伊丽莎白瓜。

（5）黄皮

黄皮富含18种氨基酸、有机酸、膳食纤维、维生素以及钾、镁、锰、硒等微量元素，同时含有多酚类、黄酮苷等具有保健作用的成分。它具有开胃、促进消化、解腻、缓解肌肉紧张、缓解咳嗽、化痰、缓解哮喘、预防感冒等功效，并对血液、中央神经系统、免疫系统等有益。夏天食用黄皮时可以将果肉、果皮和果核一起嚼碎后吞下，尽管味道稍苦，但可以起到消炎和增强心脏功能的作用。特别是带有一些苦味的黄皮还具有降温和增加口润的作用。夏季户外活动中感到口渴或头晕时，可以尝试嚼食几片黄皮，不仅可以解渴，还可以有效预防中暑。

（6）怀山红豆冬瓜猪腱汤

原料：红豆50克，怀山药25克，猪腱肉500克，冬瓜600克，陈皮14克，生姜3片。

做法：将红豆、山药、陈皮清洗、浸泡；冬瓜去皮，清洗，切成块状；猪腱肉清洗，整块不切割；将所有材料与姜片一起放入陶罐中，加入清水，煮沸；煮沸后改用文火炖煮2小时，加入适量的油和盐即可。

功效：既要祛除湿气，又要滋补心脏，还要增强脾胃功能，红豆是最适合的选择！冬瓜既不寒性也不热性，具有清热、解暑、解毒、利尿、消肿的功效。而山药的营养成分也非常丰富，性质温和，具有增强脾胃功能、益气祛湿的功效。

（7）薏米陈皮鲤鱼汤

原料：薏米50克、陈皮5克、冬瓜150克、鲤鱼1条、瘦肉50克、生姜3片。

做法：各种食材分别清洗。薏米和陈皮浸泡至软化；冬瓜去皮，切成块状；鲤鱼处理干净后，煎至微黄色，加入少量热水。将瘦肉、姜片与以上材料一起放入砂锅中，加入约 2000 毫升清水（大约 8 碗），用大火煮沸后改用小火炖煮约 1 小时。

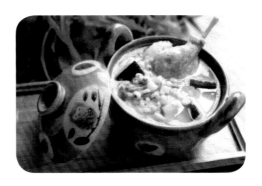

功效：薏米有增强脾胃功能、祛除湿气、清热化脓、止泻的作用；陈皮有滋润干燥、祛除湿气、增强脾胃的功能。将以上材料与鲤鱼一同炖煮，具有增强脾胃功能、消除湿气、清热化痰的作用。适合于脾阳虚引起的水湿不化、水肿、尿液不畅、疲倦等症状的调理。

（8）清蒸青头鸭

原料：青头鸭 1 只，香菇 20 克，枸杞、党参、红枣、姜丝适量，油、盐、生粉、料酒等适量。

做法：首先，将青头鸭处理干净，去除内脏并清洗。接着，将鸭肉切成小块，摆放在盘中备用。取 20 克香菇，将枸杞、党参和红枣稍微浸泡并清洗干净，然后将它们放入盛装鸭肉的容器中。在鸭肉中加入适量的油、盐、生粉和料酒，并用筷子轻轻搅拌均匀。接下来，将锅中的水烧开，将鸭肉放入锅中，用大火蒸煮约 20 分钟，即可享用。

功效：传统上认为大暑季节食用老鸭有益健康，因为鸭子长期生活在水中，性质凉爽且味道甘美。中医学认为鸭肉具有清热解毒、滋阴降火、止血痢和滋补作用，适合暑热时节食用。它不仅可以补充身体因过度消耗而损失的营养，还可以消除暑热给身体带来的不适。

❷ 茶饮

（1）马齿苋茶

原料：30 克新鲜马齿苋、15 克石榴果皮，白糖适量。

做法：先用清水将马齿苋冲洗干净，放入蒸锅中蒸 5 分钟；然后用研磨器将其磨成浆汁，与石榴果皮一同倒入热水中煎煮10分钟；最后加入适量白糖饮用。

功效：这个配方具有抗炎、镇痛、止泻的功效，可用于治疗细菌性肠道感染、急性胃肠炎、急性阑尾炎、功能性子宫出血等疾病。

（2）香薷茶

原料：香薷、荷叶（或者鲜荷叶）、陈皮和薄荷。

做法：首先，将香薷、荷叶和陈皮放入锅中煎煮30分钟。然后，再加入薄荷继续煮5分钟。喝的时候可以加入适量的白糖调味，代替传统茶饮品。

功效：香薷茶有消暑的作用，能够清理体内的湿气，并且可以帮助降温。

（三）穴位

脾气旺于长夏，此时补脾事半功倍，太白穴是脾经的起始穴位，具有良好的作用来增强脾经的气血供应，同时可以调节包括先天性脾虚、肝气过盛引起的脾虚、心脾两虚、脾肺气虚以及病后引起的脾虚等情况。脾为后天之本，后天生化的气血充足，就能够滋养肾这一先天之本。

（1）太白穴

取穴：太白穴位于足部内侧边缘，在第一跖骨小头之后的下方有一个凹陷处。

按摩方法：使用拇指的内侧进行轻揉，每次持续3～5分钟，适度地感受到穴位周围微微的酸胀感为宜。

（2）三阴交穴

三阴交穴是指肝、脾、肾三经相交之处，因此通过补脾可间接补充肝的阴气和肾的阳

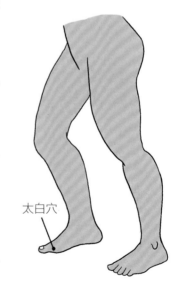

太白穴

气、阴气。滋补肝的阴气可以避免肝火过旺，而滋补肾的阴气则可以克制心火。

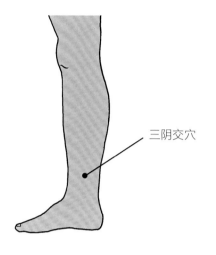

三阴交穴

取穴：三阴交穴位于小腿内侧，即足内踝尖上方 3 寸（相当于除拇指外的 4 个手指并拢在一起的宽度）、胫骨后方凹陷处。按压时，可用大拇指或中指按摩对侧的三阴交穴，持续 5 ～ 10 分钟；另外，也可采用敲击方法，即有规律地用拳头敲击对侧的三阴交穴，进行大约 20 次，然后交替进行；或者使用摩擦技巧，先用手掌搓热后，在对侧的三阴交穴上进行约 20 次的摩擦。

（3）通里穴

通里穴归属手少阴心经，具有清热安神、通经活络的功效，能治疗头痛、头晕、扁桃体炎等疾病，对于胸闷、心悸、心律不齐、心绞痛等心脏疾病也具备良好的调理效果。

取穴：通里穴位于前臂掌侧，位于尺骨侧腕屈肌腱的边缘，距腕横纹向上 1 寸，在尺骨侧腕屈肌和浅屈指肌之间，深层为深屈指肌。

手法：每次按摩左右两侧的穴位各 3 ～ 5 分钟，每天可进行多次按摩。

三 易患疾病早避免

在炎热的夏季，人们容易出现身体无力、食欲减退、汗水流失、头晕眼花、心烦意乱、昏昏欲睡等症状，甚至受到中暑、腹泻等的困扰。如何预防和缓解这些季节性不适呢？

（一）老年人要防心脏病

大暑期间雨量上升，大气压力下降，这是心脏疾病易发的时期。因此，老年人应当关注心脏健康。以下为预防措施。

❶ 保持心境平静，尽量避免生气

夏季炎热，中医认为心脏与其相对应，因此老年人容易心火旺盛，易急躁发怒。老年人应多从事平静的活动，如弹琴、下棋、阅读、绘画等。

❷ 注重防暑降温

多喝清淡的绿豆汤、绿豆粥等食物。因为绿豆具有清热解毒、降暑作用，而粥类有助于养胃。少食用油炸等难以消化的食物，如油条、年糕、羊肉等。

❸ 运动不宜过度

夏季身体消耗较大，炎热天气还会影响食欲，导致摄入的食物较少，营养无法及时补充。因此老年人应适量运动，以免过度消耗而出现意外。可以选择早晚散步为宜，每次 1 ~ 2 千米。有条件的老年人最好午间休息一段时间，以 1 小时左右为宜。

（二）中青年要防过劳症

夏季出汗量增多，能量消耗较大。高温天气对食欲有负面影响，再加上晚睡早起的生活习惯，工作量没有减少，需要加班、熬夜，经常处于高负荷工作状态。总体而言，对身体消耗较大，而营养和睡眠不足，补充不及损失。因此，中青年应该警惕过度劳累导致的健康问题，以下为预防措施。

❶ 确保充足睡眠以避免疲劳

如果经常超时工作，需要减少其他活动的时间，每天保证 6 ~ 8 小时的睡眠，否则身体会受不了。有条件的人可以在中午找机会小睡一会儿。睡觉时避免受凉，不要让空调、电风扇直接吹到身体，以免引发感冒、面部神经麻痹等疾病。

❷ 饮食中的营养是不可或缺的

尤其是早餐应该注意摄入丰富蛋白质的食物，例如鱼、鸡蛋、牛奶、酸奶等。在晚上加班时，可以选择一些夜宵来补充营养，并且也能帮助消暑降温，例如酸奶、面包、绿豆粥等。

❸ 减少开车，多步行

由于夏天开车时常使用空调，导致车内通风不好，空气质量较差，再加上堵车，容易造成机体缺氧，甚至引发心脑血管疾病。白天阳光强烈，无法进行户外运动，我们可以在上下班气温较凉爽的时候步行。这样既可以达到运动的目的，又能避免因堵车造成的不良情绪，还可以呼吸新鲜空气，以促进健康。

（三）儿童要防脾胃病

在大暑时节，因为气温高，儿童喜欢食用冷饮。按照中医观点，儿童属于"纯阳"体质，患病通常表现为实证和热证，这解释了他们喜欢吃冷饮的原因。再加上闷热的天气，孩子们可以一天多次享用冰镇汽水、冰激凌和冰棒等。然而，儿童正处于生长发育阶段，

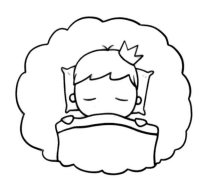

器官功能尚未完全成熟。过度食用冷饮会导致胃肠道频繁被饮料填充，使得胃肠道温度急剧下降，局部血液循环减缓，血流减少，从而影响胃肠对营养物质的吸收。过度食用冷饮还会降低孩子胃酸、胃蛋白酶、小肠淀粉酶和脂肪酶等物质的分泌，进而影响食物的消化。因此，如果家长允许孩子过度享用冷饮，不仅无法满足孩子的营养需求，还会导致孩子消化功能紊乱和营养不良。中医认为，饮食的消化吸收依赖脾胃功能。过度食用寒凉食物会伤害脾胃，导致脾胃虚寒，出现腹痛、腹泻、食欲不振等症状。因此，即使天气炎热，也要控制冷饮的摄入量。以下为预防措施。

（1）家庭自制冷饮可作为饮品选择，例如冰凉的绿豆汤、冰镇粥等。这些饮品既卫生，又能够有效地消暑和降温，对肠胃的刺激也较小。

（2）每次摄入冷饮的量不宜过多，建议每天饮用 1～2 杯冷饮，或

者吃 1 根冰棍为宜。

（3）运动后不宜立即饮用冷饮。因为运动后身体处于亢奋状态，摄入冷饮会对胃肠道造成过大的刺激，容易引发胃肠痉挛。此外，在进餐时避免饮用冷饮，以免影响食欲和食物的消化吸收。

第四章

秋气收敛，万物容平

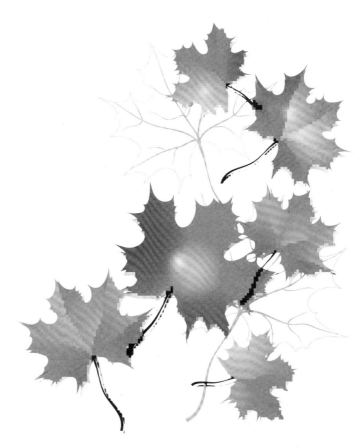

第一节 立秋

一 立秋养脾胃原则

立秋，我国二十四节气中的第 13 个节气，也是正式迈入秋季的标志。夏去秋来，谷物开始成熟。立秋后，我国北方地区的气温较南方地区下降得更为明显，尤其是华北、东北等地。凉爽的秋风渐起，

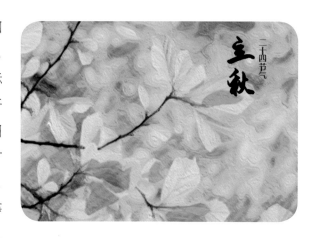

温度逐渐降低，白天和晚上的温差增大，因此北方地区的人们应该更加注意适时添加衣物，以防感冒。而在南方地区，立秋时天气温度仍旧很高，降雨量、风暴、干湿度等变化比较明显。处于此地区的人们仍需要避暑，也应多关注天气情况的变化，多吃一些可以起到滋阴润燥作用的食物。

立秋时节阳气渐收，阴气渐长。这是一个过渡阶段，此阶段养生要遵循自然界的规律，适应自然界的变化。秋季养生要注意在饮食起居、运动方面遵循"收"的原则。

立秋后，天气逐渐转凉，人体的生理活动也会发生相应的变化。为了适应这种变化，我们应该调整作息时间，早睡早起，以充分吸收秋天的阳气，让肺气得到舒展。可以尝试在睡前喝一碗莲子汤，或者听轻松愉悦的音乐，这样有助于我们入睡。此外，晚上用温水泡脚也能达到助眠的效果。

立秋后的日子，尽管暑气依然袭人，但空气湿度较大，让人感到闷热潮湿。对于夏季饮食习惯不佳的人来说，脾胃功能可能减弱，大量摄入肉类食物会给肠胃带来负担，导致消化系统不适。因此，立秋后应避免食用燥热的食物如胡椒、大葱、生姜、大蒜、花椒等，同时也要避免食用过于油腻的食物，以免加重秋天的干燥症状。多吃水果和新鲜蔬菜有助于缓解干燥症状。水果能够生津解渴、止咳化痰、平肝风降火，还能养血生肌、润肺去燥。

另外，立秋时早晚温差大，容易感冒。建议大家经常喝生姜汤。首先，姜的发汗解表作用可以帮助我们调节体温。当早晚温差大时，人体很容易受到寒冷空气的刺激，导致感冒。而姜的温热特性可以通过促进血液循环和扩张血管来增加身体的热量产生，从而帮助我们保持体温稳定。其次，姜的温胃止呕作用对于缓解胃肠不适非常有效。立秋后，由于气温变化较大，很多人容易出现胃寒、恶心、呕吐等症状。而姜可以通过刺激胃肠道的蠕动，促进消化液分泌，从而改善胃肠功能，减轻不适感。此外，姜还具有清暑气的作用，姜中的挥发油成分具有清凉的特性，可以帮助我们清除体内的热气，舒缓身体疲劳和不适感。

适度的运动对于身体健康是非常有利的，但在立秋时节，需要注意以下几个方面：首先要选择适当的运动项目，立秋时气温逐渐降低，早晚温差较大，因此，建议选择一些室内或室外温度适中时可以做的运动项目，如打太极拳、瑜伽、散步等；其次要控制运动强度，立秋时人体的阳气逐渐减弱，因此不宜进行过于激烈的运动，可以选择一些低强度、有氧运动，如慢跑、快走等；最后要注意运动时间，立秋时白天阳光充足，但早晚气温较低，因此，建议选择在白天阳光充足的时候进行运动，避免在早晚气温较低的时候进行剧烈运动。

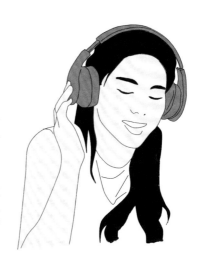

二 养生保健小妙招

立秋时节，自然界阳气逐渐收敛，阴气逐渐增长。人体生理活动同样要顺应自然环境的变迁。因此，秋季养生显得尤为重要，其关键在于保养阴气。阴气是人体生命活动的物质基础，与阳气相互依存、相互制约。秋天阳气渐收，若阳气过度收敛，则容易导致阴气不足。因此，在秋季养生过程中，我们要注意保持阴阳平衡，防止阳气过度收敛。

（一）养成正确的生活习惯

❶ 早睡早起身体好

入秋后，不少人会出现犯困、工作时注意力不集中、赖床等情况。中医认为，秋属金，金主肺，白昼时间逐渐缩短，夜晚时间日渐变长，此时，建议早卧早起。早卧是为了顺应阴气使之收敛，早起为了使肺气得以舒展，以防收敛太过。另一方面，入秋后过度贪睡会使人情绪变得萎靡，起居有常、早睡早起会使人情绪饱满，也符合"养收之道"的养生原则。

❷ 抓紧午休，高效午睡

秋天一来，人们容易犯困，解决办法除了提升晚上的睡眠质量，还要抓住机会小憩一下。有条件的话，中午也别忘了眯一会儿，让大脑和全身都得到充分的休息。初秋白天长晚上短，午睡时间可以适当延长，但别超过1个小时。因为睡觉时血压会降低，如果午睡时间过长，两三个小时醒过来后，血压仍然处于偏低的状态，可能会导致头疼、头胀，工作效率也不高。而且，午睡时间太长，晚上的睡眠质量也会受影响。

❸ 规律作息，避免熬夜

立秋之后，秋乏就像一只狡猾的小狐狸，悄悄地偷走了我们的精力，让我们感觉精神恍惚。

从中医的角度看，秋乏是身体内阴阳失衡的小信号。因为秋天十分干燥，容易消耗人体的津液，导致人体阴液不足，阳热过旺。于是，体内阴阳失衡，我们也会感觉疲惫不堪。

所以，记得保持好作息，多喝水、多休息，让身体和大脑都得到充分的休息。

④ 适当运动

立秋时节，秋雨纷纷，气温骤降，让人步入了清凉的秋天。此时正是锻炼身体的好时机！运动永远是保持健康的不二法宝，赶紧换上运动装备，出门锻炼吧！

（1）打羽毛球

打羽毛球是一种既舒适又有效的锻炼方式！有数据显示，一场正规的羽毛球比赛的运动强度比足球赛还要大！但是运动前一定要做好准备活动，避免受伤。

（2）跑步

跑步能促进血液循环，让心脏更健康，让大脑得到更多的氧气和血液，使其能更好地工作。专家建议，每次跑步不少于40分钟，速度适中或慢跑，每周3～4次，这样能让你的身体和大脑都保持最佳状态。

（3）爬山

立秋后早晚温差大，空气温度随着山坡高度的上升而递减，此时爬山，可使人的体温调节机制不断处于紧张状态，从而提高人体对环境变化的适应能力。另外，爬山对心肺功能的锻炼效果更佳。建议登高速度要缓慢，上下山时可通过增减衣服达到适应温度的目的。

⑤ 及时增减衣服

根据天气变化和个人体质情况，及时增减衣服，预防外感风寒。不要过早地"多穿衣"，注意耐寒锻炼，也就是人们常说的"秋冻"。可适当进行一些耐寒锻炼，做一些有氧运动，如登山、步行、打太极拳、骑自行车、跳舞等。也可适当地进行冷水锻炼，这对预防伤风、感冒、流鼻涕、支气管炎有一定的效果。平时可以冷水洗脸、洗脚、浴鼻等，身体健壮的人还可以洗冷水浴。

⑥ 调节情绪防秋燥

立秋之后，"秋老虎"来捣乱，炎热天气让人心情烦躁。我们要谨防"情绪中暑"。特别是老年朋友，要小心应对秋天的变化。保持心情好，身体才会更健康！

想要保持内心的宁静和神志的安宁，让心情保持舒畅，我们得避免悲忧伤感。就算遇到了让人伤感的事情，也要主动找方法排解。同时，我们要收敛自己的神气，让自己的气息适应秋天的平和。中医认为，不同程度的笑对呼吸器官、胸腔、腹部、内脏、肌肉等都有很好的协调作用，所以"常笑宣肺"是个好习惯。另外，患有高血压和动脉硬化的朋友，还有刚做完手术的患者，宜放声大笑或者狂笑。

（二）膳食推荐

① 多吃蔬果防秋燥

中医认为，燥邪是秋季的主要致病因素，其特性为干燥、容易消耗人体的津液。为了保持身体健康，饮食方面应该注重补充津液，如多吃蔬菜和水果。因为蔬菜和水果富含水分和维生素，具有生津润燥、清热通便的功效。此外，还可以适当食用一些以蜂蜜、百合、莲子、胡萝卜、莲藕、梨、芝麻、木耳等清补之品煮制的百合粥、甜浆粥、牛乳粥等。这些食物也有助于滋阴润燥，保持身体健康。

② 多吃健脾和胃的食物

虽然炎热的夏季已经过去，但"秋来伏不去"，气温仍然较高，湿气也较重。此时，正是调养脾胃的好时机。调养脾胃不仅是对夏季损耗的弥补，也是为冬季贮存体能、积蓄能量。

为了调养脾胃，饮食上应该做出相应的调整。茯苓、芡实、山药、豇豆、小米等食物都具有健脾益胃的功效。其中，茯苓被《神农本草经》列为上品，称其"久服安魂养神，不饥延年"。这些食物可以帮助调节脾胃功能，促进消化吸收。

在这个季节，药膳粥是调养脾胃最好的饮食之一。立秋后早晨喝碗粥，既可以泻秋凉，又能防秋燥。粥中的食材可以选用上述具有健脾益胃功效的食物。这些食材经过精心搭配，熬制成美味的药膳粥，既可以为身体提供所需的营养，又能调节脾胃功能，达到养生保健的效果。

❸ 单品推荐

（1）莲藕

莲藕好处多多，生吃熟吃两相宜。生吃莲藕，甘甜可口，清肺解渴；熟吃莲藕，口感软糯，营养丰富。与糯米、蜂蜜蒸煮，美味可口；与排骨炖汤，滋补养生。

（2）杏仁

杏仁与薏米搭配可是养生经典名吃，熬粥最佳比例为1:5，温热时饮用，既美味又滋养。同时，杏仁炖猪肺也是一道滋补佳品，能缓和身体状态。若作为零食，烤杏仁适量享用，既满足口腹之欲，又带来健康。超市与农贸市场有售甜杏仁与烤杏仁，而苦杏仁则常见于中药店，需在医生指导下安全服用。

（3）蜂蜜

蜂蜜不仅可以用来泡水喝，还可以和很多食物搭配。比如，可以把蜂蜜加在鲜榨的果汁里，也可以用来拌凉菜。雪梨挖去核后加入蜂蜜蒸熟，能起到补肺阴的作用。此外，蜂蜜还可以和时令水果一起拌着吃，味道非常美味。

❹ 膳食

（1）玉米须猪苓牛肉汤

原料：玉米须30克，猪苓10克，生薏米30克，陈皮5克，黑豆50克，牛肉100克，生姜10克，大枣10枚，以及适量的精盐。

做法：首先，把牛肉清洗干净，切成小块。然后，把所有食材一起放进砂锅里，加足够的水，小火慢炖2小时。最后，加入精盐调味即可。

功效：解暑祛湿，健脾补气。

（2）苓术荷叶粥

原料：茯苓15克，山药30克，白术15克，砂仁5克，荷叶1张（或者干品 30 克)。

做法：先把茯苓、山药、白术、砂仁、荷叶洗干净，加水浸泡 30 分钟，然后开火煮沸，转小火熬煮 30 分钟。捞去渣子，留下汤汁，再加入洗净的粳米 200 克，一起放进砂锅里，加适量水，小火熬煮成粥。

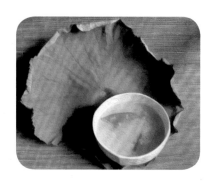

功效：健脾和胃、祛湿解暑。

（3）陈皮冬瓜二豆粥

原料：冬瓜 250 克，陈皮 5 克，扁豆 30 克，黑豆 30 克。

做法：将这些食材一起放入锅中，加入适量的清水，用小火慢慢煮。等到冬瓜变得透明，扁豆和黑豆煮熟后，加入适量的盐调味即可。

功效：健脾祛湿、消暑，非常适合夏末秋初食用。

（三）穴位

❶ 中府穴

位置：中府穴是肺经的会和之地，也是肺之气的汇聚之地。

按摩方法：每日清晨及晚间就寝前，以拇指或食指按压中府穴 3 ~ 5 分钟，然后由中府穴向上按压 3 分钟至有胀痛感，每日 2 ~ 3 次。定时按摩，短期内效果明显。

功效：将其他脏器的血汇集到肺里，具有降肺气、和胃利水、止咳、清泻肺热、健脾益气等作用。用于治疗咳嗽、气喘、肺胀、胸痛等病症。

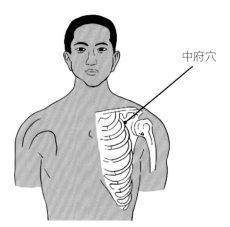

中府穴

❷ 关元穴

位置：关元穴是人体腹部的一个穴位，位于脐中下 3 寸处。在中医理论中，关元穴被认为是小肠的募穴，具有理气和血、补虚益虚等主要功能。

功效：通过刺激关元穴，可以达到疏通经脉、调理气血、增强体质等保健效果。

❸ 太白穴

位置：太白穴在足内侧缘，当足大趾本节（第一跖趾关节）后下方赤白肉际凹陷处。太白穴是脾经的原穴，具有健脾补脾、补充气血、美容养颜等主要功能。

功效：通过刺激太白穴，可以达到疏通经脉、调理气血、美容养颜等保健效果，能较好地补充脾经经气的不足，为脾经经气的供养之源。

❹ 承浆穴

位置：承浆穴在唇下凹陷处。

按摩方法：可以用食指使劲按压，可以感受到分泌液从口中排出。

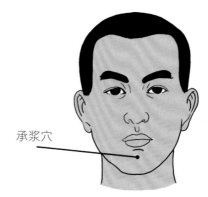

承浆穴

功效：泌液中所含的抗老化成分，可以让人面色红润，防止秋季干燥。

三 易患疾病早避免

立秋之后，天气逐渐转凉，各种"秋季病"也开始找上门来。经历长时间的高温天气，人体的免疫力有所下降，再加上季节交替时病菌容易滋生，老年人、儿童等体质较弱的人群容易感冒发烧。因此，要注意保暖和防护，尽量避免受凉，少用空调和电扇，关注气温变化，以防疾病"秋后算账"。

（一）儿童——感冒发热

秋季是一个感染性疾病的高发季节，由于天气变化、气温波动等原因，儿童往往容易出现发热症状。发热时，他的脸色可能会变得苍白，情绪也会变得不稳定，这可能是由于身体不适和疲劳所导致的。此外，儿童还可能会出现恶心、呕吐、腹泻等其他异常表现，这些症状可能是感染性疾病的伴随症状。

家长应该特别关注孩子的健康状况，及时发现并处理这些异常表现。如果孩子出现持续高热、精神萎靡、食欲不振等症状，应及时就医并遵循医生的建议进行治疗。同时，家长还应该注意孩子的个人卫生和饮食卫生，避免感染性疾病的传播和感染。

婴幼儿的发热症状大不相同，因为他们每个个体都有一点差异。如果用手摸四肢和额头，可能会误以为宝宝没发热。但其实，要判断婴幼儿是否发热，最好是摸摸胸腹部。

有时候，宝宝感冒了可能会高热，但手脚摸起来却是冰凉的。直到体温慢慢下降，手脚的皮肤才慢慢热起来。这是一种"假冷真热"的现象，3 岁以下的婴幼儿尤其容易出现。其原因主要是小儿，特别是婴幼儿的四肢血量少于内脏，由于供血不足，四肢本身就较成年人容易发凉。所以，不要光凭手脚的温度来判断宝宝是否发热。

不少家长一看到孩子四肢发凉，就急着给孩子加衣服，以为孩子受了寒怕冷。结果导致孩子的体热无法及时散发出去，体温越升越高，甚至发生高热惊厥或"中暑"现象。

（二）年轻人——咽喉炎

秋天来了，你会发现身边好多年轻人都有咽喉炎，这都是受凉导致的咽部红肿。没错，咽炎和喉炎的发作跟天气变化脱不了关系。秋天空气变干燥，温度也逐渐降下来。要是感觉咽部不舒服，那就要多喝温水，多吃滋阴润喉的食物，如百合、银耳、黑木耳、梨。还有那些经

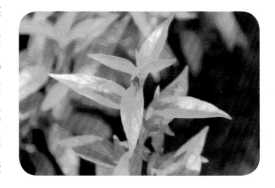

常用到嗓子的人，更要保护好嗓子。另外，秋天容易上火，所以建议大家少吃点辣，免得刺激嗓子。

如果出现咽喉肿痛的现象，可以及时服用一些清热解毒类的中药，如穿心莲等。一般穿心莲制剂的主要成分是穿心莲浸膏，在感冒初期服用，能够迅速缓解咽喉肿痛的症状。

（三）中年人——骨痛

许多中年人在秋天常常感到关节疼痛。夏天的时候，他们对着空调吹时，并没有什么问题，但当夏天过去，电风扇的风却能把骨头吹疼。这是因为夏季人体出汗多，肌肉毛孔松弛。当吹空调时间过长，寒气就会集中在腿部关节上。一旦秋天来临，身体血脉不通就会导致疼痛，出现关节肿胀、疼痛的症状，严重时甚至无法走路。

这种情况并不罕见，许多中年人在秋冬季节都会遇到这样的问题。这也提醒我们，在享受清凉的同时，也要注意保护关节，避免长时间对着风口吹。此外，加强体育锻炼、提高身体免疫力、保持良好的生活习惯，都是预防和缓解关节疼痛的有效方法。

中医认为，秋冬季节的关节疼痛是由于寒气侵袭所致的。因此，在这个时候，我们应该更加注意保暖，尤其是腿部关节部位。可以尝试穿着秋裤、厚袜子等保暖衣物，避免关节直接暴露在寒冷的空气中。此外，还可以通过热敷、泡脚等方式，驱寒保暖，缓解关节疼痛。

（四）谨防面瘫

秋风是"邪风""贼风"，如果过度吹风，常常会导致面部神经麻痹，严重时嘴歪眼斜，也就是常说的面瘫。中医认为面瘫是因为脉络空虚，风寒邪气趁机入侵了脸部的阳明、少阳经脉，堵塞经气运行，使得经筋失去供养，肌肉变得松弛，无法正常收缩。

睡觉的时候，全身的肌肉和毛孔都放松开放，若是空调温度调得太低，或者直接对着风扇、空调猛吹，体表的微循环就会受到寒冷刺激，局部供神经的营养血管就会痉挛，导致神经组织缺血、水肿、受压迫，就有可能患上面瘫。

面瘫是一种常见的神经系统疾病，其临床表现十分明显。患者通常会出现闭不上眼睛的情况，这是因为面部的肌肉无法正常运动。同时，脸部的一侧也会变得松弛，导致嘴歪，甚至流口水。

面瘫病症可以发生在任何年龄段，但中青年是主要的发病群体。男性略多于女性，这可能与男性的生活方式和饮食习惯有关。例如，男性更可能长时间暴露在寒冷的环境中，或者过度饮酒和吸烟。这些都增加了患面瘫的风险。

对于面瘫通常采用药物治疗和物理治疗相结合的方法。药物治疗主要是通过口服或注射药物来减轻炎症和水肿，促进神经再生。物理治疗则包括针灸、按摩、电疗等，旨在刺激面部肌肉，促进肌肉功能的恢复。同时，患者还需要注意保持良好的生活习惯，如避免过度劳累、保持充足的睡眠、饮食清淡等，以帮助身体更好地恢复。

为防止面瘫，一是要注意保暖，出门尽量戴口罩；二是开车或坐车时，最好不要摇下车窗；三是在疲劳之时或洗浴后，不能再受风；四是尽量不要开窗睡觉；五是适当锻炼，多食蔬菜水果。

四 养生小故事

立秋，是一个历史悠久的传统节气，自古以来就备受重视。每年8月7日或8日，当太阳到达黄经135°时，即为立秋。立秋的"立"字代表着开始，而"秋"字则代表着庄稼成熟的时期。这个节气标志着夏季的结束和秋季的开始，天气逐渐转凉，人们开始感受到秋天的气息。

在立秋这一天，人们还会举行一些传统的庆祝活动，如贴秋膘、吃西瓜、吃龙眼等。这些活动不仅是为了庆祝这个重要的节气，也是为了祈求秋季的丰收和平安。

早在周朝，每到立秋这天，皇帝会亲自带着一群大臣，跑到西郊去迎接秋天。后来汉代也跟着这么做，还有杀兽仪式，意思就是告诉大家秋天来了。据说在宋朝的时候，立秋这天，宫人会把种在盆里的梧桐树搬进大殿。等到"立秋"这个时刻一来，太史官就大喊："秋天来啦！"喊完之后，梧桐树就掉个一两片叶子，告诉大家秋天真的来了。

不管是朝廷还是普通老百姓，在立秋后看到丰收的好收成，都会挑个黄道吉日，感谢上苍和祖先的庇佑，顺便祭拜。这就是古人过立秋的方式，有趣又充满敬意！

立秋习俗之"啃秋"

你听说过"啃秋"吗？没错，就是那个在立秋日吃瓜的风俗，汉族人可是非常讲究的呢！人们喜欢在立秋这一天吃西瓜或香瓜，也叫"咬秋"，寓意着炎炎夏日终于可以告别了，秋天也来得更轻松一些。

总之，"啃秋"不仅是一种风俗，更是一种对季节变化的期待和庆祝。在这个特别的日子里，不妨咬上一口瓜，感受一下秋天的气息吧！

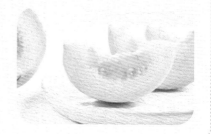

第二节 处暑

一 处暑养脾胃原则

处暑，是二十四节气的第 14 个节气。此时已到了高温酷热天气"三暑"之"末暑"，意味着酷热难熬的天气到了尾声。在处暑时节，由于气温逐渐下降，人体的生理活动也与自然界一致，阳气开始收敛，而阴气则逐渐增长，开始从阳盛转至阴盛。此时，身体也进入了一种生理性的休整时期，常常会出现疲乏无力的症状。

《月令七十二候集解》中记述道："处，暑气至此则止矣。"标志着炎热的夏季即将结束，秋季即将到来。处暑时节，中国大部分地区气温逐渐下降，北方地区进入初秋，南方地区则进入深秋。此时，东北地区、华北地区、内蒙古一带天气较为凉爽，但有时会出现"秋老虎"天气；西北地

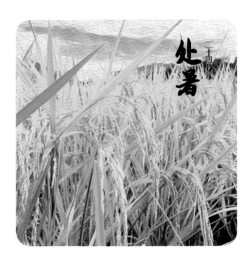

区开始进入寒冷季节；西南地区则是多雨季节，需要注意防范洪涝灾害；华南地区气温仍然较高，但昼夜温差逐渐加大。

处暑时节是夏季向秋季过渡的时期，气温逐渐降低，气候变得干燥。此时节在情绪上应保持平和，避免大起大落，伤春悲秋；运动要适度，尽量以有氧运动为主；同时还应注意保持规律睡眠，做好腹部的保暖。

处暑时节天气转凉，脾胃很容易受到影响，可以从以下方面进行调理养护。首先是饮食方面，应以清淡为主，避免过于油腻、辛辣、生冷的食物。可以多吃一些易消化的食物，如粥、面条、煮熟的蔬菜等。同时，适量增加粗粮的摄入，如糙米、玉米、红薯等，有助于促进肠胃蠕动。秋季气候干燥，可以多吃一些酸性的食物起到滋阴润燥的作用。其次要保持规律的饮食习惯，定时定量进食，避免暴饮暴食或过度饥饿。此外，晚餐应尽量提前，避免过晚进食，以免加重脾胃负担。如果脾胃功能出现问题，可以考虑中医调理。中医认为脾胃是消化吸收的重要器官，可以通过中药调理来改善脾胃功能。但需要在专业医生的指导下进行。

处暑时节，植物逐渐凋零，花朵枯萎，叶子飘落，触景生情，人们常常会情绪低落、感到悲伤，因此有"伤春悲秋"的说法。在处暑之后，我们应该及时调整情绪，保持内心的宁静，以平和、乐观的态度面对四季的更替和日夜的变化。保持良好的心态，避免过度焦虑、压力过大等负面

情绪。可以通过放松技巧、冥想等方式来缓解压力，也可以通过秋游、散步、运动等方式放松心情。心情好了，身体自然就健康了。

《黄帝内经》中关于四时养生中提道："秋三月，此谓容平，天气以急，地气以明，早卧早起，与鸡俱兴……"就是说这个时候人应该早睡早起。充足的睡眠不仅可以减少身体的疲惫感，还能增强人体的免疫力，增强免疫系统的功能。同时也能促进大脑发育，睡眠对大脑的发育至关重要。在睡眠过程中，大脑会清除废物、巩固记忆和学习，并产生新的神经元连接。缺乏睡眠会影响注意力、记忆力和学习能力。

处暑时节天气转凉，人们更喜欢待在温暖的室内，不愿运动。这是不正确的，还是应该进行适当的运动，但运动量不能太大。对于老人、小孩等身体虚弱者来说运动时更要小心。过度运动可能会导致身体疲劳、免疫力下降等问题。因此，在进行运动时，应选择轻柔缓和的运动方式，如散步、打太极拳、瑜伽等。此外要切忌流汗过多，以免加剧秋燥。可以选择在室内运动，或者选择在早晨或傍晚气温较适宜的时候进行户外运动。在运动过程中，要注意适当补充水分，保持身体的水分平衡。

我国有"春捂秋冻"的俗语。但是这并不适用于所有人，大家应依据实际天气情况以及个人身体情况来把握这个度，适当的"冻"就可以。处暑时节，若暑气未消，则不宜穿得太多，也不宜着急减衣，以自身不会感觉到寒冷为宜，让身体逐渐适应凉爽的气候，增强体质的适应性。尤其是老年人、儿童等身体抵抗力较差的人群，他们的新陈代谢功能下降，对气候的变化相对于常人更加敏感，更要及时加减衣物。

二 养生保健小妙招

（一）养成正确生活习惯

❶ 起居要调整

处暑节气过后，天气渐渐凉快了，昼夜温差也越来越大。这时候，大家要跟着调整生活习惯。随着天气由热转凉，自然界里的阳气也开始从外转内，我们身体里的阴阳之气也要跟着转变。所以，要记得早睡早起——早睡可以让你避开秋天的萧瑟肃杀之气，早起则有助于肺气的舒展。另外，还需保证有质量的午觉，这样人才能养精蓄锐，在冬天到来之前把能量存好。调整作息，跟着季节的变化一起养生吧。

❷ 适当运动

俗话说得好："药补不如食补，食补不如锻炼。"处暑过后，早晚气温偏低。尤其是经过几场秋雨，气温就降得更低了。想想夏日的酷暑和湿闷，秋天的凉爽和舒适真是让人心旷神怡。这么舒适的天气，正是锻炼身体的好时机。所以，这里给大家推荐几种特别适合秋天的健身运动。

（1）登高

登高，通常是指爬山。这是一种具有深厚历史和文化底蕴的体育锻炼方式。在我国，登高的历史可以追溯到古代，那时的人们就把它视为一种强身健体的活动。如今，爬山已经成了许多人喜爱的健身方式。

爬山的保健作用显著。首先，它能有效提高肺的通气量和肺活量，使血液循环得到增强。此外，爬山还能增加脑血流量，提高身体的抵抗力。值得一提的是，爬山还能调节人体的酸碱平衡，改善小便的酸度。

秋天是爬山的最佳季节。秋高气爽，气候宜人，此时爬山不仅能享受美景，还能收获意想不到的保健效果。随着爬山高度的增加，大气中的氢离子和负氧离子含量会逐渐增多。这些被誉为"空气维生素"的负氧离子，能促进人体生理功能的变化，对哮喘等疾病具有辅助治疗的作用，还能降低血糖，提高贫血患者的血红蛋白和红细胞数。

爬山时，人的体温调节机制会不断地处于紧张状态，从而提高人体对环境变化的适应能力。这也就是中医所说的"秋冻"。

然而，爬山并非适合所有人。对于年老体弱的人来说，爬山时要避开气温较低的早晨和傍晚，爬山速度要缓慢，以避免身体过于疲劳。在上下山的过程中，可以通过增减衣服来适应气温变化。此外，高血压、冠心病等患者更要量力而行，以防发生意外。

（2）慢跑

秋天是慢跑的好时节，这项运动对身体有很多好处。首先，慢跑可以促进血液循环，改善心脏功能，让你的心脏更加强壮。同时，它还能改善大脑的血液供应，为脑细胞提供更多的氧气，使你的大脑更加清醒和有活力。

此外，慢跑还能有效地刺激代谢，消耗更多的能量，有助于减肥和保持健康的身体形态。对于老年人来说，慢跑可以减少肌肉萎缩和肥胖症的发生，延缓心肺功能的衰退，降低胆固醇水平，减少动脉硬化的风险，有助于延年益寿。

研究还发现，长期坚持慢跑的人患癌症的概率相对较低。在户外慢跑还可以呼吸到新鲜空气，减少空气污染对身体的危害。秋天的天气非常适合进行户外活动，每天抽出一段时间到户外慢跑，不仅可以锻炼身体，还可以增强免疫力，减少疾病的发生。

总之，秋天是慢跑的好时节，这项运动对身体有很多好处。无论是年轻人还是中年人，都可以尝试一下这项运动，让身体更加健康、强壮。

❸ 洗冷水浴

在秋天，自然水温刚刚好，非常适合尝试冷水浴。其好处如下。

首先，冷水浴可以令人感到精神焕发。洗完之后，会感觉整个人都清爽了，头脑也变得特别清晰。

其次，冷水浴还能增强身体的抵抗力。它被大家亲切地称为"血管体操"，帮助血管变得更加健康和强壮。

此外，冷水浴还能改善消化功能。对于慢性胃炎、胃下垂、便秘等疾病，冷水浴都能起到一定的辅助治疗作用。

但是，想要享受冷水浴的好处，必须要按照正确的方法做。如不要一下子跳进冷水里，而是应该逐渐适应水温。可以先从局部开始，比如先洗洗手脚，然后再慢慢过渡到全身。同时，洗浴的时间也要逐渐增加，让你的身体逐渐适应冷水。

❹ 调节情绪

处暑节气最适合保持平静的心情。这时候，秋天的味道越来越浓，大自然也开始充斥肃杀的气息，可能会让人产生一些忧伤的情绪，对身体健康不利。所以，我们要学会收敛精神，让心情平稳，避免大起大落。可以进行听平和的音乐、练习书法、钓鱼之类的活动，让心情放松，保持平和。

（二）膳食推荐

处暑节气肝心少气，肺脏独旺。意思就是说中医认为处暑的时候，人体的肝气与心气较为缺乏，而肺气则较强，因此，在饮食上宜增咸减辛，助气补筋，以养脾胃。如可多食荸荠、沙葛、粉葛等，少食辛味食物如姜、葱、蒜、韭菜、八角、茴香等。另一方面也可多食新鲜果蔬、多食银耳、百合、莲子、蜂蜜、糯米、芝麻、豆类及奶类等清润食品以防秋燥，顺应肺脏的清肃之性，还可结合药膳进行调理。

❶ 单品推荐

（1）山药

山药具有养胃补脾、益肺生津的功效，可用于脾胃虚弱、肺虚喘咳、烦热口渴等病症。处暑节气吃山药有助于促进消化以及对营养物质的吸收与利用，从而提高机体免疫力。处暑天气依然燥热，因此养生方面要注意预防燥热伤肺。

（2）百合

百合具有养阴润肺，清心安神的功效，用于阴虚燥咳，劳嗽咳血，失眠多梦等病症。处暑节气的到来虽然意味着酷暑渐消，但此期间仍可出现短期的气温回升，因此还是要注意清热滋阴，润肺养心。

（3）银耳

银耳具有滋阴润肺、益胃生津的功效，用于肺热咳嗽、肺燥干咳、大便秘结等病症。处暑是属于秋天的节气，而秋燥容易导致肺热和肺燥，因此处暑养生还是要注意润燥生津，润肺止咳。

❷ 膳食

（1）枇杷叶桑白皮粥

在众多的中医养生食谱中，有一道名为"枇杷叶桑白皮粥"的药膳，备受广大消费者的喜爱。这道药膳的主要食材包括枇杷叶、桑白皮、粳米和冰糖，每一种食材都具有其独特的药用价值。以下是关于这道药膳的详细制作方法和功效解析。

首先是枇杷叶。枇杷叶味苦、辛，性微寒，归肺、胃经。中医认为，枇杷叶具有清热解毒、止咳化痰、和胃降逆等功效。在枇杷叶中含有丰富的苦杏仁苷、熊果酸、齐墩果酸等成分，这些成分对于缓解咳嗽、平喘、消炎等方面具有显著的作用。

然后是桑白皮。桑白皮味甘、辛，性寒，归肺、脾、胃经。中医认为，桑白皮具有清热解毒、利水消肿、止咳平喘等功效。桑白皮中含有大量的黄酮类化合物、多糖、生物碱等活性成分，这些成分可以有效地扩张血管、降低血压、增强免疫力，对于改善心肺功能具有良好的作用。

接着是粳米。粳米味甘、淡，性平，归脾、胃经。粳米具有补中益气、健脾养胃、滋养强壮等功效。粳米中含有丰富的蛋白质、碳水化合物、维生素等营养成分，可以为人体提供充足的能量，增强体力，有利于身体的康复。

最后是冰糖。冰糖味甘、涩，性平，归脾、肺经。冰糖具有润肺止咳、和中益脾、养阴生津等功效。冰糖中含有大量的葡萄糖、果糖、蔗糖等成分，可以有效地补充能量，改善心肺功能，增强免疫力。

综合以上4种食材，枇杷叶桑白皮粥具有清热解毒、止咳化痰、健脾养胃、补中益气等多种功效，适用于慢性支气管炎、哮喘、消化不良等病症。制作方法简单，口感鲜美，既可以作为一道美味的养生食谱，又能帮助调理身体，改善健康状况。以下是枇杷叶桑白皮粥的制作步骤。

原料：枇杷叶12克，桑白皮10克，粳米100克，冰糖适量。

做法：先将枇杷叶和桑白皮用布包煎，去渣，取浓汁。然后将浓汁加入粳米中，煮粥。粥将成时放入冰糖，稍煮即成。每日早晚佐餐食用。

枇杷叶桑白皮粥适合全家食用，特别是在有咳嗽痰多、消化不良等病症期间，有助于缓解症状，促进身体康复。

（2）五汁饮

五汁饮是由大鸭梨、甘蔗、荸荠、大萝卜和鲜芦根组成的健康饮品。大鸭梨和甘蔗都是非常滋阴的食物，而荸荠和大萝卜则具有清热生津的功效。鲜芦根则具有清热生津、止渴除烦的功效。将这些食材切成块和段后，榨汁后加热煮沸3分钟，然后酌加少量白糖，最后放入冰箱中，随时饮用。这个饮品具有滋阴、清热、生津等功效，对于发热口渴、咽干口燥等症有很好的缓解作用。

大鸭梨是梨的一种，含有丰富的维生素和矿物质，具有清热化痰、生津润燥的功效。甘蔗则是一种非常滋阴的水果，含有丰富的蔗糖和水分，可以润肺止咳、清热生津。荸荠具有清热生津、化痰止咳的功效，含有丰富的维生素和矿物质。大萝卜具有清热化痰、生津止渴的功效，含有丰富的维生素和矿物质。鲜芦根则是一种具有清热生津、止渴除烦功效的中药材，对于发热口渴、咽干口燥等症有很好的缓解作用。

（3）陈醋冰糖汁

冰糖100克捣碎后，放入一个干净的容器中。接着，倒入450毫升的陈醋，确保冰糖完全浸泡在醋中。然后，将容器密封并放置在阴凉通风的地方，让冰糖在醋中浸泡三天。三天后，打开容器，你会发现冰糖已经完全溶化了。

这个自制的止咳化痰饮品可以在早饭前和晚饭后各服用15毫升。长期服用，不仅可以帮助止咳化痰，还能增强身体的免疫力。尤其对于那些经常咳嗽、喉咙不适的人来说，这个饮品的效果更为显著。

需要注意的是，虽然这个饮品的效果很好，但并不是所有人都适合服用。如果有任何疑虑或者身体不适，最好在服用前咨询医生或专业人士的建议。

（4）白木耳杏贝百合汤

这道白木耳杏贝百合汤，是一道具有润肺止咳、养阴生津、清热除痰功效的佳肴。

首先，白木耳 25 克作为主料，具有滋阴润燥、养血益胃的功效，能够滋润肺部，缓解燥咳症状。

其次，杏仁 10 克和川贝母 10 克作为辅料，具有止咳化痰、润肺平喘的作用，能够有效地治疗咳嗽、痰多等症状。

同时，百合 15 克和蜜枣 10 克也有养阴生津、清热除痰的功效，能够增强汤品的滋阴润燥作用。

在烹饪过程中，白木耳需要用水浸透发开并洗净，杏仁、川贝母、百合和蜜枣也需要用水洗净，除掉杂质和灰尘。

除木耳外的所有材料在放入沸水中褒煮时，先用中火煲一小时，再加入白木耳继续煲半小时，这样能够充分保留各种食材的营养成分和药效。

总之，这道白木耳杏贝百合汤不仅口感鲜美，而且具有很好的保健和治疗作用。对于经常咳嗽、痰多、口干咽燥的人来说，可以适量饮用此汤品，以缓解症状，有助于身体健康。

（三）穴位

处暑节气气温骤降，昼夜温差增大，同时天气也变得干燥，燥邪容易伤肺，导致咳嗽等一系列的表现，因此在日常生活中要注意润燥养肺，可以经常按摩以下穴位来缓解秋燥带来的影响。

❶ 尺泽穴

位置：尺泽穴属手太阴肺经，位于肘横纹中，肱二头肌桡侧凹陷处。当手掌向上并微屈肘部时，摸到肘横纹粗大的肌腱，腱的外侧即为尺泽穴。每天可以按摩尺泽穴 1 ~ 2 次。

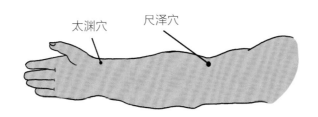

太渊穴　　尺泽穴

按摩方法：用拇指或食指的指腹按压尺泽穴，力度适中，以感到酸胀为宜。每次按摩时间建议为 3 ~ 5 分钟。

功效：通过按摩尺泽穴，可以达到清宣肺气、润肺降火的功效，对于缓解咳嗽、喉咙痛、口干舌燥等症状有一定的帮助。

❷ 太渊穴

位置：太渊穴位于腕掌侧横纹桡侧，桡动脉外侧缘。

按摩方法：拇指屈曲，垂直按在穴位上，沿顺时针或逆时针方向，每次 2 ~ 3 分钟，间隔 5 分钟左右，按摩次数不限。

功效：通过按摩太渊穴，可以起到止咳化痰、调通血脉的作用。

❸ 天突穴

位置：天突穴位于颈部当前正中线上，胸骨上窝中央。

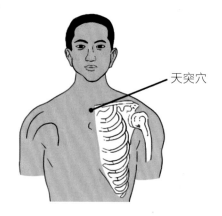

天突穴

按摩方法：每日按揉该穴 2 次，力度以穴下有酸、麻之感为宜。

功效：具有宣通肺气、化痰止咳的功效。

❹ 三阴交穴

位置：三阴交穴位于小腿内侧，内踝直上 3 寸，胫骨内缘后侧凹陷的位置。

按摩方法及功效：此穴每天按摩 2 次，可预防或缓解因燥伤津而致"干"，尤其适用于肾阴亏虚之人。

三 易患疾病早避免

（一）感染性疾病

处暑时节昼夜温差大，这样的天气就像过山车，让人有点措手不及。

这时候，我们得特别提防乙脑这种传染病来捣乱。

乙脑，就是由乙脑病毒引起的急性中枢神经系统传染病，通过蚊虫叮咬传播。它的症状很明显：高烧、意识模糊、抽搐，还有脑膜刺激症状。

预防乙脑，我们要从两方面入手：一是消灭蚊子，防止它们传播病毒；二是做好预防疫苗接种，提高身体免疫力。

（二）感冒

处暑时节，天气变化无常。早晚温差大，一不小心就可能感冒。所以，记得适时增减衣服，别让自己感冒了。

而且，这个季节的天气特别干燥，不仅让人感觉喉咙痒，皮肤也变得很干。所以，记得多喝水，多吃水果和蔬菜，让身体保持水分。

要经常开窗通风，让室内空气流通。多参加一些健身活动，加强体育锻炼，让身体更健康。生活要有规律，保证充足的睡眠，这样免疫力才会更强！

如果发现自己有类似流行性感冒的症状，一定要及时去医院看医生。毕竟身体健康才是革命的本钱！

（三）神经衰弱

神经衰弱是一种常见的神经病症，它常常困扰着许多人的日常生活。这种病症通常表现为脑力和体力不足，患者容易感到疲劳，工作效率也会因此受到影响。神经衰弱的患者常常会感到头痛等躯体不适感，同时还会出现睡眠障碍，如失眠、多梦等。然而，这种病症并不会导致器质性的病变，也就是说，它并不会对患者的身体造成实质性的损害。

对于神经衰弱，通常采用药物治疗和心理治疗相结合的方法。药物治疗可以帮助患者缓解症状，减轻痛苦；心理治疗则可以帮助患者调整心态，改善情绪，增强自我调节能力。同时，患者还需要注意保持良好的生活习惯，如规律作息、合理饮食、适当运动等，以帮助缓解症状，提高生活质量。

总之，神经衰弱是一种常见的神经病症，虽然不会对患者的身体造成实质性的损害，但仍然需要引起足够的重视。通过合理的治疗和生活习惯的调整，患者可以有效地缓解症状，提高生活质量。

（四）痔疮

痔疮就是肛门内外血管肿大的现象。造成这个问题的原因有很多，比如遗传、老化、怀孕、长期拉肚子，还有就是过度依赖泻药导致的便秘。秋天空气干燥，身体水分不足，调节功能容易出问题，很容易出现大便干燥、便秘，从而引发痔疮。因此，秋天季节，我们要注意补充身体水分，预防燥气太过而伤阴。

第三节 白 露

一 白露养脾胃原则

白露是二十四节气中的第 15 个节气，通常是每年的 9 月 7 日或 8 日。在这一天，太阳到达黄经 165°，表示秋季已经来临。白露时节，气温逐渐下降，早晚温差增大，空气中的水汽遇冷凝

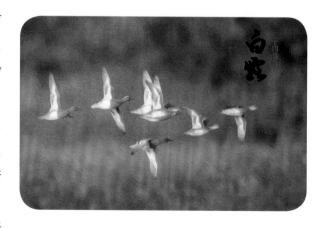

结成露珠，故名"白露"。此时，农作物进入收获季节，稻谷、玉米等作物开始成熟。

白露节气之后，即将迎来深秋。人们的精神状态、摄入的食物、生活起居、运动等的调摄均需以"收养"为准则，人们应该注意调养身体，增强免疫力。白露节气养生应遵循保护脾胃、注意防寒、饮食清润的原则。

白露节气过后，天气变凉，人体的新陈代谢也随之发生变化。在这个时节，养脾胃尤为重要。可通过以下几个方面来调养脾胃，首先是饮食调养，白露时节正是"秋燥"更胜之时，食物应该以健脾润燥为先，宜食味甘的甘温之物，但饮食时不要过饱，少吃生冷、油腻、辛辣的食物，以防加大对肠胃的压力，从而引起胃肠道病变。其次保持良好的作息习惯，早睡早起，避免熬夜。充足的睡眠有助于脾胃的修复和恢复。此外适当的运动锻炼也有助于促进脾胃功能的恢复。

除了养脾胃，还要注意养肺。生姜、胡椒等辛温、燥热的食物要尽量少吃，否则会加重秋燥的症状。桃子、梨、葡萄、橘子等都是比较温和的应季水果，可以多吃。但是对于脾胃虚寒的人群，建议尽量少吃一些。可以多喝一些汤或粥，这样可以起到补益脾胃的作用。"润"的食物有凉润和温润之分，白露时节属于"凉燥"，要服用野芝麻、核桃、黑松仁等具有温热之性的食物。

白露时节，秋天已至，大自然呈现出一种肃杀之气，肺气清肃，容易使人情绪低落，对养生不利。可以从以下几个方面进行精神调养。首先要保持积极的心态，要学会看到生活中的美好事物，遇到困难时要保持乐观，相信自己有能力克服困难。然后可以参加一些自己喜欢的活动，如绘画、音乐、运动等，让自己的心情得到放

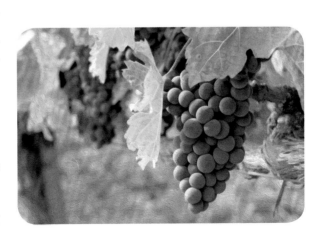

松和愉悦。也可以多与家人、朋友沟通交流，分享彼此的快乐和烦恼，可以有效缓解压力，保持心情愉悦。大笑也是一项体育运动，可促进胸肌扩展，增加肺活量。

白露节气昼夜温差较大，要注意早晚适时地增添衣物避免感冒或引起旧疾复发。白露节气之后也是一年中锻炼身体的好时候，秋天的早晨和上午气温适中，空气清新，非常适合进行户外运动。清晨是一个适合进行有氧运动的时段。在这个时候，清气上升，人体的新陈代谢也较为旺盛，适当做一些跑步、跳绳等有氧运动，可以锻炼心肺功能，提高身体素质。同时，配合着多做几次深呼吸，有助于吸入更多的氧气，排出体内的废气，让这一天都会觉得神清气爽。然而，运动量也不能太大。如果运动量过大，容易导致大汗淋漓，这样会破坏津液，加重秋燥。因此，在进行运动时，要根据自己的身体状况和运动能力来调整运动量，以免过度劳累。此外，秋天的气候较为干燥，在运动前后要注意补充水分，以保持身体的水分平衡。同时，可以适当食用一些滋润的食物，如梨、蜂蜜、芝麻等，以缓解秋燥的症状。参与体育锻炼要根据个人情况，根据自己的能力进行。老年人可以选择走路、慢跑、打太极拳等运动；而青年人可以选择长跑、篮球、舞蹈、爬山等运动。

二 养生保健小妙招

（一）养成正确的生活习惯

❶ 起居有常

白露时节，虽然白天的气温仍偶尔可达 30℃ 以上，但随着暑气消退，日夜温差逐渐加大，夜晚气温会出现较低的情况。因此，夜间睡觉不能再像夏天那样整夜开着空调，也不能袒胸露背、电扇直吹，一定要注意做好腹部、关节等处的保暖工作，以免着凉受寒，引发疾病困扰。

白露以后，阳消阴长，自然界阳气由疏泄发散转为敛降敛藏，人与天相应，人体阳气也开始进入收敛藏养状态。因此起居作息应如《黄帝内经》所要求的，"秋三月，早卧早起，与鸡俱兴"，早卧有利于阴精的潜藏，早起可顺应阳气的升发与舒展，并且在起床后进行适当的活动，有助于肺气的宣发。此时起居作息要早睡早起，储藏精力，避免熬夜，畜养充足的气血为过冬做准备。

❷ 适当运动

白露节气，天气变得凉爽舒适，这可是全年最适合锻炼身体的好时光。所以，这时养生的关键就是适当进行体育锻炼。但是，白露时节的运动可得悠着点，虽然户外活动再适合不过了，但是运动项目的选择要因人而异，量力而行，还得坚持。因此，根据自己的身体状况来挑选运动项目才行。

比如，老年人可以在白露时节选择散步、慢跑、打太极拳、自我按摩等运动。而年轻人可以选择跑步、打球、跳舞、爬山、游泳等。在做运动的同时，还可以搭配一些"静功"，比如呼气、闭目养神，做到动静结合，这样才能让白露时节的锻炼效果更好。

❸ 调节情绪

白露时节，天气凉爽，就像是大自然给我们送来了清凉的拥抱。晴空万里，让人心情愉悦，仿佛所有的烦恼都被风吹走了。虽然气温逐渐降低，但是别担心，我们可以调整自己的情绪，保持愉快的心情。

秋天也是个容易让人感到伤感的季节，就像那句"自古逢秋悲寂寥"，让人觉得秋风秋雨有些愁煞人。但是，我们不能放任这种情绪，因为长时间的消沉和抑郁会对我们的身体造成很大的影响，如心血管系统、免疫系统和内分泌系统都会受到影响，容易导致消化不良、抵抗力低下、失眠多梦等亚健康状态。

因此，在白露时节，我们要学会收敛神气，让自己的心肺气血调和。同时，开怀大笑也是一项健身运动，能让我们的胸肌伸展、肺活量增大。与饮食、起居等方面的养生措施结合起来，我们就能获得事半功倍的效果。

（二）膳食推荐

药王孙思邈在《摄养论》中提出，"心脏气微，肺金用事，宜减苦增辛，助筋补血，以养心肝脾胃。"白露时节，我们的心气较为弱，气机运行以肺气为主，在饮食上应该要减少养心的苦味，而是要增添补肺的辛味，以滋养脾胃。同时，也不宜进食太饱，以免肠胃积滞，变生胃肠疾病。这是因为夏天的时候，气血集中在四肢，胃肠则变得较为空虚，到了白露时节，胃肠的气血还没完全恢复。另外，秋天容易干燥，我们可以多吃一些滋润的食物，比如梨、百合、甘蔗、芋头、沙葛、萝卜、银耳、蜜枣等。同时，也可以结合药膳进行调理。

❶ 单品推荐

（1）芝麻

在白露时节我们应该多吃芝麻。芝麻味甘、性平，入肝经、肾经。历来被视为长寿食品，它含有丰富的蛋白质、脂肪、钙和磷等微量元素，特别是铁的含量最高，对滋补身体非常有帮助。

（2）莲藕

在白露时节大家还可以选择吃莲藕。莲藕味甘、性平，无毒，可以入心经、脾经、胃经。既可生食，也可煮食。莲藕能够开胃清热，使血气贯通；富含丰富的维生素 C 和矿物质，有益于心脏。适用于肺热咳嗽，烦躁口渴，食欲不振等症。

（3）银耳

白露时节养生还可以多吃些银耳。银耳味甘、性平，可以入肺经、胃经。与黑木耳相比，银耳性偏凉，养阴生津的作用更强。银耳是一种有补益作用的补品，能够补脾开胃、益气清肠、滋阴润肺。对肺胃阴虚导致的口干渴、咽喉干燥，干咳，咯血等，均有一定的功效。

❷ 膳食

（1）沙参枸杞粥

原料：沙参 15 ~ 20 克，枸杞 15 ~ 20 克，玫瑰花 3 ~ 5 克，大米

100 克，冰糖适量。

做法：首先沙参煮水，去掉药渣，然后把枸杞和大米放到药汁里搅拌均匀，放到砂锅里用小火慢慢熬。粥快熬好时，加入玫瑰花和冰糖，搅拌均匀，再煮一会儿就能出锅了。

吃法：每天早上和晚上，热后服用。

功效：滋润干燥，疏解肝郁，养血明目。适合肺阴不足导致的干咳少痰、喉咙干渴、嗓子哑，胃阴不足导致的消化不良、胃胀气、舌头光亮、恶心呕吐，以及肝阴不足导致的胸闷、眼睛干涩等病症。

（2）莲子百合煲

原料：莲子、百合各 30 克，瘦猪肉 200 克。

做法：莲子、百合先在清水里泡 30 分钟，然后瘦猪肉洗净切块后，放进凉水锅里烧开煮熟后捞出。之后，锅里再加清水，把莲子、百合和煮熟的瘦猪肉一起放进去，煮熟后，根据口味加些盐调味。

用法：每日一次。

功效：莲子加上百合，能够清润肺燥，止咳消炎，特别适合慢性支气管炎的人群享用。

（3）大枣乌梅汤

原料：准备大枣 20 克，乌梅 10 克，银耳 20 克，再加上适量的冰糖。

做法：先将大枣、乌梅、银耳用清水洗净，然后在砂锅中加适量的水，再将各食材放入，以小火慢煮，煎取浓汤汁，最后再兑入冰糖，溶化即可。

用法：每日适量饮用。

功效：滋阴、益气、敛汗。适用于阴津亏虚所致的烦热口渴、气短神疲、盗汗不止等。

（4）猪肺虫草汤

原料：猪肺 250 克，冬虫夏草 15 克，盐、味精各适量。

做法：首先要把猪肺清洗干净，然后切成小块备用。接着把猪肺和虫草一起放到砂锅里，加入适量的水，大火煮沸，随后小火炖煮，等猪肺炖得软糯可口的时候，加入一点盐和味精来调味即可。

用法：佐餐食用。

功效：猪肺加上虫草能够大补肺气与肾气，对于因肺肾气虚导致的久咳干咳、气短喘促、动则尤甚、声音低怯、腰膝酸软、尿随咳出等肺部症状与肾脏的问题，都有较好的疗效，同时，该汤食还有助于因肺肾两虚导致的慢性支气管炎、支气管哮喘、肺癌咳喘咯血患者的恢复。

（三）穴位

❶ 大椎穴

大椎穴位于第 7 颈椎骨棘突下方凹陷处。在中医理论中，大椎穴被认为是人体的"督阳之海"，具有统领全身的作用。按摩、艾灸等方法可以刺激大椎穴，从而达到增强机体免疫力、增强肺部功能等保健效果。

❷ 孔最穴

位置：孔最穴属手太阴肺经，是肺经的郄穴。孔最穴在前臂掌面桡侧，当尺泽与太渊连线上，腕横纹上 7 寸。孔最穴的作用有：①清热止血，对于痔疮、便血等病症有很好的治疗效果；②孔最穴位于肺经上，具有润

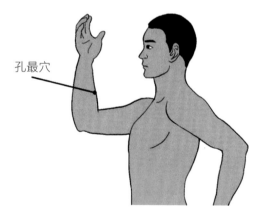

孔最穴

肺理气的功效，可以改善哮喘、胸闷等症状；③孔最穴还可以平喘利咽，对于咳嗽、咽喉肿痛等病症有很好的治疗效果。按压孔最穴的方法是：用拇指指腹按压孔最穴，力度适中，每次按压 2 ~ 3 分钟，每天可多次进行。也可以使用艾条悬灸或艾灸仪进行温热刺激，每次 10 ~ 15 分钟，每天 1 ~ 2 次。

三　易患疾病早避免

（一）慎防肠胃疾病

白露节气一过，秋风秋雨就跟着来了。这时候，细菌性痢疾、伤寒、副伤寒、腹泻病这些肠道传染病就像约好了似的，特别容易找上门来。这就是肠道传染病的第二个高峰期，经常比夏天时还要猛烈。

民谚说"秋瓜坏肚"，意思就是立秋之后，再吃大量的生瓜果，很容易让肚子不舒服。在夏天，为了凉快，大家都喜欢直接吃很多瓜果。但立秋之后，再照这样吃法吃瓜果，会使人体的湿气更重，对脾胃不好，可能还会导致腹泻，或者出现其他胃肠道问题。所以，立秋之后，我们要少吃瓜果，特别是脾胃不好的人，更要注意饮食。

（二）支气管哮喘

白露时节，天气逐渐转凉，支气管哮喘的病发率很高，所以我们要做好预防工作。这个时候，秋高气爽，正是人们外出旅游的好时节。然而，不少游客在旅游期间会出现类似"感冒"的症状，其实这不一定是感冒，也可能是"花粉热"。

"花粉热"的发病有两个基本因素。第一个是人体体质的过敏，第二个是不止一次地接触和吸入外界的过敏原。因此，我们要注意加强身体锻炼，早晚不要受凉，并对过敏性疾病积极预防，在饮食调节上更要慎重，平时要少吃或不吃鱼虾海鲜、生冷炙烩腌菜和辛辣酸咸甘肥的食物。

（三）感冒

白露时节，天气就像一个顽皮的孩子，时而阳光灿烂，时而阴云密布。如果碰上下雨，更是能够让人感到"一场秋雨一场寒"。

所以，我们要时刻注意保暖，预防感冒，不要因为白天的暖和就忽略了夜晚的凉意。睡觉的时候，也不要贪图一时的凉快，把被子踢开。老人们常说，"白露勿露身，早晚要叮咛"，这就是告诉我们，要随着天气的变化，适时增减衣物，保护好自己。

第四节 秋 分

一 秋分养脾胃原则

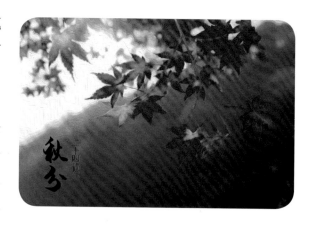

秋分是二十四节气中的第 16 个节气，通常出现在每年的 9 月 22 日或 23 日。秋分这一天，太阳直射地球赤道，昼夜平分，白天和黑夜各为 12 小时。从这一天开始，北半球的白天逐渐变短，夜晚逐渐变长，气温逐渐降低。在中国传统文化中，秋分有着丰富的象征意义。古人认为，秋分时节阳气渐衰，阴气渐长，万物收敛。同时，秋分也是农民们收获的季节，象征着丰收和富饶。

在秋分养生要遵循自然规律，不能熬夜，要早睡，这样才能更好地吸收阴精，顺应阳气的生长。在秋天进行锻炼的时候，一定要选择运动量小的锻炼方式，以免出汗过多，阳气耗损。另外，适量的冷水锻炼也能起到一定的预防感冒发热、支气管病的效果，如日常生活中用冷水洗脸洗脚。

立秋后人体处于"阳消阴长"的过渡阶段，脾胃怕凉，且夏季吃生冷食物多，影响脾胃功能，因此立秋后要注重养胃健脾。建议多吃一些清润、温润性较好的食品，如芝麻、核桃、玉米等，以保持身体的水分平衡和健康。可以多吃一些具有辛酸气味的蔬菜和水果，例如番茄可以润肺、秋梨可以止咳、葡萄可以补气、苹果可以开胃、莲藕可以消食、黄萝卜可以化痰、红薯可以补中益气。但也要注意营养均衡，不要吃得太多，防止饮食积滞导致脾胃不适。

秋分节气这个昼夜时段基本相同的时期，在养生方式中也遵循阴阳均衡的原理。要想维持人体的阴阳均衡，首先要避免身体内外邪气的相互影响。由于秋天气候比较干燥，最主要外邪就是燥邪，人的津液也易于受损，所以在秋分时节最关键的当数充分补水。喝水可以帮助保持身体的水分平衡，预防口干舌燥、喉咙疼痛等不适症状。此外，适量饮水还可以促进新陈代谢，帮助身体排毒，增强免疫力。建议每天饮用充足的水，尤其是在运动、户外活动或气温较高时更要注意补充水分。

秋天万物凋零，很容易出现悲秋悲哀之情，所以在秋分节气要注意精神的保养。秋天的天气宜人，适合出门散步、跑步、骑自行车等户外运动。这些活动既有利于身体健康，也能让人感受到大自然的美好。还可以邀请朋友一起聚餐、看电影、逛街等。与好友相聚可以缓解压力，增加幸福感。在忙碌的生活中，也需要适当放松心情。可以通过冥想、瑜伽、听音乐等方式来缓解压力和焦虑情绪。

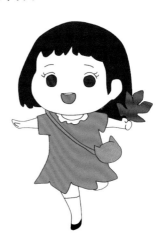

秋季气候宜人，是进行锻炼的好时机。在进行秋季保健时，应以"收"为先，选择轻柔平缓、活动量较小的运动方式，如慢跑、健步走、打太极拳、骑单车、跳舞或爬山等。最好在身体微温、未出汗之前开始运动，一旦出汗就应停止，避免大量流汗，这样既能锻炼身体，又能防止寒气侵入体内导致疾病。同时，运动时间不宜过早或过晚，最好在太阳升起后开始，太阳落山前结束。此外要注意外出运动时适时添加衣物，防止由风导致的流感，尤其是老年人和儿童，由于身体较为脆弱，对气候变化的适应性较差，因此需要特别注意保暖。

二 养生保健小妙招

（一）养成正确的生活习惯

"斗指己为秋分，南北两半球昼夜均分，又适当秋之半，故名也。"秋分悄悄地来到我们身边，告诉我们秋天已经过了一半。从秋分开始，北半球的白天变得越来越短，夜晚越来越长，让人们感受到了秋天的韵味。秋分之后，气温逐渐下降，凉爽的天气让人感到舒适。但是，空气也变得干燥起来，让人们容易出现口干舌燥、皮肤干燥等问题。如果不注意保护自己，胃肠病也可能找上门来。

❶ 早睡早起注意保暖

《黄帝内经》记载："秋三月，早卧早起，与鸡俱兴。"早睡以顺应阴精的收藏，这是为了保护阴气，得到充分的休息和恢复。通过早睡，我们可以帮助身体调整到最佳状态，为第二天的活动做好准备。早起以顺应阳气的舒长，这是为了促进阳气生发，使身体充满活力和能量。通过早起，我们可以促进身体的代谢和循环，使肺气得以舒展，也有助于我们更好地适应自然环境，与大自然和谐相处。

秋分过后，天气慢慢变凉，我们的胃肠道可受不了寒冷的刺激。要是保暖工作没做好，胃肠道就会闹脾气，出现反酸、腹胀、腹泻、腹痛等问题，甚至还会让原来的胃病雪上加霜。所以，有慢性胃炎的朋友，这段时间要特别注意胃部的保暖工作，记得适时添衣，晚上睡觉也要盖好被子。

② 调节情绪

一进入秋天，好像整个世界都变得有点儿忧郁，这就是常说的"伤春悲秋"。这个节气真的容易让人感伤，要是精神养生不到位，身体就容易出问题。那么，为什么秋天特别容易让人伤感呢？又有什么方法可以缓解抑郁情绪呢？

中医认为，从"天人相应"来看，肺属金，与秋气相应，肺主气司呼吸，在志为忧。肺气虚者对秋天气候的变化敏感，尤其是一些中老年人目睹秋风冷雨、花木凋零、万物萧条的深秋景况，常在心中引起悲秋、凄凉、垂暮之感，易产生抑郁情绪。

肺气虚的人在秋季特别容易受到气候变化的影响，尤其是中老年人。他们常常会因为看到秋天的景象，如秋风瑟瑟、落叶纷飞、万物凋零，而感到一种深深的悲凉和忧郁。这种情绪可能会进一步引发他们的抑郁情绪，使他们的心情变得更加低落。所以，秋季养生，关键在于调摄精神。就像给身体换个新环境，让心情也跟着舒适起来。否则，"思为脾志，敏感多疑则过思，过思则伤脾。"脾胃受损则会出现一系列所谓"心衰"的症状，例如因供血不足而引起的头昏、乏力、心慌等。

秋分之后，北半球的昼夜时长开始发生变化，白天逐渐缩短，夜晚则逐渐延长。这种变化不仅影响了自然界的生物，也对人类的生活产生了显著的影响。在这个季节转换的过程中，阳光的强度也逐渐减弱。

光照的减弱对人体的生理机能产生了一定的影响。人体内的甲状腺素和肾上腺素，这两种由阳光影响的激素分泌逐渐减少。随着这两种激素在血液中的浓度降低，人体的细胞兴奋性也相应降低。

细胞兴奋性的降低导致了人们在生活中表现出情绪低沉、精神不振的状态。人们会感到疲惫，对事物的热情和兴趣也逐渐减退。在这种情况下，人们更容易陷入抑郁的情绪中。遇到不称心的事，这种情绪会更加严重。

所以，为了不让秋天的忧伤感情缠上我们，我们得学着心情愉悦，保持头脑清醒，躲开那些让我们感觉压抑的东西，别太激动。

❸ 适当运动

（1）游泳

初秋时节，虽然盛夏的酷热逐渐消退，但游泳爱好者的热情并没有减退。专家建议，在这个季节里尝试一下冷水泳，不仅能达到良好的健身效果，还能为冬泳打下坚实的基础。冬泳不仅能加快人的基础代谢，促进血液循环，还能锻炼人的意志和培养团结协作精神。如果你想享受冬泳的乐趣，不妨从秋天开始逐渐过渡，逐渐适应冷水，为冬天做好准备。

初秋的冷水泳是一项非常刺激的活动，它可以激活神经系统，让心跳加速，血流加快，进而加速身体的新陈代谢。同时，冷水泳还能让血管在收缩和扩张之间进行有效的锻炼。长期坚持下来，冷水泳可以带来良好的健身效果，增强机体的免疫力，让身体更加健康。

（2）户外骑行

秋分时节过后，气温逐渐变得宜人，不再像夏天那样炎热，也不如冬天那样寒冷。此时的天气不冷不热，十分适合进行户外运动。其中，户外骑行是一项非常受欢迎的活动。

在乡村，早上是户外骑行的最佳时间。此时，空气清新，阳光柔和，温度适中，让人感到舒适和愉悦。骑行在乡村的小路上，欣赏着美丽的田园风光，呼吸着新鲜的空气，可以让人们忘却烦恼，享受大自然的美好。

而在城市，下午是骑车出门的最佳时间。此时，太阳接近下山，气温逐渐降低，但仍然非常温暖。骑行在城市的街道上，可以感受到城市的活力和繁华。

骑行是一项有益身心的运动，与跑步和游泳一样，能够增强人们的心肺功能和耐力。同时，骑行也是一种心灵愉悦的放逐。在骑行的过程中，人们可以放松身心，享受大自然的美好和宁静。

（3）放风筝

秋分时候，天空湛蓝，白云缥缈，空气中弥漫着收获的喜悦。此时此刻，正是人们享受秋高气爽、放飞心情的好时光，而放风筝成了这个节气里非常受欢迎的活动之一。

秋分时，若是带着孩子来到郊外，那片广阔的天地便是他们尽情驰骋的乐园。在这里，孩子们可以放飞各式各样的风筝，有飞的很高的燕子、老鹰，也有形态各异的蝴蝶、蜻蜓。那些五彩斑斓的风筝在空中翩翩起舞，宛如一幅美丽的画卷，为这个丰收的季节增添了无尽的乐趣。

在放风筝的过程中，孩子们不仅能感受到大自然的美好，还能在游戏中培养动手能力、观察力和想象力。而家长则可以借此机会与孩子亲密互动，分享他们童年的快乐时光。此外，放风筝还能锻炼身体，提高孩子们的身体素质，让他们在愉快的游戏中健康成长。

（二）膳食推荐

秋分时节，吃饭要记住四个字：温、软、淡、素。定时定量，少食多餐，避免吃得太凉、太烫、太硬、太辣、太黏，别暴饮暴食，也要戒烟限酒。还有，西瓜、香瓜、菜瓜再喜欢吃也要适量，不然会伤害脾胃阳气。特别提倡秋天早上喝粥，明代的李挺就说过，"早上喝粥，能推陈出新，养胃生津，让人一天都清爽，好处多多"。煮粥的时候，可以加点中药，比如枸杞、怀山药、黄芪、党参、茯苓、丁香、豆蔻、桂皮等，这样既能增强保健效果，又能预防疾病。

❶ 单品推荐

（1）百合

百合是一种营养丰富的食材，它含有丰富的蛋白质、脂肪、脱甲秋水仙碱和多种维生素，如维生素C、维生素B等。这些成分使得百合成为老幼皆宜的营养佳品。

在中医理论中，百合被用作止血、活血、清肺润燥、滋阴清热、理脾健胃的补药，能够调和身体内部的阴阳平衡，增强身体免疫力，促进身体健康。

现代研究表明，百合具有明显的镇咳、平喘、止血等作用，能够提高淋巴细胞转化率和增加液体免疫功能的活性。此外，百合还可以抑制肿瘤的生长，对于预防和治疗癌症有一定的辅助作用。

在食用方面，百合的烹制方法多种多样。最简单的方法是将百合洗净、煮熟，放冰糖后冷却食用。这样既可以清热润肺，又能滋补益中，对于身体虚弱、咳嗽、支气管炎等病症有一定的辅助治疗作用。

（2）大枣

在我国的传统文化中，大枣一直被赋予了极高的医疗价值，被誉为"脾肾双补"的佳品。

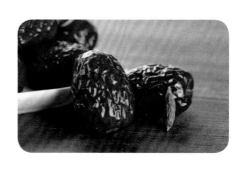

大枣的味道甘美，性质平和，能够滋养脾胃，增强气血。它就像是身体的守护神，不仅可以预防和治疗脾胃虚弱，还能补充气血，提升人体的免疫力。正是因为这种独特的药性，大枣在中医治疗中有着广泛的应用。

现代医学研究也证实，大枣具有丰富的药用价值。它不仅能保护我们的肝脏，降低血脂，还能提高人体的抗氧化能力，延缓衰老。大枣中的多种活性成分，如多糖、黄酮类化合物等，都对身体健康有着极大的益处。

然而，虽然大枣的功效众多，但并非所有人都适合食用。专家提醒，虽然大枣味甘、无毒，但它的性质偏湿热，如果食用过量，尤其对于体内湿热较重的人来说，可能会引发一些不良反应。这些不良反应包括寒热口渴、胃胀等，严重时还可能影响脾胃功能。

因此，食用大枣也要讲究适量。对于大多数人来说，每天适量食用大枣，可以起到很好的保健作用。但对于湿热体质或者脾胃虚弱的人来说，就需要谨慎食用，以免引发身体不适。

（3）红薯

红薯富含淀粉、维生素、纤维素等人体必需的营养成分，这些物质是维持生命活动的重要能量来源。此外，红薯还含有丰富的镁、磷、钙等矿物元素和亚油酸等。这些成分对于保持血管弹性，预防老年习惯性便秘具有显著效果。

另外，红薯在防治老年性疾病方面也有着积极作用。例如，红薯中的膳食纤维能有效降低血糖、血脂和胆固醇，预防心血管疾病；红薯中的抗氧化物质有助于降低衰老速度，增强免疫力，降低癌症风险。

红薯还是一种理想的减肥食品。这是因为红薯富含纤维素和果胶，具有阻止糖分转化为脂肪的功能。食用红薯不仅不会发胖，还能帮助调节体重，预防肥胖引起的慢性病。

（4）枸杞

枸杞是一种具有多种疗效的中药材，具有解热、治疗糖尿病、止咳化痰等作用。将枸杞根煎煮后饮用，能够有效地降低血压。此外，枸杞茶还具有治疗体质虚寒、性冷感、健胃、肝肾疾病、肺结核、便秘、失眠、低血压、贫血、各种眼疾、掉发、口腔炎、护肤等作用。

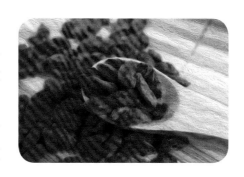

然而，需要注意的是，由于枸杞温热身体的效果相当强，因此患有高血压的人最好不要食用。此外，性情太过急躁的人也不适合食用枸杞。相反，若是体质虚弱、常感冒、抵抗力差的人，最好每天食用枸杞，以增强身体免疫力，预防疾病。

❷ 膳食

（1）胡椒猪肚汤

原料：新鲜猪肚 1 个，白胡椒 15 克。

做法：首先将胡椒打碎，使其成为细腻的粉末，便于入味。把猪肚清洗干净，去除表面的杂质和异味。然后将打碎的胡椒放入猪肚内，确保均匀分布。再用线扎紧猪肚切口，确保胡椒不会漏出。接着将猪肚放入砂锅内，加入适量的清水。最后盖上砂锅盖子，用慢火煮至烂软，确保猪肚充分吸收胡椒的香味。汤中放入少许芫荽调味，可以增加汤的鲜香味道。将猪肚捞起，弃去肚内胡椒，食肉饮汤，鲜香可口，味道浓郁。

功效：此菜肴具有健脾温中、和胃止痛的功效。白胡椒具有温中散寒、下气止痛的作用，与猪肚一起煮食，能够增强脾胃功能，缓解脾胃寒症引起的胃痛、腹胀等症状。

适应证：此菜肴适合脾胃寒症胃病患者食用。对于脾胃虚寒、胃痛、腹胀、食欲不振等症状有一定的缓解作用。

（2）双鱼汤

原料：鱼鳔（又名花胶）100克，鲜鱼腥草100克。

做法：鱼鳔用水先泡半天，使其充分吸收水分，质地变得柔软。将泡好的鱼鳔切成细丝，这样更易于烹饪和吸收。大火烧开一锅水，将鱼鳔丝放入，用小火熬煮约50分钟。在熬煮的过程中，要不断搅拌，确保鱼鳔丝充分溶解在水中。最后下新鲜鱼腥草，煮10分钟即可。鱼腥草可以增加汤的清新口感，同时也有助于调和鱼鳔的油腻。

功效：清胃生肌止痛。这个汤品具有清胃热、生肌、止痛的功效，对于胃热症胃病患者有很好的调理作用。

适应证：胃热症、胃病患者。这个汤品适合有胃热症状的胃病患者，如胃痛、胃酸过多、胃胀等，能够帮助缓解症状，促进胃黏膜的修复和再生。

▌（三）穴位

与立秋后的热燥不同，秋分这个节气出现的更多是凉燥，很容易伤及肺，伤及呼吸系统。这个时节患有慢性呼吸系统疾病的人，如咳、喘、咽喉炎，都非常容易发作，此时节可以通过揉迎香穴来调动身体防卫能力，强壮肺气。

迎香穴位于面部鼻翼外缘中点处旁开0.5寸，鼻唇沟中。迎香穴属于手阳明大肠经上的腧穴，又为手、足阳明经的交会穴。迎香穴具有疏散风热、通利鼻窍的作用，主要用于治疗鼻塞、鼻出血、口歪等病症。此外，迎香穴还可以治疗胆道蛔虫症、便秘等病症。

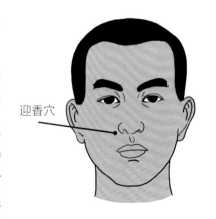

迎香穴

按压迎香穴的方法有两种，一是指压法，即用双手食指放置于鼻翼外缘两侧的中点各旁开 0.5 寸处，垂直按压迎香穴，每次 1 ~ 3 分钟，能使鼻子保持舒畅，对肺部也有很好的保健作用，可预防肺病；二是揉搓法，即用手指沿着鼻唇沟向上推，一直推到鼻翼中点旁的位置，按压或触摸时会有稍微凹陷即为迎香穴。经常揉搓迎香穴可以促进鼻周围的血液循环，使气血畅通，外邪不容易侵入体内，对抗病菌侵入，以达到预防感冒的效果。需要注意的是，按摩应在专业医生的指导下进行，以免操作不当，导致不良反应。同时，对该穴位进行按摩时，还应注意力度，避免用力过大，导致局部疼痛。建议患者在治疗期间饮食上尽量以清淡易消化、营养均衡为主，避免进食辛辣、生冷、油腻等刺激性食物，以免加重不适症状。每天按压迎香穴 3 ~ 5 分钟，不仅可以预防感冒，还能缓解鼻炎症状，提升脾胃之气。

三 易患疾病早避免

（一）肠胃疾病

秋分到了，这一天里太阳直射赤道，形成昼夜等长，一天 24 小时昼夜均分为 12 小时。专家提醒，随着秋分节气的到来，气温降低的速度将明显加快，人们要准备好换季的秋装，同时预防胃肠道疾病入侵。

进入"秋分"这个节气，冷空气就开始跃跃欲试，而"秋老虎"出现的概率就像秋天的枫叶一样，越来越少。正所谓"一场秋雨一场寒，十场秋雨好穿棉""白露秋分夜，一夜冷一夜"。看来，随着秋分的到来，气温就像坐过山车一样，降得飞快，大家得赶紧把秋装准备好！特别是老年人，身体代谢和血液循环都慢了下来，对天气变化特别敏感。要注意多加点衣服，别让前胸和后背着凉了。必要时，可以先穿上毛背心或夹背心来保暖。

秋分之后，气候渐凉，胃肠道对寒冷的刺激变得非常敏感。如果防护不当，饮食和起居作息不规律，就很容易引发胃肠道疾病，出现腹胀、腹泻、腹痛等症状，或使原有的胃病加重。因此，对于患有慢性胃炎的人来说，此时更应该关注胃部的保暖。

首先，要注意适时增添衣物，尤其是早晚温差较大的时候，要及时添加衣物，避免腹部受凉。此外，睡觉时也要注意盖好被子，防止夜间气温下降导致着凉。这些措施都可以有效降低胃肠道疾病的发生概率。

其次，饮食方面要规律、讲卫生。规律的饮食可以保持胃肠道的正常运作，避免胃肠道功能紊乱。此外，还要注意食物的卫生，避免摄入不干净的食物，引发胃肠道感染。

再次，在口味方面，要尽量保持清淡。过于油腻、辛辣的食物会刺激胃肠道，加重胃病症状。选择清淡、易消化的食物，可以减轻胃肠道的负担，有利于身体健康。

最后，保持乐观的心情和加强身体锻炼同样重要。情绪波动大会影响胃肠道的血液循环，进而导致胃肠道疾病的发生。因此，保持良好的心态，积极参加各种文体活动，有助于身心健康。

（二）感冒

秋分之际，天气变化异常，人们容易受到感冒的侵袭。感冒虽然是一种常见的病症，但其产生却有多种原因。因此，了解感冒的成因并采取相应的预防措施显得尤为重要。

首先，气候的多变是导致感冒的最大原因。秋分时节，气温起伏不定，人们在日常生活中需注意及时增减衣物。特别是在气温骤降的夜晚，更要做好保暖工作。

其次，鼻病毒感染是感冒的常见病因。鼻病毒是一种常见的呼吸道病毒，可通过飞沫传播，如咳嗽、打喷嚏等。该病毒在人群中传播迅速，易造成集体感染。

最后，紧张焦虑的孩子更容易感冒。孩子在生长发育过程中，神经系统和免疫系统尚未完全发育成熟，容易受到情绪波动的影响。

下面介绍生活中的 8 个小细节有助你轻松预防感冒。

（1）通风：早晨起床后，立即打开窗户，确保室内外空气交换，保持室内空气清新。

（2）清洁：早晨使用冷水洗脸，晚上用热水泡脚，持之以恒，有助于促进血液循环，提高身体抵抗力，有效预防感冒。

（3）锻炼：每日清晨，坚持户外慢跑 15 分钟，或做早操、打太极拳等，增强体质，提高机体免疫力。

（4）漱口：每日早晚使用淡盐水或茶水漱口，可杀灭口腔感冒病毒，清除痰液，保持口腔卫生。

（5）添衣：根据季节和天气变化，及时增减衣物，避免强行忍受寒意。

（6）嗅觉刺激：预备一瓶陈醋或白酒，适时揭开盖子嗅闻，提神醒脑，增强免疫力，预防感冒。

（7）睡前饮品：睡前可饮用萝卜醋汤或生姜茶，有助于预防感冒。

（8）熏蒸：将陈醋加热，关闭门窗，间隔一段时间进行房间熏蒸，可杀灭感冒等病毒。

四 养生小故事

《史记·历书》中记载："斗指己为秋分，南北两半球昼夜均分，又适当秋之半，故名也。"我国古籍《春秋繁露·阴阳出入上下篇》曰："秋分者，阴阳相半也，故昼夜均而寒暑平。"《月令七十二候集解》曰："分者平也，此当九十日之半，故谓之分。"也就是说，秋分昼夜、寒暑相等的一天，所以叫作秋分。

秋分习俗之吃秋菜

吃秋菜是我国岭南地区的一种习俗。"秋菜"本身就是一种野菜，相传每年到了秋分这一天，全村人都会去地里采摘秋菜。

这时候的秋菜绿油油，比较新鲜。秋菜的长度大约有10多厘米。人们将采回的秋菜与鱼片一起煮来喝。该汤水又被叫作"秋汤"。秋菜是岭南地区在秋分时节不可缺少的美食。

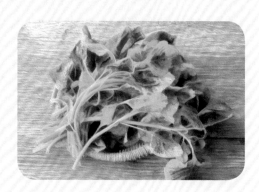

第五节　寒　露

一　寒露养脾胃原则

寒露是二十四节气中的第17个节气，通常出现在每年的10月8日或9日。寒露与白露节气相比气温下降了很多，寒生露凝，因而称为"寒露"。《月令七十二候集解》曰："九月节，露气严寒，

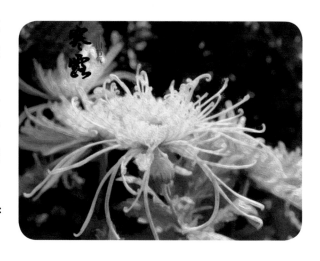

将凝成也。"这个节气的特点是气温逐渐降低，昼夜温差大，天气转寒。在农业生产上，寒露是一个重要的节气，因为此时秋收秋种等农事活动需要加紧进行，以免影响来年的收成。

寒露节气要注意脚部的保暖，注意添衣，早睡早起。寒露来临，温度渐降，身体虚弱的老人和儿童要格外注意保暖，循序渐进地增添衣服。

寒露时节该如何养脾胃呢？在寒露节气，由于气温较低，人们更愿意食用一些滋补的食物。然而，这些食物也会给肠胃系统带来一定的负担。因此，建议多食用清淡易消化的食品，如汤类和粥类等。据我国古代记载："晨起食粥，推陈出新，养胃生津液，令人一日清爽，所食不小。"这说明粥类食品对于肠胃健康的重要性。平时饮食方面要避免食用辛辣刺激的食物，要多吃一些养阴润燥的食物。卧室内要保持一定的湿度，多吃一些水果，比如梨、哈密瓜、苹果等。早晨可以吃一些温补性质的食物，晚上可以喝些热粥，以起到健脾益胃、大补中气的功效。此外，还可以在白天适量饮用淡盐水，晚上则可以喝一些蜂蜜水。这不仅是一种补充身体水分的好方法，也是秋季保健和抗老化的饮食良药。同时，淡盐水和蜂蜜水还能预防由于秋燥所导致的便秘问题，并且有益于健脾胃、补气血。

在寒露节气过后，白天变短，夜晚变长，自然界中的阳气开始收敛。因此，我们的起居时间也需要进行一定的调整。此时正是我们养护阳气的好时机。早睡早起是为了顺应自然界阳气的收敛，同时也可以使肺气得以舒展。同时为了防止脑栓塞等疾病的发生，我们也要根据季节的变化，分时段进行养护。

寒露时节虽然天气寒冷，但是也要进行适当的运动。运动不仅可以减少脂肪储存，从而控制体

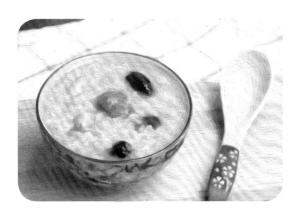

重，也可以释放身体内的内啡肽和多巴胺等化学物质，帮助缓解压力和焦虑。还可以帮助改善睡眠质量，使人更容易入睡并保持睡眠状态。同时还能提高免疫系统的功能，减少感染疾病的风险。

俗话说"春捂秋冻，不生杂病"，但是在进入寒露以后，就不要再继续冻了。天气寒冷可能会引起呼吸、关节、心脑血管、消化系统等病症。此外，足部还有丰富的穴位和经络，是人体的重要反射区。如果脚部受凉或受寒，会导致气血循环不畅，影响身体的健康。因此，在寒冷的天气里，我们应该注意穿暖和的鞋子和袜子，避免长时间暴露在冷空气中。同时，可以进行一些足部按摩和保暖措施，如泡脚、热敷等，以促进血液循环和舒缓疲劳，还能增强人体抵抗力。

二 养生保健小妙招

（一）养成正确的生活习惯

❶ 及时添衣，注意保暖

寒露是一年中气温降低幅度最大的时节。很多人十一之前仍着夏装，过了十一突然发现深秋已然来临，开始翻箱倒柜增添衣物。正所谓"白露身不露，寒露脚不露"，意思是到了寒露，就不应该赤身露体，要注意足部保暖，不要穿凉鞋；要多做下肢运动；做完运动，再用热水泡脚，可舒筋活血，温暖全身，以防寒从足生。

有人提倡春捂秋冻，即春天来临时，适当捂一捂，使机体渐渐地适应回暖；秋天来临时，适当冻一冻，提高机体的抗寒能力，着装与时令要有适当的滞后。但所谓"捂"和"冻"，都应适度，而且要因地、因人制宜。春天的捂，以不出汗为度；秋天的冻，以不着凉为度。我国幅员辽阔，各地气候特点不同。南方地区秋凉来得较晚，昼夜温差不大，因此不必过早、过快地添衣，应适当延长"秋冻"的时间；北方秋凉来得较早，昼夜温差变化大，有时甚至"一日两季"，早晚像深秋，中午如初夏，因此应及时增添衣物。每个人体质不同，老人、儿童、心脑血管疾病、呼吸道疾病患者及体质虚寒之人，不适宜秋冻。

对于多数人群而言，可以采取"洋葱着装法"，即多层着装，随时根据气温、风力、湿度及自身体感增减衣物，热了脱一两层，冷了加一两层，而不要只穿两层——穿上外套就像是冬装，脱下外套就像是夏装。这样才能适应寒露气温骤降的天气特点，为机体提供保护。

❷ 调畅情志，谨防悲秋

进入寒露，天气转冷，昼短夜长，万物凋零，自然界呈现衰败、肃杀的气息。中医认为秋季对应脏腑为"肺"，相应的情志特点为"悲"，人们容易"伤春悲秋"，在情绪上容易感到悲伤、低落，临床上抑郁状态患者也明显增多，因此应当注重情志养生。

首先，保证睡眠充足，不要熬夜。《黄帝内经·素问·四气调神大论》明确指出："秋三月，早卧早起，与鸡俱兴。"即秋季宜早睡，以顺应阴精的收藏；宜早起，以顺应阳气的舒达。充足的睡眠可促使机能恢复，是保持脑力体力的基础。熬夜对人体健康影响非常大，不仅影响免疫系统，而且影响心理健康。睡眠障碍、抑郁、焦虑互为因果，相互影响；睡眠障碍会增加抑郁、焦虑的发生率；抑郁、焦虑也会导致睡眠障碍。为保证高质量睡眠，晚餐不宜过饱；下午三点后不要食用具有兴奋作用的食物，如茶、咖啡、巧克力、功能饮料等；睡前应调暗灯光，避免光线影响褪黑素分泌；关上手机，避免过度兴奋；热水泡脚或洗热水澡；屋内保持合适的温度；睡前不要大量喝水，以免频繁起夜，影响睡眠。

其次，适宜出门郊游，登高舒展，利于情绪的舒展和释放。寒露时节有传统节日：重阳节。唐代王维《九月九日忆山东兄弟》诗曰："独在异乡为异客，每逢佳节倍思亲。遥知兄弟登高处，遍插茱萸少一人。"在外漂泊之人应与家人联系，合家欢聚，郊游踏秋，佩茱萸，赏菊花，看云卷云舒，层林尽染……将忧愁悲伤抛诸脑后，获得幸福感、归属感。需注意的是，抑郁、焦虑严重者应及时就医。

（二）膳食推荐

❶ 单品推荐

（1）山楂

寒露节气是山楂成熟的时候。此时，山楂成了秋季水果中的明星，不仅口感好，而且含钙量极高。每100克的果肉中，竟然含有高达52毫克的钙，这使山楂成了秋季水果中的补钙佳品。

对于儿童和孕妇这两类对钙需求量大的人群来说，饭后吃点山楂是一个非常好的补钙方式。因为山楂中的钙不仅含量高，而且易于人体吸收，能够有效地补充身体所需的钙质，促进骨骼的健康发育。

此外，山楂还具有开胃消食、活血化瘀等功效，对于消化不良、高血压等病症也有一定的辅助治疗作用。因此，在寒露时节，不妨多吃一些山楂，既能满足味蕾的享受，又能为身体提供丰富的营养。

（2）蜜桃

寒露蜜桃，这是一种源自我国北方的晚熟桃品种。因其成熟期大致在每年的寒露时节，因此得名"寒露蜜桃"。

桃子的味道甘美，性质温热，过多食用容易导致上火。对于一些本身内热偏盛、容易长疮疖的人来说，更要谨慎食用。因为桃子中含有大量的大分子物质，这类人群的肠胃透析能力较弱，难以消化这些物质，过量食用可能会引发过敏反应。

此外，对于婴幼儿来说，家长需要注意，尽量不要给他们喂食桃子。因为婴幼儿的肠胃功能尚未完全发育，无法有效消化桃子中的大分子物质，容易导致过敏。此外，未完全成熟的桃子也不宜食用，否则可能会引发腹胀或腹泻等不适症状。

（3）柚子

柚子是一种常见的水果，其性寒、味酸，拥有多种药用价值。中医认为柚子具有化痰止咳、健胃消食、消肿止痛的功效。因此，它成了许多胃病、消化不良、痰多气喘等病症患者的天然良药。

柚子之所以如此受欢迎，很大程度上是因为它含有丰富的营养成分，尤其是维生素C。事实上，柚子被誉为"天然维生素C仓库"，其所含的维生素C含量远高于其他水果。除此之外，柚子中的有机酸含量也十分丰富，主要以枸橼酸为主。枸橼酸不仅具有帮助消化、增强食欲的作用，还能有效缓解人体疲劳，提高身体活力。

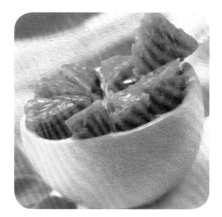

柚子还对心血管病及肥胖病患者具有很好的食疗作用。研究发现，柚子中的某些成分能够降低胆固醇，降低患心血管疾病的风险。同时，柚子还具有抗氧化、抗炎作用，有助于预防动脉硬化和血栓形成。对于肥胖病患者来说，柚子的低热量、高纤维特性使其成为减肥过程中的理想食物选择。

❷ 膳食

（1）大枣莲子银杏粥

原料：百合30克、大枣20枚、莲子20克、银杏15粒、粳米100克、冰糖适量。

做法：首先，将莲子洗净，放入锅中，加入适量的水，中小火煮片刻。待莲子煮至软糯，便可将其他食材依次放入锅中。接着将百合、大枣、银杏和粳米与莲子一起搅拌均匀，继续煮至水开。此时，可以看到粥汤变得浓稠，这时候加入冰糖，增加粥的口感和甜度。但要注意，冰糖的加入要适量，避免过甜。在加入冰糖后，需要稍微炖煮一段时间，让冰糖溶解在粥汤中，让粥更加美味。在此期间盖上锅盖，让粥的香气更好地保留在锅中。等到冰糖完全溶解，粥汤变得更加稠密，美味便大功告成了。

功效：养阴润肺，健脾和胃。

（2）沙参玉竹老鸭汤

原料：北沙参、玉竹、鸭肉，盐、胡椒粉适量做法：北沙参和玉竹需确保新鲜，去除杂质，而鸭肉则需要清洗干净，去除血水和杂质。将食材放入锅中，加入适量的清水。先用大火煮沸，然后转为小火慢慢炖煮。这样的烹饪方式能够充分提取出食材中的营养成分，使汤汁更加浓郁。经过两小时的慢炖，食材的营养和鲜味充分融合在汤汁中。此时，根据个人口味加入适量的调味料，如盐、胡椒粉等，调出满意的口味。

功效：可养阴润燥，生津止渴。鸭肉性凉，可补虚清热。

（3）百合莲子粥

原料：大米150克、百合干25克、莲子25克、枸杞2克、冰糖30克。

做法：百合可以购买干百合，干百合要提前用温水泡软再行烹饪；也可以选择新鲜的百合，其品质以个大、饱满、无皱、整齐者为佳。莲子以个大、饱满、无皱、整齐者为佳。将莲子、百合洗净，去掉莲子壳和百合的硬皮。接下来，将粳米淘洗干净。准备完毕后，将莲子、百合、粳米一同放入砂锅中，加入适量清水。为了保证粥的口感，建议使用大火将水煮沸，然后转为小火慢慢熬煮。在熬煮过程中，注意搅拌，以免粘锅。待粥熬煮至浓稠，加入适量冰糖调味，搅拌均匀即可。

功效：阴虚久咳，痰中带血，咽痛失音；热病后期，余热未清，或情志不遂，虚烦惊悸，失眠多梦，精神恍惚，痈肿。

（三）穴位

然谷穴在足内侧，足舟骨粗隆下方，赤白肉际处。当你将手放在脚的内踝骨上，然后向斜前方2厘米的地方滑动时，你会感觉到一个凸出的骨头。这个凸出的骨头就是然谷穴所在的位置。按摩然谷穴可以治疗膀胱炎、月经不调、糖尿病、咽喉肿痛、

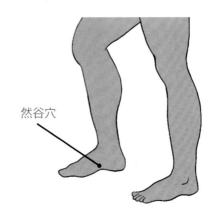
然谷穴

足趾痛等疾病。

然谷穴为肾经要穴，按摩此穴位，可以让人感觉到饥饿，也可以缓解吃多了之后的不适，对肠胃起到了双向调节的作用。在日常生活中，可以用拇指按摩然谷穴，一天 10 ~ 20 次，力度以有酸胀感为宜，不仅可以促进食欲，还可以促进肠胃蠕动。

三 易患疾病早避免

（一）胃肠道疾病

秋意浓浓的寒露节气可是胃肠道疾病的高发期！胃肠道对寒冷刺激特别敏感，所以在饮食上可要多吃点养胃的食物，这样才能远离疾病的困扰。

少吃辛辣、香燥、熏烤的食物，多吃芝麻、核桃、银耳、萝卜、番茄、莲藕、百合、沙参等滋阴润燥、益胃生津的美食。这样，胃肠道才会感到滋润，我们也才能吃得开心。饮食上，调理脾胃还要因人而异，寒露节气以下三类人需注意：

（1）对于脾虚患者来说，他们的身体通常表现出食少腹胀、食欲不振的情况。这些症状不仅影响了他们的日常生活，还可能对他们的健康造成一定的影响。因此，对于脾虚患者来说，适度的健脾和胃是非常重要的。在选择食物时，可以选择一些具有健脾和胃作用的食物，如茯苓饼、芡实、山药、豇豆、小米等。这些食物不仅营养丰富，还能够促进脾胃功能的恢复，提高身体的免疫力。

（2）对于胃火旺盛者来说，他们的身体通常表现出胃中灼热、喜食冷饮、口臭、便秘等症状。这些症状可能是由于平素嗜食辛辣、油腻之品所引起的。因此，在进补前，他们需要清泄胃中之火，以避免对身体健康造成不良影响。可以选择一些具有清热泻火作用的食物，如苦瓜、黄瓜、冬瓜、苦菜、苦丁茶等。这些食物不仅能够清除胃火，还能够促进肠胃蠕动，缓解便秘等症状。

（3）对于老年人及儿童来说，他们的消化能力通常较弱，胃中常有积滞宿食。因此，在进补前需要注重消食和胃，以促进消化和吸收。可以选择一些具有消食、健脾、和胃作用的食物，如山楂、白萝卜等。这些食物不仅能够促进肠胃蠕动，还能够提高脾胃功能，增强身体的免疫力。如果症状严重者可以在医生的指导下服用保和丸、香砂养胃丸等中药进行调理。

（二）抑郁症

在寒冷的季节里，人们需要更多地关注自己的心理健康。保持积极乐观的心态，有助于提高身体的免疫力，增强身体的抵抗力。同时，培养豁达开朗的性格，也有助于缓解压力，减少焦虑和抑郁情绪的产生。

快乐生活的关键因素之一是确保充足的日照和光照。据美国科学家研究，每天接受一定量的阳光或明亮的人工光线照射，可以有效降低秋季抑郁症患者的自杀倾向。在阴雨天或早晚阳光不足的情况下，我们应该尽量开启家中所有的照明设备，使室内环境明亮宽敞。在这样的环境中生活和工作，有助于调动人的情绪，增强兴奋感，从而减轻抑郁情绪。

然而，生活中总会遇到一些让人情绪低落的事情。在这种情况下，我们可以采取以下几种方法来缓解抑郁情绪：

（1）暂时放下手中的工作，多花些时间外出散步。大自然的美丽景色和清新的空气有助于舒缓心情。

（2）进行适当的体育锻炼。运动可以促进血液循环，帮助身体释放内啡肽，从而提高情绪。

（3）与朋友沟通交流。与亲朋好友分享自己的心情和困扰，可以缓解心理压力，让自己感到温暖和支持。

（4）寻求专业心理医生的帮助。如果情绪困扰持续存在，不妨寻求心理医生的专业指导，以便更好地应对心理问题。

四 养生小故事

寒露习俗之登高

秋风肃杀，淫雨霏霏，面对草枯叶落、花木凋零的景象，更容易使人们特别是老年人和在外游子触景生情产生凄凉、忧郁及悲愁伤感的心绪。这种心绪不仅会影响个人的情绪和健康，还可能对周围的人产生负面影响。

用什么方法可以化解悲秋呢？

在我国，重阳节登高是一种传统的习俗。在这一天，人们会选择一些高山或高楼进行登高远眺，欣赏秋天的美景，感受大自然的魅力。同时，登高也是一种怀古的方式，可以让人们回忆起历史上的故事和人物，感受到文化的厚重和传承。

除了怀古和陶冶情操，登高还可以帮助人们抛开工作烦恼，缓解压力，放松自己。在秋高气爽、天高云淡的季节，登高远眺，高喊几声呼出胸中浊气，对缓解悲伤的情绪大有好处。这种活动有很好的宣肺作用，可以帮助人们呼吸更加顺畅，增强身体的免疫力。

寒露习俗之吃芝麻

民间有"寒露吃芝麻"的习俗，以此来达到养生的目的。芝麻，作为一种营养丰富的食材，具有滋养肝肾、益精血、润燥通便等作用。在寒露这个时节食用芝麻，不仅能预防秋燥，还能滋补身体，增强抵抗力。

随着寒露的到来，我国各地纷纷推出了各种与芝麻相关的美食，如北京，人们喜爱品尝芝麻酥、芝麻绿豆糕等传统糕点，这些糕点以芝麻为主要原料，口感香甜，令人回味无穷。此外，芝麻烧饼等面点也在这个时候成了餐桌上的热门美食。这些食品不仅美味可口，还具有很好的养生作用，受到了广大人民群众的喜爱。

第六节　霜　降

一　霜降养脾胃原则

　　霜降，是二十四节气中的第18个节气，也是秋季的最后一个节气，于每年10月23—24日交节。进入霜降节气后，深秋景象明显，冷空气南下越来越频繁。霜降不是表示"降霜"，而是表示气温骤降、昼夜温差大。就全国平均而言，"霜降"是一年之中昼夜温差最大的时节。《月令七十二候集解》

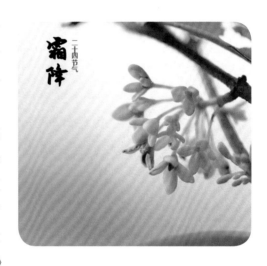

曰："九月中，气肃而凝，露结为霜矣。"意思是此时气温进一步下降，早晚温差加大，露水凝结成霜，因此称为"霜降"。

　　寒露时节，养生保健应以防风、保湿、养护为原则。秋天是比较干燥的季节，建议选择慢跑、散步等舒适的运动方式。

　　寒露时节，人们可以把夏天遗留下来的"病根"清除掉，或者是避开冬季可能出现的某些疾病，因此这个时候做好健康的保健工作是非常必要的。中医认为，进食之前必须调理好脾胃。只有脾胃的消化吸收和运化功能得到增强，才能使进补的食物真正被身体吸收利用，否则就会出现"虚不受补"的情况，甚至可能导致其他身体问题。所以在霜降节气尽量不要吃辛辣刺激的食物，如辣椒、姜、葱等，尽量不要吃烧烤、油炸、辛辣的火锅，以免引起秋燥。也尽量不要吃寒凉的食物，否则会伤及肺脾阳气。建议多喝一些汤。可以多吃一些具有收敛、降压、润燥功效的食物，如全

麦面、豆浆、红薯、山
药、白菜等。

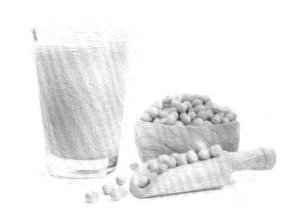

秋天养脾胃的同时
也要注意养肺，秋天燥
邪严重，燥邪最容易伤
肺，肺喜润而恶燥，如
果不重视预防秋燥，其
功效势必受到影响，从
而产生了各种秋燥症状。

具体表现为口干、鼻干、咽干、舌干燥少津、大便干结、皮干涩乃至瘙痒
等。元代中医忽思慧在《饮膳准备》中记载：秋气燥热，宜多吃柔润食
品，包括含水量丰富、滋阴润肺的果品。减少辛辣刺激物的摄入。在平时
生活起居上，要注重早睡早起。早起人体呼吸清新室内空气，也可使人体
的津液丰富、充满活力。

此外，晚秋时节天气寒冷干燥，容易导致人体免疫力下降，易感染
疾病。因此，我们应该注意保持室内外空气的湿度和温度，适当增加营养
摄入，多进行户外运动等活动来增强身体免疫力。同时，也要学会调节情
绪，保持心情愉悦，避免过度焦虑和压抑对身体造成负面影响。

在霜降的时候要确保充足的睡眠时间。每天的睡眠时间比夏天多一个
小时，可以帮助人体阴阳平衡，精神集中，缓解疲劳，增强抵抗力。饮食
上多食用一些碱性食物，能中和身体疲劳时产生的酸性物质，有助于消除
疲劳。另外，要避免吃油腻的食物，以免体内产生更多的酸性物质，使人
更加困乏。

秋季气候干燥，温度较低，容易产生喉咙干涩、口舌少津、双唇干
裂、鼻塞、腹泻等不适症状。因此，在锻炼后需要及时补充水分，以预防
秋燥。此外，由于气温低，人的腱和韧带会处于收缩状态，其弹力和伸展
能力也会下降，容易发生损伤。因此，必须做好准备工作，以防运动损
伤。建议中老年人在早上或晚上锻炼时戴手套、口罩等，尽量避免在气温

突然下降的时候出门，运动量要适中，以出汗为宜。到了秋天，气温骤降，人还没反应过来，就被"贼风"给乘虚而入。因此，此时要注意保暖。

二 养生保健小妙招

（一）养成良好的生活习惯

❶ 适当运动，莫要过量

霜降过后，晨间的雾气容易集聚，随着气温的逐渐降低，霜冻也可能会出现。因此，晨间运动的时间可以适当推后，以避免受到寒冷天气的影响。对于老年人来说，最好等太阳出来或天气比较暖和的时候出门锻炼，这样可以更好地保护身体免受寒冷的侵袭。

在运动过程中，如果活动量较大导致出汗、身体变热，应该适时解开衣扣，让身体慢慢降温。同时，要注意动静结合，不宜过度劳累，以免对身体造成不良影响。

每次运动前都应该做足准备活动，特别要注意保护关节。在做完常规的准备活动之后，再加大各关节的活动幅度，必做的准备活动是踝关节运动、膝关节运动及髋关节运动。这样可以有效预防运动损伤，提高运动效果。

在健身房进行运动时，应该适当延长准备活动时间，注意韧带的拉伸，在身体发热时做压腿、立位体前屈等动作。这样可以更好地拉伸肌肉和韧带，提高身体的柔韧性和灵活性。

保健提醒：因此，老年人进行户外运动时要注意适量，避免过度劳累和大汗淋漓导致阳气外泄、阴津损伤。同时，也不宜做屈膝动作时间较长的运动，尽量减少膝关节的负重。这样可以更好地保护身体免受损伤，提高身体的抵抗力。

❷ 减少秋冻，注意保暖

霜降，是秋季的最后一个节气，此时气温逐渐下降，气候逐渐转寒。在这个时节，我们的身体也需要做出相应的调整以适应寒冷的环境。那么，如何在霜降时节保持身体健康呢?

首先，我们要了解霜降时期人体的生理变化。霜降之后，自然界气温下降，人体的气血也会随着向内运行，体表的阳气相对减弱，腠理变得疏松，这意味着我们的身体抵抗力有所下降。此时要特别注意保暖，防止外邪入侵。

保暖的关键部位是关节，尤其是膝关节。因为受寒受凉是关节炎的重要诱因之一。在寒冷的刺激下，膝关节的血管会收缩，血液循环变差，从而导致疼痛加重。对于风寒湿痹型关节炎患者，气温下降会使疼痛、肿胀和关节僵硬症状加重。有些病情稳定的患者，甚至可能因为受到寒冷的刺激而复发。

那么，如何在霜降时节做好保暖工作呢? 首先，降温时要注意添加衣物，尤其是关节部位的保暖。必要时可以戴上护膝，以保护膝关节。此外，还要遵循"春捂秋冻"的原则，不能过多地添衣。适当的寒冷刺激可以帮助身体适应逐渐转凉的天气，顺利进入冬季。

❸ 调节情绪，远离悲秋

对于肺气虚的人来说，他们对秋天的气候变化特别敏感。当秋风冷雨袭来，花木凋零，万物萧条，这种景象常常会在人们心中引起一种悲秋、凄凉的感觉，容易产生抑郁情绪。因此，注重调摄精神养生是非常重要的。

为了保持身心健康，人们应该培养一种"心无其心，百病不生"的养生素质。这意味着要养成一种不以物喜、不为己悲的心态，保持乐观开朗、宽容豁达、淡泊宁静的性格。同时，要学会收神敛气，保持内心的宁静，以减缓秋季肃杀之气对精神的影响。

（二）膳食推荐

❶ 单品推荐

（1）梨

霜降时节吃秋梨是个不错的选择。梨是一种性质寒凉的水果，其味甘微酸，能够入肺、胃经。它具有多种功效，如生津、润燥、清热和化痰等。

在口渴时食用梨，能够给人带来清凉的感觉。

（2）苹果

苹果，一种常见的水果，性凉，味甘。在我国，苹果被誉为"全民水果"，其营养价值和医疗保健作用得到了广泛的认可。苹果含有丰富的水分、纤维素、维生素和矿物质，具有生津、润肺、消食、止渴等功效。这些功效早在唐朝的医药典籍《千金食治》中就有记载，说明我国对苹果的药用价值研究有着悠久的历史。

苹果的第一大功效就是生津止渴。食用一颗清甜的苹果，能立刻让人感受到口中生津，缓解干燥。同时，苹果还能润肺，对于改善呼吸道疾病，如咳嗽、哮喘等具有很好的辅助疗效。此外，苹果中的纤维素能够促进肠道蠕动，有助于消化，从而达到消食的目的。

西方有句谚语："日食一苹果，医生远离我"。这句话充分表达了苹果的保健作用。研究发现，苹果中含有丰富的抗氧化物质，能够预防心血管疾病，降低胆固醇，延缓衰老。常吃苹果的人，身体素质普遍较高，免疫力强。

在我国，也有"饭后一苹果，老头赛小伙"的谚语。这句话形象地说明了苹果对健康的好处。饭后吃苹果，有助于消化，同时补充身体所需的营养，让老年人保持年轻的状态，看似小伙子一般。这也从侧面反映出，我国人民对苹果的喜爱和信任。

（3）橄榄

霜降时节，气温逐渐降低，空气也变得干燥。在这个时候，许多注重养生的爱美人士会选择食用口感香涩的橄榄来滋养身体。橄榄，作为一种性平、味酸甘的水果，具有清肺、利咽、生渴、解毒等多种药用价值。

在我国古代的医药典籍中，对橄榄的描述可谓丰富。《本草求真》中记载："橄榄，肺胃家果也，性能生津止渴，酒后嚼之最宜。"这表明橄榄具有生津止渴的功效，尤其是在饮酒后食用，可以帮助消除口渴感。此外，橄榄还能解河豚肝及子的毒性。古籍中记载："人服河豚鱼肝及子，迷闷至死，取此（橄榄）者汁饮既解。"这也说明了橄榄的解毒作用。

橄榄的营养价值丰富，含有丰富的矿物质和维生素，对身体健康大有裨益。霜降时节适量食用橄榄，不仅能够滋养身体，还能预防感冒等呼吸道疾病。此外，橄榄中的抗氧化物质还能帮助抵抗衰老，让肌肤更加紧致有光泽。

（4）柿子

在我国的一些地方，霜降是一个重要的节日，人们会吃红柿子来庆祝。在当地人看来，吃红柿子不仅可以御寒保暖，还能补筋骨，是非常不错的霜降食品。

泉州老人对于霜降吃柿子的说法是：霜降吃丁柿，不会流鼻涕。这个习俗被解释为，如果在这天吃了柿子，整个冬天都不会流鼻涕。事实上，柿子富含有机酸，确实具有补肺、止鼻涕的作用。

此外，柿子所含维生素和糖分比一般水果高 1 ~ 2 倍，还含有丰富的胡萝卜素、多种维生素等微量元素。柿子具有清热生津、润肺止咳、润肠和胃的功效，尤其适宜患有肺结核咳嗽虚热、咳嗽痰多、虚劳咯血等症状的患者食用。因此，在霜降时节吃柿子不仅是一种传统习俗，还有很好的保健作用。

❷ 膳食

（1）山药安神粥

原料：新鲜山药 200 克，莲子 10 颗，红枣 3 颗，枸杞 10 克，黑糯米 30 克，白糯米 30 克，桂圆肉 60 克，米酒 1 大匙，冰糖适量。

做法：首先对食材进行清洗和浸泡。将莲子、红枣、黑糯米和白糯米分别洗净，然后泡软。泡软的莲子更容易煮烂，口感更佳。红枣要去核，以免炖煮过程中口感变硬。山药削皮后切成小块，方便炖煮。在锅中注入 1 升清水，开火将其煮沸。待水开后，将泡好的莲子、红枣、黑糯米、白糯米和山药一同放入锅中，用大火煮 10 分钟。然后，将大火转为小火，继续熬煮 2 小时。在这个过程中，食材的营养成分逐渐溶解在汤中，汤汁变得更加香甜。此时，可以加入适量的冰糖和米酒。冰糖具有润肺、止咳、清热的作用，米酒则能增加甜品的香气，同时具有一定的营养价值。

用小火煮至冰糖完全溶化即可。

功效：具有益气养血、平补脾肾的功效，适合各种体质的人群，尤其是睡眠不好，消化功能差的人群。

（2）清蒸人参鸡

原料：人参 15 克、母鸡 1 只、火腿 10 克、水发玉兰片 10 克、水发香菇 15 克、料酒 10 毫升、精盐 3 克、葱 1 根、生姜半个，另外准备鸡汤 2 升。

做法：将母鸡清洗干净，然后将其放入开水中烫一下，烫好后，立即用凉水冲洗，使母鸡表面变得紧实；将火腿、玉兰片、香菇、葱和生姜分别切成薄片；将人参放入开水中泡发，然后上笼蒸 30 分钟；将蒸好的人参和其他切好的食材一起放入盆中，加入适量的精盐、料酒和味精，搅拌均匀；将母鸡放入盆中，与其他食材充分接触；将盆中的食材倒入蒸锅中，添入足够的鸡汤，使母鸡被淹没；将蒸锅盖上，放入大火上蒸，蒸至母鸡熟透，肉质鲜嫩即可；将蒸好的母鸡放入大碗中，将人参、火腿、玉兰片、香菇等食材摆放在鸡肉上；将蒸鸡时的汤汁倒入勺中，烧开后撇去表面的沫子。然后根据个人口味调整汤汁的咸淡，烧开后浇在鸡肉上。这样一来，汤汁的鲜美滋味将与鸡肉完美融合，让人回味无穷。

功效：滋补肾阴，补血益气。

《（三）穴位

由于气温的骤降，慢性胃炎和胃十二指肠溃疡病容易在此时复发。低温环境下，老年人的膝关节骨性关节炎——"老寒腿"也容易发作。此外，慢性支气管炎也容易在霜降时节复发或加重。

谚语中有"补冬不如补霜降"的说法，意指在霜降这个时节进行调补，比在冬季补养更为重要。这句谚语传达了这样一个理念：抓住霜降这个时机进行养生，可以起到事半功倍的效果。"一年补透透，不如补霜降"，这句话强调了霜降养生的重要性。一年四季中，霜降节气的养生保健尤为关键。此时气温逐渐降低，人体容易出现阳气不足、阳虚寒邪侵入的情况，艾灸则是很好的补阳驱寒的方法。

霜降艾灸对于固表益气、温补元阳有极大作用。艾灸是一种传统的中医疗法，通过燃烧艾绒，刺激穴位，达到疏通经络、调和气血的目的。在霜降时期，通过艾灸疗法，能够有效预防多种疾病的发生。首先，艾灸能够提高人体的免疫力，增强抵抗力，预防感冒等常见病。其次，艾灸有助于调理肠胃，改善消化不良、胃痛等症状。此外，艾灸还可以缓解关节疼痛、腰腿酸软等不适，对于老年人来说，更有助于预防骨质疏松等疾病。

霜降节气艾灸是一种非常有益的养生方式，它能够通过温灸四大要穴，预防和解决许多秋冬疾病。这四大要穴分别是关元穴、命门穴、中脘穴和足三里穴，它们都是人体重要的养生穴位，通过艾灸可以刺激这些穴位，促进身体的健康。

艾灸的原理是利用纯阳艾火长期温灸这些穴位，从而起到补益肾气、健脾和胃、促进脾肾运化的作用。这种养生方式可以扶养一身正气，使正气不绝，脾土肥沃，肾水充盈。当土沃、水盈、气足时，就能生长万物，润养五脏六腑，四肢百骸，从而使人健康长寿。

在霜降期间进行艾灸，可以更好地发挥其养生作用。因为此时气温逐渐降低，身体需要更多的能量来适应寒冷的环境。通过艾灸可以刺激身体的穴位，增强身体的免疫力，提高身体的抗寒能力，从而更好地应对秋冬季节的变化。

三 易患疾病早避免

（一）胃病

霜降时节，胃肠道对寒冷的刺激特别敏感，稍不注意，便容易引发胃肠道疾病，或者使原有的胃病加重。中医理论认为，此时脾脏功能处于旺盛时期，脾胃过于旺盛，容易导致胃病的发生，并可能伴随一些并发症。因此，在这个时节，保暖尤为重要，尤其是腹部保暖，要及时增添衣物，夜晚睡觉要确保被褥充足。

此外，消化道溃疡的发生、发展与情绪密切相关。在这个时期，我们要注重心理健康，保持精神愉快和情绪稳定，避免紧张、焦虑、恼怒等不良情绪的刺激。与此同时，胃病患者应当进行适当的体育锻炼，以提高机体抵抗力。在饮食上，要以清淡、细腻、易消化为原则，注重营养均衡，少量多餐，同时戒烟戒酒。

总之，霜降时节，我们要从生活起居、心理调适、饮食调理等多方面进行调养。同时，关注天气变化，及时增添衣物，注重饮食卫生，保持心情愉快，都有助于预防胃肠道疾病的发生。在这个季节，让我们共同努力，呵护好自己的身体，享受健康的生活。

（二）高血压、心脑血管疾病

霜降时节，气温骤降，寒冷的空气对人体的健康特别是对于那些患有高血压、心脑血管疾病的人产生了较大的影响。

在这个时候，交感神经会因为寒冷而兴奋，导致血压升高。如果血压控制不当，就容易引发脑中风、脑血栓等疾病。因此，对于这些患者来说，一定要注意调节自己的生活方式，保持血压的稳定。

此外，寒冷的环境也容易导致血液黏稠度增加，从而引发脑血栓。因此，在霜降时节，老年人需要注意保暖和健康，避免长时间暴露在寒冷的环境中。

为了预防心血管疾病的发生，我们可以采取一些措施。首先，要注意保暖，避免长时间暴露在寒冷的环境中。其次，要做适量的运动，增强身体素质，提高抵抗力。此外，饮食要清淡，多吃蔬菜水果，减少油腻食物的摄入。

对于已经患有心血管疾病的人来说，除了注意以上措施，还需要定期监测血压和心电图等指标，及时发现并处理潜在的健康问题。同时，也要按照医生的建议进行治疗和管理，以保持身体的健康。

第五章

冬气凛冽，闭气藏阳

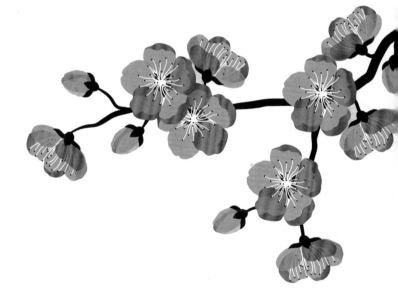

第一节 立 冬

一 立冬养脾胃原则

秋风吹尽旧庭柯，黄叶丹枫客里过，一点禅灯半轮月，今宵寒较昨宵多。王稚登的《立冬》描述了秋季将尽，枯黄的庭院和红叶的枫树，同时描绘了一盏孤灯和

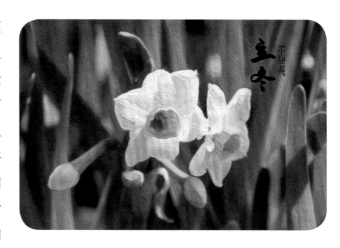

半轮明月。这首诗表达了冬季的开始，即每年 11 月 6—8 日为立冬。随着立冬节气来临，天气变得越来越冷，白昼变短，夜晚变长。在中国北方，这个节气通常会迎来一股强劲的寒流，气温骤降，人们开始感受到严寒的袭击。随着这波寒潮的到来，带来了冰雪般浪漫但着实寒冷的旅程。

古代我国将立冬节气分为 3 个阶段，每个阶段为 5 天，称为"三候"。第一个阶段是"水始冰"，即此时水已结冰；第二个阶段是"地始冻"，即此时土地开始冻结；第三个阶段是"雉入大水为蜃"，指野鸡类大鸟已难见，而海边可见外壳与野鸡相似的大蛤。虽然这种说法不科学，但描绘出了立冬节气的变化。另一项立冬节气的习俗是冬泳，早在汉代就有此风俗，现代在各地也有不同的庆祝方式。无论南北，在大海还是江河湖泊，冬泳都是受人们喜爱的锻炼方法。

随着冬季的来临，气温急剧下降，身体的某些部位对寒冷特别敏感，因此需要特别注意保暖。《黄帝内经》曰："冬三月，此谓闭藏。水冰地

坼，勿扰乎阳，早卧晚起，必待日光……"冬季是万物凋零、生命力潜伏闭藏的季节，人体的阳气也会跟随自然界的变化而潜藏于内。因此，冬季的健康养生应遵循自然规律，注重收敛阴气、保护阳气。

进入立冬时节，保护脾胃的关键之一是要"少寒多温"。有一句谚语，"立冬补冬，补嘴空"，意思是我们应该通过食疗来保养身体。在寒冷的天气里，多吃一些温热补益的食物不仅可以增强身体的免疫力，还可以御寒。然而，我们不能贪心进补，因为过度进补会增加肠道的消化负担，导致腹泻和其他消化问题。因此，我们应该适当地进补，不要过于急躁和盲目。那么，该如何进补？从中医角度来看，冬季气候处于"阳消阴长"的过程，气温比较低，如果我们不小心受凉，寒邪就会内克于胃肠，导致胃肠不适。因此，冬季的进食应该主要是以主食为主，适当摄入蛋白质、脂肪，这些也被称为产热营养素。羊肉、牛肉、鸡肉、鹿肉、虾、鸽肉、鹌鹑肉、海参等食物富含蛋白质和脂肪，产热量也较高，是御寒的最佳食物。

在中医的理论中，我们要"虚则补之，寒则温之"。因此，在进行食疗时，我们应该选择温补类的粥品来进行调理，并多食用温性、热性的食物来提高身体的耐寒能力。对于胃火较旺的人来说，他们需要保持饮食清淡，避免食用太过辛辣、生冷的食物，并且要保持良好的心态，增强身体的抵抗力。建议多食用含有丰富维生素C的水果，例如猕猴桃、橙子等，但不要过度食用过凉的水果。此外，饮食也不要过于油腻，多喝水，多食用豆类食品。在初冬季节，我们需要特别重视饮食，预防肠道健康问题的发生。

根据中医理论，冬季是养肾的关键时期，因为肾经在这个季节最为旺盛。由于肾主宰咸味，而心脏主宰苦味，因此在寒冷的天气，我们应该少吃咸味食物，而多吃苦味食物以助于心阳的保护。此外，根据五行理论，咸味胜过苦味，而肾水克制心火，因此过多地摄入咸味会导致肾水过盛，从而减弱心脏的力量。为了保暖抵御寒冷、滋补身体、防止干燥，我们可以多食用一些益肾养精的食物，例如山药、红薯、土豆、栗子和核桃等。此外，山药粥、板栗粥和核桃百合燕麦粥等养生粥也是非常适合冬季食用的。

随着冬季的到来，气温逐渐下降，特别是我国北方地区气候干燥，需注意增加热量摄入，增加主食和油脂的摄入量，减少生冷、燥热之品，如葱、辣椒、韭菜等辛辣之物，以免引起便秘、鼻出血等不适。同时，可以多食用温中散寒的食物，如大枣、芝麻、干姜、红糖等，也可以多吃一些润燥食品，如萝卜、梨、苹果、柿子等，同时注意多喝水，合理搭配，以满足人体对维生素的需要。

冬季来临，我们不妨了解一下其特色食物。北方人有吃饺子的习俗，而饺子是源于"交子之时"的传说。立冬之时，正是秋冬季节的交替期，也是旧年和新年之交，因此吃饺子已成为这一时节的传统。每到立冬之日，各式各样的饺子都极受欢迎。

我国地域辽阔，进补也需要根据不同的地区特点进行不同的选择。中医学中，立冬进补也有地域原则。在南方地区，虽然已经进入冬季，但气温相对较暖，因此应以清淡甘温的食物为主，例如鸡、鸭、鱼类。而在北方地区，冬季的气温较低，进补则宜选择大温大热的食物，如牛肉、羊肉等。而在高原山区这样的雨量较少，气候偏燥的地带，则应以甘润生津的食物为宜，如果蔬、木耳、冰糖炖雪梨等。此外，还应注意小环境的影响，如有暖气、空调等，则应注意适当润燥。

二 养生保健小妙招

（一）养成正确的生活习惯

❶ 充分重视防寒

随着立冬节气的到来，我们已经正式进入冬季，要调整生活习惯以防寒为主。防寒的重点是在饮食上宜暖不宜寒，这一点我们已经详细讨论过了。另外一个重点是穿着上的防寒保暖。有些人可能认为穿着保暖和脾胃保健无关，但实际上肠胃的健康也需要综合顾及。

老年人在寒冷的冬季穿衣时，需要特别关注身体重要部位的保暖。上半身需要重点保暖背部和上臂，因为这些部位容易受到寒冷的侵袭，而老年人身体机能下降，更容易感到寒冷。下半身也需要重点保暖腹部、腰部和大腿，这些部位同样容易受寒，而且对于老年人的身体健康也有着重要的影响。对于患有风湿性关节炎的老年人，可以选择穿用氯纶制成的裤子。氯纶是一种具有静电的合成纤维，产生的静电对治疗风湿性关节炎有一定的帮助。这种裤子可以促进血液循环，缓解关节疼痛和僵硬，有助于老年人的身体健康。患有胃溃疡和慢性支气管炎的老年人最好在配备棉服以外再增加一件毛皮背心。毛皮背心可以提升保暖效果，同时也有利于保护心肺和胃部功能。

冬季防寒保暖有许多方法。为了避免脖子受寒，引起颈椎病，我们可以在立冬后穿高领衣服或者戴围巾等保护脖子。此外，我们还应该从脚底开始，进行防寒保暖。具体方法是睡前泡脚，泡脚时间以 30 分钟左右为宜，并在泡完后按摩一下。此外，我们也应该多按摩腰间，因为后腰是肾脏所在的位置，而肾喜温厌寒，身体暖则肾暖。

❷ 作息必须规律

冬季到了，我们要保持良好的作息习惯，早睡早起，尤其要注意保证充足的睡眠。唐代医学家孙思邈曾认为冬天不宜早起晚归，否则会受到寒气的冲击。早睡能够养阳气，晚起有助于固阴精，这是冬季养生的基本原则。在冬季养生中，我们要特别注重"养藏"的方法，即敛阴护阳，保持阳气不被轻易扰动。每天睡 7 ~ 8 个小时，随着太阳的升起和降落来调整作息，早晨、中午、傍晚分别劳作歇息，晚上早点休息。冬季天气寒冷，睡眠容易受到影响，建议有条件的人可以午睡一下，这样能够预防心脏疾病的发生。同时，冬季还要注意保持心态平稳，不要过度忧心操劳，以期度过一个健康、愉快的冬季。

❸ 提防"干燥"危机

冬季气候干燥，皮肤分泌的油脂减少，导致皮肤出现干燥症状。干燥的皮肤会变得紧绷、粗糙，有时还会发痒、出现皮屑或脱皮。冬季洗澡时，使用温度过高的水会加速皮肤表面的水分蒸发，进一步加剧干燥症状。为了保护皮肤，冬季应特别注重保湿，使用含有牛油果油和霍霍巴脂油成分的面霜，这些成分能在皮肤表面形成保护膜，帮助皮肤抵御外界侵害。另外，对于油性皮肤的人来说，可以选择更容易被吸收的乳液。需要注意的是，每个人的肌肤在不同的季节都会有所变化，因此护肤方法也需要随着季节的变化而改变。例如，油性皮肤在冬季会变成混合型皮肤，混合型皮肤在冬季则会变成干性皮肤。

❹ 切忌运动剧烈

冬季运动应当以轻缓为宜，避免过于剧烈。建议在早晨阳光出现后开始运动，以保持人体的体温和正气。由于冬天晚上很冷，所以晚饭后最好不要外出。对于运动强度，建议选择八段锦、太极拳、散步等轻度运动，以微微

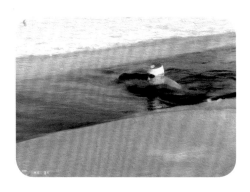

出汗为宜。剧烈运动容易流汗过多，导致气血不足，与冬季阳气伏藏的道理不符。特别是对于心脑血管和呼吸系统疾病的患者，不建议进行剧烈运动，并应避免受寒冷刺激。一些老年人喜欢冬季游泳来保持健康，但冬泳并不适合所有人，并且每个人的健康状况不同，因此应该小心谨慎。对于身体虚弱的人来说，冬泳会暴露过多的皮肤，导致阳气散发和阳气受损，而且冬泳运动强度较大，需要较高的心肺功能，稍有不慎可能会发生意外。

❺ 保证情绪畅达

在这个季节，我们应该保持心情平和和畅达，像冬天一样藏起神秘的内心，并力求精神上的安宁。我们应该保持内敛，减少私欲，避免不必要的烦恼和冲动，以让我们的阳气保持潜藏。同时，

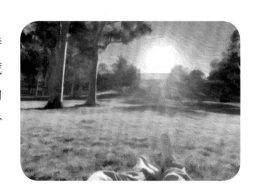

我们可以通过一些修身养性的活动来保持身心愉悦，如听音乐、养花和郊游等。

（二）膳食推荐

膳食要适量清淡，这个观念在《黄帝内经》和《道德经》中得到了强调。适量的饮食可以补气，而过量则会伤害气。食物的属性也非常重要，每种食物都有自己的性质，包括寒、热、温、凉、平。如果身体处于热的状态，那么应该选择具有凉性的食物；如果身体处于凉的状态，那么应该选择具有热性的食物。如果选择不当，就会引起疾病。例如，夏天气候炎热，不宜食用辛辣的食物，否则会导致胃和大肠的燥热，引起耳聋和耳鸣等问题。水果的食用也需要适量，否则会对身体产生不利影响。如果脾胃虚弱，就应该避免食用水果；如果身体处于气盛状态，就应该多吃水果。在立冬之后，人们还应该遵循"秋冬养阴"的原则，多食用些桑葚、桂圆、甲鱼、黑木耳等具有滋阴潜阳作用的食物。

冬季是蔬菜淡季，容易造成维生素不足，如缺乏维生素 C，会导致口腔溃疡、牙根肿痛、出血、便秘等症状。为了预防，可以适当食用薯类，如甘薯、土豆等，它们含有维生素 C、维生素 B 和维生素 A。红心甘薯还含有较多的胡萝卜素。多吃这些食物可以补充维生素，也有清热作用。需要注意的是，应均衡饮食，不宜过量摄入。

❶ 单品推荐

（1）辣椒。在冬季，适度食用辣椒可以为身体提供丰富的营养，同时还能促进血液循环，有助于缓解寒冷的问题。因此，建议在寒冷的冬季，可以适量增加辣椒的摄入量，让身体感到更温暖舒适。

（2）葱。立冬时吃葱，与吃辣椒一样，有类似的效果。南京有一句谚语说："一日半根葱，入冬腿带风"。因此，一到立冬，不少南京人就开始吃生葱，以应对南京冬季湿冷的气候，减少疾病的发生。葱性温、味辛，可以发散汗液，促使体内的阳气流通，从而祛除病邪。但是，有胃溃疡病史等不能接受刺激性食品的人群，应该谨慎食用生葱和辣椒等食品。

（3）甘蔗。福建和广东一带，立冬要吃甘蔗。因为立冬时甘蔗已经成熟，吃了不上火，不仅可以保护牙齿，还能起到滋补的功效。甘蔗也是潮汕人"补冬"的重要食物之一。

（4）白萝卜。白萝卜素有"赛人参"的美称。中医认为它具有下气、消食、润肺、解毒、生津、利尿、通便的作用。冬季气候干燥，人们情绪易激动，老人血管脆弱，血压易升高。此时喝白萝卜汁有助于清除内火，调节情绪，缓解不适。

（5）根菜。冬天适合吃根菜，如山药。山药属于药食同源的食物，含有多种对人体有益的营养素，如皂苷、黏蛋白、黏多糖、氨基酸、维生素 C 等，能够增强脾胃、润肺健身。此外，山药的钾含量也非常丰富。

❷ 粥品

（1）芝麻粥。需要准备黑芝麻、粳米和蜂蜜。先将黑芝麻炒熟并研成粉，然后淘洗干净粳米后放入锅中，用急火煮开后转成慢火，煮至八成熟时加入黑芝麻粉和蜂蜜，然后继续煮至米烂即可。这道芝麻粥具有润肠通便、益五脏、壮筋骨的功效，长期食用还有抗衰老的作用。

（2）黄芪粥。需要准备黄芪、粳米和红糖。先将黄芪切成片或直接购买黄芪片，放入锅中加入适量水并煎煮取汁。将洗净的粳米和黄芪汁一起放入锅中，再加入适量水，用大火煮开后转至文火慢慢煮烂即可。黄芪粥有补益元气、健脾养胃、利水消肿的作用，长期食用可延年益寿。

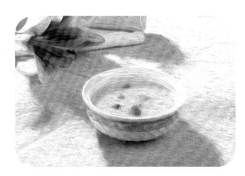

❸ 靓汤

（1）栗子羊肉汤。此汤由羊肉和板栗制成，其性味分别为热和温。羊肉味甘且性热，中医常用于治疗多种症状，如肾阳不足、腰膝酸软、虚劳不足、贫血、产后气血两虚、腹部冷痛、体虚畏寒等。板栗则有养胃健脾、补肾强筋的功效。在寒冷的冬季，喝上一碗栗子羊肉汤再合适不过了。

（2）红薯生姜汤。红薯和生姜合煮成汤，既可温中散寒，又有健脾养胃、润肠通便的功效。尤其适合体质虚弱、大便不畅的人食用。这碗暖身甜汤，不仅美味可口，还能调理身体。

④ 菜品推荐

（1）莴笋炒黑木耳山药。黑木耳含丰富的铁元素，可养血补血，保暖身体。同时，木耳胶质能吸附体内杂质，排出体外，有助于肠胃排毒。山药富含纤维素和黏液蛋白，有助于减少皮下脂肪积累，对消化系统有益。建议长期食用。

（2）羊肉炖萝卜。随着寒冷天气的到来，人们更需要多摄取热量来保持身体健康。在北风呼啸、阴雨冰雪的天气里，羊肉炖萝卜是一道不可或缺的美食。这道菜不仅美味可口，还对一些身体不适的人具有治疗作用，如腰膝酸软、困倦乏力、肾虚阳痿、脾胃虚寒等。这是因为羊肉有抗风寒的作用，而白萝卜则被誉为补气佳品。制作方法也很简单，只需将切好的羊肉和白萝卜一起放入锅中，加入调味品，烹煮至熟烂即可享用。

⑤ 特色食品——饺子

在我国北方地区，人们会吃饺子来庆祝立冬。这里推荐四种养胃饺子。

胡萝卜羊肉饺子可以改善胃病和脾胃虚寒问题，因为羊肉能够补气养血、温中补肾，胡萝卜可调补中焦。洋葱牛肉饺子，可以缓解肢体冰冷情况，食用洋葱有利于促进消化、保护肝脏、润滑肠道、促进尿液排泄和发汗，牛肉性质温热，有补益脾胃、增强气血、

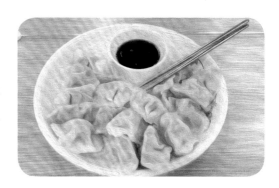

强化肌肉骨骼的功效，可以提高精神状态。白萝卜猪肉黑木耳饺子可以健胃消食化痰。白菜猪肉饺子，适合消化系统比较脆弱的老年人，他们需要吃一些清淡的饺子馅。

如果胃肠道功能不太好，或是糖尿病患者，那么饺子可不能多吃，要控制好摄入量以免血糖升高。另外，如果对海鲜过敏，也要特别注意饺子馅的成分，以免吃完出现皮疹。还有高血压患者，吃饺子时要少放盐。

（三）穴位

立冬时节阳气衰退，穴位保健有助于补充阳气、祛除邪气、提高免疫力。由于冬季以寒气为主，所以寒气容易侵犯人体并损伤阳气，导致手脚发凉、腰脊冷痛。为了保护身体免受寒气侵害，需要特别注意保护大椎穴、风门穴、风池穴，并在外出时戴上围巾。此外，还可以搓热手掌并敷在命门穴和关元穴处，以温暖全身，并增强生命力。

❶ 命门穴

命门穴位于腰椎第二、第三棘突之间的腰背筋膜、棘上韧带及棘间韧带中。在此处，腰动脉后支和棘间皮下静脉丛贯穿穴位，而腰神经后支内侧支也与之相连。按摩方法：将双手搓热，对命门穴进行来回热敷。

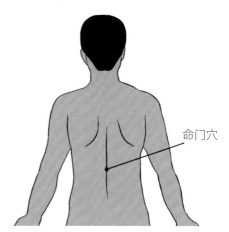

命门穴

❷ 关元穴

关元穴位于脐下3寸处，有培元固本、补益下焦之功效。当元气亏损时，可使用关元穴进行保健按摩。按揉法和震颤法为两种常见的关元穴保健按摩方法。其中，震颤法是将双手交叉重叠放在关元穴上，施加适当的压力，再快速地、小幅度地上下推动。操作时间和地点不限，随时可以进行。在按揉时，应避免过度用力，只要感觉局部有酸胀感即可。

三 易患疾病早避免

立冬时节处于秋冬之交，也是胃病的高发期。

胃溃疡是一种常见的胃肠道疾病，会给人们的生活和工作带来一些困扰。导致胃溃疡的原因有很多，如不健康的饮食习惯和不规律的饮食时间等。为了预防和治疗胃溃疡，我们应该养成良好的饮食习惯，如定时定量的三餐、少食多餐、缓慢咀嚼食物等。在急性发病期，我们应该避免食用刺激性食物，如浓茶、咖啡、辣椒和酒精等。如果喜欢喝茶，建议选择适量的红茶和普洱茶，而不是绿茶和乌龙茶。在家庭中，最好采用分餐制，以免交叉感染幽门螺旋杆菌。

低气温会增加人的食欲，但同时会降低人体免疫系统的功能，容易受寒导致胃痉挛和功能紊乱。要预防冬季胃炎，需要注意保暖，注意生活起居，增加衣物，避免寒冷刺激，减少细菌、病毒及毒素对胃的伤害。气温低于8℃时，可以贴暖宝宝给胃提供温暖的环境，以防止腹部受凉引起胃病。对于冬季常感冒的患者，应尽量少用水杨酸制剂的药品，以免诱发胃炎及胃出血等。应按时就餐，少量多餐，避免暴饮暴食刺激胃部，食用具有温热散寒作用食物，如羊肉、干姜、大料、肉桂、药酒、大葱等。应避免食用过冷或过热的食物，以及嗜食凉饮、雪糕等对胃不利的食品，以防刺激胃黏膜引发胃病。

四 养生小故事

传言"医圣"张仲景回到家乡后发现乡亲们的耳朵都冻烂了，他就开始研究如何解决这个问题。他把羊肉、多种驱寒的配料和辣椒混合在一起，包在面皮里，制成耳朵形状的饺子，当时称为"娇耳"，并附上一大碗肉汤。人们吃饺子喝汤后，感到十分暖和，也不再冻耳朵。这就是立冬吃饺子的传说。在某些地区，饺子也被称为扁食。

古代社会中，立春、立夏、立秋和立冬 4 个节气，被称为四立。在立冬这一天，皇帝会带领官员前往京城北郊设坛祭祀，场面非常恢宏壮观。如今，随着生活节奏加快，

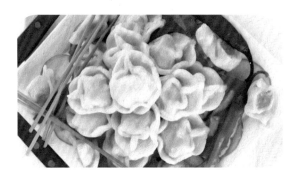

人们越来越注重传统节气的传承和弘扬。因此，当立冬到来时，人们会通过吃饺子庆祝这个节日。不过吃饺子也不仅是在立冬节气，还会在家庭团聚或其他重要节日时吃，代表美好的期待和祝福。

第二节　小雪

一　小雪养脾胃原则

小雪节气通常在每年的 11 月 22—23 日，太阳到达黄经 240°，意味着气温将进一步下降，冷空气频繁南下，西北风增多。虽然南方地区不会下雪，但湿冷的天气会增多。

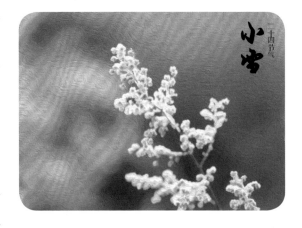

在中国古代，小雪被分为三个阶段。首先是"虹藏不见"，其次是"天气上升地气下降"，最后是"闭塞而成冬"。由于天空中的阳气往上升，地面的阴气往下沉，这使得天地失去了连接，阴

阳之气也无法相互交融，导致万物失去了生机。这也就是为什么天地会闭塞，进入严寒的冬天。

强冷空气在小雪时节频繁活动，导致天气变得更加寒冷。因此，在日常生活中，我们应该注意养成良好的生活习惯和饮食习惯，例如食用御寒食物以提高免疫力。

冬季阳气潜藏、阴气盛极，导致万物活动逐渐停滞。因此，在小雪节气后，起居调养应注重"养藏"阳气，为迎接下一年的春天做好准备。建议适当早睡晚起，保证充足的睡眠，有利于阳气潜藏和阴精蓄积。此外，注意衣着不要过多或过少。推荐体质较弱者在外出时穿高领护腰的服装，同时要注意通风，经常开窗换气以降低室内二氧化碳含量。

在小雪节气，为了保持身体健康，需要遵循"秋冬养阴""无扰乎阳"的饮食原则。不能吃生冷食品和燥热食品，应该选择滋阴潜阳、热量较高的食物。具体来说，应该多食用温补性和益肾的食物，避免过量食用油腻食物，因为这会导致内热，出现痤疮、烦躁和便秘等症状。同时也应该避免食用辛辣食品，以免加重内热，易患上流感。荤素搭配很重要，应该多吃蔬菜和水果，如白菜、苹果和梨等。每天煮梨水喝可以防口干咽干，还可以润肺止咳，促进消化，防流感。多吃对心脑血管好的食物，如丹参、山楂、黑木耳、西红柿、芹菜、红心萝卜等，避免血液黏稠。此外，也可以吃一些防止冬季饮食偏重高热、高脂的膳食，如白菜豆腐汤、羊肉白萝卜汤等，以免造成体内积热。

特别提醒小雪节气养生保健的几个错误观念。

错误观念一：在寒冷天气里，许多人会为了保暖而紧闭门窗，导致室内空气浑浊、干燥。其实适当开窗通风可以保持室内空气流通，对身体有益。同时为防止冬季干燥可以在地板上洒些水，或用湿拖把拖地，甚至可以放一盆水在房间里，让水慢慢蒸发，这样可以保持室内湿度，使人感觉更加舒适。

错误观念二：早睡早起是对身体有好处的，因为这有助于培养人体的阳气。建议在晚上10点前上床睡觉，同时用热水泡脚和按摩足底的涌泉穴，以促进阳气的潜藏，早阴精积蓄。早上建议 6:40 以后起床，这样可以更好地保护身体。

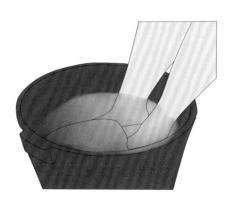

错误观念三：秋冬进补不是任何人都适合的，不同的人需要吃不同的补品。如果脸红血热或脸色绛红血液黏稠，就不适合吃温补食物；如果腰背肢体感到寒凉，可以适当吃些温补食物；对于情绪容易抑郁的人，平时应该吃些清淡、易消化的食物。

错误观念四：在寒冷的天气里，许多人都会减少户外活动，但这种做法是错误的。建议保持愉悦的心态，经常参加户外活动，多晒太阳，多听音乐，这样可以增强身体素质。

二 养生保健小妙招

（一）养成正确的生活习惯

❶ 要保证充足的睡眠

小雪后的起居应该早睡晚起，晚上的休息时间不应超过晚上 10点。睡眠不足或者太晚入睡会导致人体免疫力下降，从而容易生病。

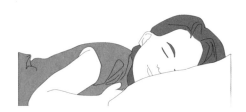

❷ 对于衣着的选择也要注意

穿得太少或者室温太低容易感冒，而穿得太多或者室温太高则会让身体失去阳气，容易受到寒邪的侵袭。因此，建议体质较弱的人穿高领衣服和护腰的服装。此外，双脚的保暖也很重要，可以用温水洗脚、按摩和刺激双脚穴位来促进血液循环。每天步行半小时以上，也可以预防感冒。

❸ 合理饮食

人们应该多吃温补性食物和益肾食品，并保持平常的矿物质需求和增加维生素 C 的蔬菜水果的摄入。同时，动物肝脏、瘦肉、鲜鱼、蛋类、豆类等食品也是必要的，以满足身体对维生素 A、维生素 B_1、维生素 B_2 等营养成分的需求。另外，要多吃菠菜、猕猴桃、牡蛎、橘子、黄豆及其他深绿色的蔬菜，因为这些食物含有丰富的叶酸，有助于预防抑郁症。此外，黑色食物如黑米、黑豆、黑芝麻、黑木耳等也有润肺补肾的作用，并能增强身体抵御寒冷的能力。但需要注意的是，小雪过后不宜大量进食辛辣、煎炸类的食品，以免增加肥胖的概率，导致口腔溃疡、痤疮等病症。

❹ 坚持运动

有句谚语："冬天动一动，少闹一场病；冬天懒一懒，多喝药一碗"，它强调了锻炼对于身体健康的重要性。体育运动可以显著提高冠状动脉的血流量，从而确保大脑、心脏等重要器官的血氧供应，增强人体的免疫力。在小雪时节，气温进一步下降，人体的新陈代谢变慢，此时适合做温和的有氧运动，如打太极拳、爬楼梯、原地踏步等。这些运动能够适度提高新陈代谢，有利于血液循环，提高身体的免疫力，让人感到精力充沛、神清气爽。但运动强度不宜过大，否则大量出汗会导致体内阳气的流失。此外，还需要注意空气质量，遇到大雾或雾霾天气应停止户外运动。在室内环境良好的情况下，可以适当地进行伸展、扩胸、原地踏步等运动。

（二）膳食推荐

小雪是秋冬交替的前沿，传统的养生理念建议我们在这个时节多食温热性的食物。然而，现代人普遍生活在温度较高的室内环境中，同时穿得多、动得少，导致体内积热。如果再摄入高热量、高脂肪且油腻的食物，会使得人体内的"火"越来越旺盛。这些内部"火"的积累不仅会影响肛肠健康，还会引发其他疾病。因此，在小雪之后，我们可以尝试生吃萝卜和熟吃梨来缓解这种情况。梨有润肺清热、养阴生津等作用，特别适合于燥热咳嗽型患者。取一个大梨，加入 60 克蜂蜜，隔水蒸熟后食用。中医认为，生吃萝卜可以清热生津、凉血止血和化痰止咳；而煮熟后则更有益于脾胃，有助于消化。因此，从清热生津的角度来看，生吃萝卜更为有效，但是对于脾胃虚寒的人则需要煮熟后食用，以免引起不适。

另外，肉类食品应该适量摄入，最好是荤素搭配，荤素比例为1:5。还应多选择一些可以清火滋润的食物，如白菜、菠菜、黑木耳、甘蔗和豆腐等。建议大家多喝热汤，如白菜豆腐汤、菠菜豆腐汤和羊肉白萝卜汤等，既能保暖又能滋补津液。

在小雪节气，为了驱寒，我们应该采取特定的饮食方式。喝酒虽然会有短暂的暖身效果，但之后会让人感到身体更冷。辛辣食物可以促进血液循环，但是对于脾胃虚弱的人来说，会过多消耗体内的津液和肾阴，反而不利于身体健康。在这个季节里，我们需要保持清淡的饮食，并进食一些温热的食物，如羊肉、牛肉、鸡肉、腰果、枸杞、芡实、山药、栗子、白果、核桃、黑木耳、黑芝麻、黑豆、桑葚和黄精等。如果按中医诊断需要，可以服用膏方来解决怕冷的问题。此外，适当多食苦味食物如芹菜、莴笋、生菜和苦菊等以提神醒脑、清热润肠，同时要避免咖啡、烈酒等刺激性食物。冬月更不宜多吃葱，以免引起疾病。

在冬季，我们应该避免过多食用咸味食物。这是因为过多的咸味食物会导致肾水更加亢奋，从而削弱心阳的力量。因此，我们应该遵循冬季饮食的原则，即减少咸味食物，增加苦味食物，以抵御肾水并滋养心气，以维持人体阴阳平衡并保持健康。苦味食物通常具有清热和燥的功效，适用于热症和湿症。例如，苦瓜是一种味苦性寒的食物，可清热明目、解毒泻火；而莲子心则味甘而凉，能清利头目，除烦止渴。

❶ 小雪节气特色食品

在小雪节气之后，天气逐渐干燥并急剧降温，这是制作腊肉的好时候。许多家庭开始宰杀猪羊并制作各种香肠和腊肉，以备春节时享用美食。人们通常会利用盐和香料腌制肉类，然后将其挂起来晾干。为了让肉变得更加美味，人们采用不同的方法进行烟熏和烤制。即使在城里，人们也会在市场上购买腊肉。不过，腊肉也有一些缺点，包括盐分过高、营养成分流失严重和脂肪含量较高，因此高血压患者要注意食用量。

❷ 小雪节气推荐菜品

（1）莲藕煲鲤鱼

原料：500 克莲藕，400~500 克的鲤鱼，3 片生姜。

做法：将莲藕清洗干净，切成段状，鲤鱼也要杀洗干净，用小火煎至两面微黄。将它们连同生姜一起放进锅中，加入大约 2500 毫升（约 10 碗）清水，煮沸后改用文火煲约 2 小时。现代营养学发现，莲藕富含铁、维生素 C 和纤维素，适合糖尿病和身体虚弱的人食用。

功效：这道菜具有滋补气血、滋阴补肾的作用。

（2）猪脊肉粥

原料：猪脊肉 60 克，大米 90 克。

做法：将猪肉清洗干净后切丝，煎香后加水和大米一起煮粥，煮至熟后加入食盐和花椒，再煮沸一两次即可。

功效：此粥适合阴虚和气虚的人食用，能够缓解肌肤干燥和头发无光泽等问题。

（3）黑芝麻红枣粥

原料：150 克粳米，20 克黑芝麻，25 克红枣，适量白糖。

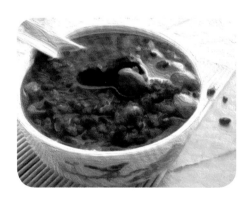

做法：首先，需要将黑芝麻炒香并研成粉末备用。炒香的黑芝麻会散发出浓郁的香气，研磨成粉末后，它的营养物质会更容易被人体吸收。接下来，将粳米淘洗后用冷水浸泡 30 分钟。这样可以使粳米充分吸收水分，煮出来的米粥会更加软糯。在浸泡粳米的同时，还可以将红枣洗净去核备用。去核的红枣可以更好地保留其营养价值，同时也方便食用。然后，在砂锅中加入约 1500 毫升冷水，放入粳米和红枣。用大火烧沸后，改用小火熬煮。这样可以使米粥慢慢地煮烂，同时保留红枣的营养成分。当米粥煮到烂熟时，我们再放入黑芝麻和白糖。黑芝麻和白糖的加入会使米粥更加香甜可口。最后，再稍煮片刻即可出锅。

功效：补肝肾、润五脏、益气、养颜等。

❸ 小雪节气特色药品

小雪节气已经到来，天气逐渐变冷，感冒成了这个季节的常见疾病。事实上，当气候和环境发生变化时，总会有一些人无法适应，导致身体出现各种疾病和不适。这些不适有办法调节吗？答案是肯定的，适应原药物就是一种解决方法。适应原这个术语是一位苏联科学家拉扎雷夫在 1947年提出的。他认为，适应原可以通过产生非特异性抵抗力，帮助人体抵御不利的物理、化学或生物应激。所谓的非特异性是指广泛性，不仅仅是针对特定的器官。

一项研究表明，红景天等多种中药或其提取物被发现具有适应原的作用。红景天是一种景天科植物，生长在欧洲和亚洲的多山和极圈地区。

苏联科学家将红景天归类为一种适应原，因为它能够增强人体应对各种化学、生物和物理应激的能力。在我国历史悠久的医学文献中，如《千金翼方》《本草纲目》《四部医典》等，都有提到红景天。在吉林省通化地区，当地居民常用红景天来治疗疾病或作为保健品。他们还用红景天泡酒来消除重体力劳动带来的疲劳，抵御深山区的寒冷，提高劳动效率。对于考生、工作辛苦的白领等亚健康人群，红景天制剂可以改善症状。

（三）穴位

冬天是一个适宜藏精固精的季节，也是养护肾脏的好时机。有效的方法之一是按揉太溪穴，因为太溪穴是肾经的原始穴位。太溪穴得名于"太"，象征着大和重要，而"溪"则代表着流动的水。因此，肾经水液在太溪穴处汇聚成一条较大的水道。按揉太溪穴每天都能调动身体原始的动力，使气血通畅，从而对养肾十分有益。

每天晚上 9 点是揉按太溪穴的最佳时机。这个穴位位于足内侧，内踝后方与脚跟骨筋腱之间的凹陷处。每次按揉 30 下，可以有效地促进血液循环，增强身体的免疫力。在按揉时，可以采用正坐或足底平放的姿势。用手指轻轻地按揉，必须感到酸痛。这种酸痛感是穴位受到刺激的正常反应，也是身体在逐渐恢复健康的表现。坚持每天按太溪穴，可以防治因冬季气候引起的常见病症。通过按揉太溪穴，可以增强身体的免疫力。太溪穴还具有滋阴补肾、益气活血的功效。对于经常感到疲劳、腰酸背痛、手脚冰凉

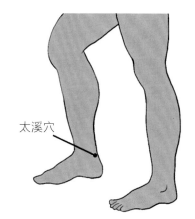

太溪穴

的人来说，按揉可以缓解这些不适症状，提高生活质量。

此外，冬季还应注意防止忧郁，可以使用推揉膻中穴的方法。双手合十，掌跟顶住胸骨，双手交替向下推动，摩擦胸骨至发热。然后，在两侧肋部位置用双手搓动十几遍，这样就能够使心胸开阔，消除郁闷。

（四）中医功法

❶ 护膝叩齿

需要在凌晨 3 点到 7 点进行。先用左手按住膝盖，右手拉动左肘向右方，然后再换右手按膝，左手向左方拉动肘部，每个动作重复 3～5 次。接着，在用牙齿叩动的过程中，调整呼吸，让气息深入丹田，重复 9 次。

❷ 干浴按摩，放松全身

两手掌相互摩擦至热，然后在面部按摩 64 次，用手指自前头顶至后头部，侧头部做梳头动作 64 次，最后用手掌搓两脚心，各搓 64 下，最后搓到前胸，腹背部，做干洗澡，搓热为止。

❸ 抱膝通络

需要将两脚分开与肩同宽，大腿与小腿呈 90°，躯干伸直，全身放松，下颌向内微收，先抬起左膝，两手抱在左小腿下部，向腹部靠拢，重复 36 次，再抬起右膝，重复 36 次。这种方法可以帮助下肢气血流畅，经络疏通。

④ 小雪功

每日清晨，以正坐的方式，一手压在膝盖上，另一手握住肘部，左右用力牵拉身体，左右各做 3 ～ 5 次，同时吐纳、叩齿、咽液。这种方法主要是通过调理足部的厥阴肝经，来治疗相关疾病，如手腕和手臂肘部的风湿、热毒等，对女性小腹肿胀、男性阴囊肿大或小腹组织滑入阴囊造成的疝气等也能够调理。此外，该方法还能治疗遗尿、男性睾丸疝气水肿、脚部常冰冷不温、小腿抽筋、下肢关节肿大、肌肉痉挛，以及男女生殖器内缩等疾病。同时，该方法还可调理完谷不化导致的泄泻、胁下有瘀血引起的疼痛、肝气犯肺造成的气喘以及石淋、气淋、膏淋、劳淋、热淋等各种淋证。因肝经循行过生殖器部位，故此处多见相关部位病症。

小雪功练习过程中，主要以扭转和拉伸胁下左右肝区部位和经络为目的。当进行左右争力时，需要将身体略微向对侧转动和倾斜，同时闭上嘴巴、咬紧牙关、怒目凝视，暂停片刻，以确保全身经络和气血得到良好的作用。怒目即双目圆睁，因为肝开窍于目，这个动作可以清理肝脏和明亮视力。在练习结束时，呼气并缓慢放松，然后换到对侧练习。这个动作通常被用于健康保健，不必拘泥于练习时间。

三　易患疾病早避免

小雪是防治呼吸道感染、心血管疾病和腹泻的重要时期。呼吸道感染可分为上呼吸道感染和下呼吸道感染，这些疾病在进入干燥寒冷的冬季时更加高发。冬季的传染病较多，其中包括普通感冒、流行性感冒、甲型 H1N1 流感、高致病性禽流感、麻疹、水痘、风疹、腮腺炎和流行性脑脊髓膜炎等，这些传染病主要通过空气飞沫或接触传播。为了预防传染病，我们应该增强个人卫生和个人防护意识，在日常生活中要勤洗手、勤漱口，避免用脏手触摸脸、眼、口等部位。此外，合理饮食、保证充足睡眠、注意饮水也是预防传染病的重要措施。需要特别提醒的是，冬季也是支气管炎高发期，喝鸡汤对预防和缓解这种疾病有很好的效果，尤其适合儿童。鸡肉中的脂肪具有增强支气管黏膜分泌和化痰的作用，同时还能增强咽部血液循环和鼻腔黏膜分泌，帮助保持呼吸道通畅、清除病毒、缓解感冒鼻塞和治疗咽干、咳嗽等症状。

此外，冬季还是心血管疾病和腹泻的高发期。因此，为了预防心血管疾病，可以采取多种方法，如增加豆制品摄入量、控制盐的摄入量、适度运动、保持心态平和等。对于老年人，应定期进行身体检查，测量血压、血脂和血糖等指标。另外，腹泻虽然被认为是小病，但实际上危害极大。它会导致人体失水和电解质紊乱，形成血栓，引起营养不良和免疫力下降，甚至可能导致肾功能衰竭和死亡。因此，出现腹泻时要及时补液盐，避免食用生冷食物和剩饭剩菜等不洁食物，同时要继续补充营养，选择稀软易消化且有营养的食物。

小雪节气前后天气转凉，降雨增多，需注意防寒保暖，避免冻疮。中医认为，冻疮是因为阳气不足，外感寒湿之邪，气血循环不畅，瘀血阻塞而发生。在湿度大的地区，湿冷的天气会使体表散热加快，导致神经功能紊乱、肢体血液循环不良、手足多汗、营养不良、贫血以及慢性病患者更易患上冻疮。因此，要积极预防冻疮，注意锻炼身体，增强适应寒冷的能力，并保持全身和局部的温暖，可以从戴薄手套、穿温暖宽松的鞋袜开始，还要经常按摩手足和耳郭，促进血液循环。如果经常患冻疮，可以尝试食疗和中药外治。

四 养生小故事

小雪节气是反映气温与降水变化趋势的节气，其中降水是气候的重要因素之一。人们通常将雨、雪、雹等天空降水凝结成的形态，一并称为"降水"。

小雪节气因为其期间气温寒冷，降水未大而得名，而不是每年都会下雪。在中国东部地区，小雪节气期间通常会出现大风降温的天气。与大家普遍的认知不同的是，全年下雪量最大的节气并不是小雪、大雪节气，而是春季的雨水节气。

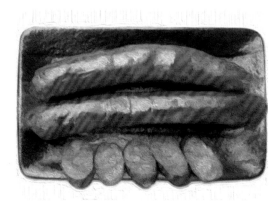

中国农村的民间传统中，有一种叫作"冬腊风腌，蓄以御冬"的风俗。而小雪时节气温骤降，空气变得干燥，正是加工腊肉的理想时机。很多农家开始制作香肠、腊肉等，将多余的肉类保存下来，以便在春节期间享用。在中国的许多地方，冬季食用腊肉是一种习俗，特别是在南方城市，人们更是对腊味情有独钟。例如，广州人最喜欢用腊味做腊味萝卜糕、腊味煮香芋、腊肠炒蜜豆等。而适量食用腊肉也有利于健脾开胃，特别适合脾胃虚弱，胃口不佳的人。

第三节 大 雪

一 大雪养脾胃原则

冬季的第三个节气是大雪，表明仲冬时节正式到来。大雪的含义是天气更加寒冷，与小雪相比，降雪的可能性更大，但并不一定指降雪量很大。

一宜保暖：冬季是阴寒的季节，保护阴精很重要，因此应该减少津液的流失。为了预防寒冷侵袭，需要采取一些措施，但不应该过度保暖，也不要穿得过于厚重、过度烤火。保暖防冻有助于保护身体的气血。老年人特别容易感到寒冷，可以穿毛皮衣裤、棉服，戴风雪帽、耳塞、口罩、围巾、手套等防寒物品。必要时可以使用棉织物或毛皮吊带背心、披巾、护膝、护踝等。由于皮肤温度比体温低，脚的温度比体温低4℃以上，手指次之，所以冬季保暖最重要的是穿棉鞋或毛真皮鞋，戴手套防寒。头部的保暖很重要。戴帽子可以

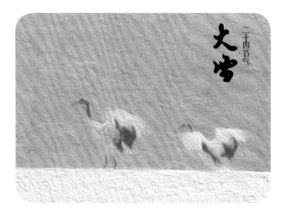

有效保暖头部，提高体温。冬季还要注意温度的变化，随时增减衣物，以免过度出汗。晚上温度会下降，需要多加注意保暖，以保证身体各部位的血液循环顺畅，避免疾病的发生。

二宜健脚：保持脚部清洁干爽非常重要，建议勤换袜子，每日用温热水洗脚并按摩双脚穴位。此外，每天步行半小时以上有助于活动双脚。选择一双舒适、保暖、轻便、吸湿性好的鞋子同样非常重要。

三宜多饮：尽管冬天会使我们减少排汗和排尿，但我们的身体和大脑依然需要水分来滋养细胞，以维持正常的新陈代谢。因此，在冬季每天需要补充2000～3000毫升的水分。

四宜调神：在冬季，人们很容易感到情绪低落，身心疲惫。然而，要改变这种状态，最好的方法是通过运动来缓解，例如慢跑、跳舞、滑冰和打球等。这些活动可以消除冬季的烦闷心情，使身心得到充分的休息和调整，是维持精神健康的最佳良药。

五宜通风：在冬季，室内空气污染比室外严重数十倍。为了保持空气清洁，提高大脑的活力，我们应该经常打开门窗进行通风换气。

六宜粥养：在冬季，饮食应避免食用黏性、坚硬、生冷的食品。为了维持胃部健康，营养专家建议早餐喝热粥，晚餐应该少吃。有几种粥特别适合冬季食用，如羊肉粥、糯米红枣百合粥、八宝粥和小米牛奶冰糖粥。

七宜早睡：在冬日里，阳气愈加凝重，尤其是夜晚。为了保护阳气不

受损，我们需要"早卧迟起"。这样做可以帮助养护阳气，加强阴精。推荐的睡眠时间是晚上9点到11点，这是三焦经的主导时间，人体内分泌系统也会在这个时间段最为活跃。在这个时段入睡可以帮助机体蓄积更多能量，增强身体的闭藏能力，同时可以促进肾气的充盈。

八宜防寒：冬季的气温十分寒冷，这种寒气会让人体的气血流通不畅，容易导致一些旧病复发或加重。此外，一些严重的疾病如中风、脑出血、心肌梗死等在冬季的发病率和死亡率也明显增高。因为冬季是寒湿最深层的季节，所以我们更需要注意保暖、排寒、祛湿，对于每个人来说，御寒、防寒、排寒都是必要的。

九宜运动：保持运动有助于延长寿命。运动可以促进血液循环，加速新陈代谢过程，增强身体阳气。但是，科学研究表明过度运动也有利弊之分。在冬季，人们最好选择适度强度的运动方式，比如慢跑、打太极拳或做广播体操等。此外，健身运动最好在阳光下进行，可以先进行跑步然后再进行其他运动。尽管运动

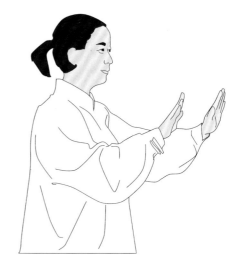

可以增强阳气，但是在严寒的冬季，人们仍然需要注意保暖，防止阳气被寒冷消耗殆尽。此外，洗冷水澡和冬泳对于中老年人和体质虚弱的人来说更应该谨慎选择，因为可能会导致体内阳气消耗，反而不利于健康。

大雪节气需要注意一些禁忌：①避免洗澡时间过长，因为缺氧容易导致心血管发生意外；②不要过早进行锻炼，因为早晨的血压升高可能会引发脑血管意外；③长期不发汗会导致体内热量不能适当散发，从而导致上火；④中午不休息会增加冠心病、心梗等心脏疾病的发生风险；⑤情绪激动也是心脑血管病的危险因素，因此要尽量保持情绪稳定；⑥不要在天气过冷时蒙着头睡觉，因为这可能会影响呼吸；⑦剧烈运动会增加心脏

负担，对心脏不好的老年人来说，这可能是致命的危险；⑧要避免过度取暖，因为使用电热毯或热水袋时，贴身而卧可能会引起烫伤。

二 养生保健小妙招

（一）养成正确的生活习惯

❶ 重在补精蓄锐

冬季来临，天气变得寒冷，人体的能量也可能会流失，这将导致人体阳气的流失加快，从而可能影响肾脏的健康。肾脏对维持身体健康起着重要作用，如果肾脏出现问题，身体会出现代谢不良等问题。因此，在大雪节气时，积极补充精气也很重要。饮食是补充精气的好方法，中医认为食物颜色与五脏有关，黑色食物有助于肾脏健康，如黑米、黑豆、黑芝麻、黑桑葚、黑枸杞等，可以提高肾脏活力，减轻肾脏负担，对养生有益。

❷ 重在滋补脾胃

脾胃是人体的重要消化器官，若出现问题可能影响健康。冬季气候寒冷，若不注意保暖或有不良习惯，寒气可能直接侵入体内，堆积在人体，影响脾胃功能，甚至导致体寒。因此，脾胃功能欠佳的人需学会正确滋补。平时可多食温补食物，出门前需注意保暖，预防脾胃健康受损。在大雪时节，进补可提高免疫力，最大限度地贮存营养物质，有助于体内阳气的升发，为来年健康打下良好基础。身体虚弱者可用补肾延年中药进补，如杜仲、人参、黄芪、阿胶、冬虫夏草、枸杞子，与肉类做成药膳食用，或浸泡成药酒饮用，可滋补肾阳，温通血脉，促进血液运行，帮助人体抵御寒气。

❸ 早睡晚起补睡眠

在大雪纷飞的季节里，我们应该遵循《黄帝内经》的养生原则。早睡晚起，等待日出，保证我们充足的睡眠。早睡有助于锻炼我们的阳气，保持身体的温暖；晚起则有助于养护我们的阴气，在等待日出时避免了严寒的天气。这种冬眠的状态有助于我们积聚能量，达到阴阳平衡的状态，为来年春季的精力充沛做好准备。

④ 合理运动

我们可以选择和缓的有氧运动，如快走、慢跑、散步、打太极拳等，但在运动前一定要进行充分的热身活动。如果不进行充分的热身活动就进行锻炼，很容易造成肌肉痉挛。这些运动可以改善关节肿痛、膝风湿毒气、口热舌干、咽肿、上气、烦心、心痛、阴下湿等。

晨练可以帮助增强体质，提高身体的免疫力和抵抗力，增强身体活力。然而，在冬季特别是大雪节气的前后，如果早上晨练得太早，就可能会导致寒气进入体内，达不到预期的养生效果，反而会加重身体负担。因此，如果你想通过晨练来锻炼身体，为了身体健康，最好等到太阳升起后再进行户外运动。

⑤ 保持良好心情

大雪节气，人们的情绪容易变得低落。为了防止季节性情感失调症，我们应该注重精神调养，特别是要注意保持心态的平和。为了改善低落的情绪，建议多晒太阳和加强体育锻炼，同时尽量避免紧张、易怒、抑郁等消极的情绪。

⑥ 避免熬夜

在大雪节气前后，由于气候的明显变化，频繁熬夜会给身体带来一定的负担和影响，甚至会加速身体阳气的流失。因此，为了避免身体出现问题，我们应该改变熬夜的习惯。

（二）膳食推荐

① 水果

——荸荠。荸荠的外皮呈紫黑色，但其肉质却是洁白的。其味道甜美多汁，口感清脆可口，因此有"地下雪梨"之美誉，也被北方人称为"江南

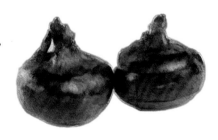

人参"。荸荠可以作为水果生吃，也可以作为蔬菜食用，深受人们喜爱。荸荠性寒，具有清热解毒、凉血生津、利尿通便、化湿祛痰、消食除胀的功效，可用于治疗黄疸、痢疾、小儿麻痹、便秘等疾病，尤其适合饭后食用。在清洗时，可以先将荸荠泡入温水中，泡 10～20 分钟，换水后进行反复淘洗，数遍后即可洗净泥沙。需要注意的是，由于荸荠是水生植物，马蹄头部仍可能藏有细菌。因此，不建议用嘴啃皮，应该用刀子削皮再食用，这样更加安全。

——梨。梨是一种极具营养价值的食物，具有润喉生津、润肺止咳、养阴生津、滋养肠胃的功效，尤其适合冬季内热的人食用。生吃梨可有效缓解喉咙痒、干、痛、音哑等症状，并且还能缓解便秘。然而，梨性微凉，脾胃虚寒的人不宜生吃梨子，熟吃的话最好煮成梨水，并且梨肉也要一起食用，以确保足够的营养摄入，并起到清热止咳的效果。

——柑橘。冬季尤其适合食用柑橘类水果。柑橘不仅可以帮助消化，还可以祛湿、化痰、止喘、止痛以及促进食欲和缓解酒后不适。适量食用柑橘可以补充身体所需的多种维生素和无机盐等营养素。

——甘蔗。在冬季，人们需要多补水，而甘蔗则是一种非常好的选择。甘蔗富含各种维生素、脂肪、蛋白质、有机酸、钙、铁等营养物质，对人体新陈代谢非常有益。铁是甘蔗中含量最多的微量元素之一，因此甘蔗也被称

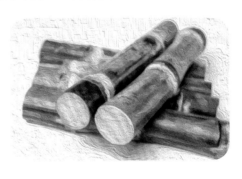

为"补血果"，具有滋补清热、通便解结的功效。甘蔗还可作为清凉的补剂治疗因热病引起的伤津、心烦口渴、反胃呕吐、咳嗽气喘等症，甚至可以缓解酒精中毒。不过，人们应该控制甘蔗的食用量，并避免在睡前食用。

❷ 蔬菜

——雪藕。据中医学说，冬季不注重养精，春季必定会有温病发生。尤其是中老年男性，更需要在大雪节气之后开始重视"养精"问题。在饮

食方面，可以考虑食用雪藕。这是一种白色的藕类植物，含有丰富的淀粉、蛋白质、氧化酶、维生素 C 和天门冬素等成分。生吃雪藕可辅助治疗肺结核咯血、淋病、衄血等疾病；而熟吃则有健脾开胃、止泻固精的功效。因此，在大雪节气时，适量食用莲藕粥可以起到很好的滋补作用。

——雪菜。从中医的角度来看，雪菜性温、味甘、辛，适合肝、胃、肾三经。雪菜富含抗坏血酸，有助于增加大脑中的氧含量，使人精神饱满。对于长时间待在空调房中的白领而言，平日饮食中增加雪菜是不错的选择。此外，雪菜也富含胡萝卜素和丰富的食用纤维素，对于预防和治疗便秘尤为适宜。

——白菜。白菜有丰富的营养成分，如维生素 C 和维生素 E，可以有效地护肤养颜；粗纤维，可以润肠排毒，促进肠胃蠕动，有助于消化和预防乳腺癌。美国纽约激素研究所的科学家发现，白菜中含有一种化合物，能够帮助分解雌激素，从而预防乳腺癌。切大白菜时应竖着切，以减少水分流失和营养成分的丢失，并且保持菜的完整性，更有利于刺激肠蠕动，达到排毒护肤养颜的效果。

❸ 大雪节气菜品推荐

——红薯粥。红薯虽小，却是一种营养丰富的食物。多食用红薯有助于满足身体所需的各类营养物质。此外，红薯的制作方式多种多样，除了烤制，还可以蒸或做红薯粥等。针对保养身体的角度来看，在大雪过后常喝红薯粥是很好的选择。红薯属于温补类食物，在冬季常食用可帮助保持体内阳气平衡，维护健康。

——羊肉汤。在北方地区，很多人平日里都钟爱羊肉汤。首先，羊肉本身富含蛋白质、钙和各类微量元素、矿物质等营养成分。对于胃部不适的人来说，适度食用羊肉或可起到温暖胃部、保护胃健康的作用，能缓解胃部负担，有利于维持肠胃的健康状态。从健康角度出发，若想减轻体内寒气过重的情况，建议适时品尝羊肉汤。

——仙灵脾酒。每天晚上临睡前服用 50 毫升，连续半个月。用 250 克淫羊藿和 1000 毫升纯粮酒进行浸泡 7 天后开始服用。淫羊藿又称仙灵脾，在当代药理学科研究中已被证实具有类似雄性激素的功效，能够促进新陈代谢、增强体力，还具备降血脂、缓解疲劳和延缓衰老等作用。此外，它还有温肾、补肾和壮阳的良好效果，能够消散寒湿对身体的不良影响。

——枸杞肉丝。将枸杞清洗干净备用。将瘦肉和青笋清洗干净并切成丝，轻拌一些淀粉。在炒锅中加热，进行滑锅处理，然后加入少许食用油。同时将肉丝和笋丝倒入锅中翻炒，加入适量的绍兴酒，然后再加少许砂糖、酱油、食盐和味精，搅拌均匀。待枸杞子放入锅中并翻炒至熟透，最后淋上香麻油即可享用。该菜品具有滋阴补血的功效，并且有助于滋补肝脏和肾脏。

（三）穴位

❶ 足三里穴

足三里穴是一处非常重要的保健穴位。足三里穴可以帮助调节机体免疫力、增强抗病能力、调理脾胃、补中益气、通经活络、疏风化湿、扶正祛邪。

按摩方法：用大拇指或食指与中指并拢，在选定的位置轻轻往下按压，逐渐加重，使穴位感到酸麻重胀的感觉，持续数秒，然后缓慢减压，重复以上步骤 10 次。

❷ 关元穴、气海穴

关元穴位于脐下三寸，沿腹中线向上，采用仰卧姿势取穴。气海穴位于下腹部，准确位置为脐中下一寸半，同样采用仰卧姿势取穴。

关元穴隶属于任脉，是足三和任脉的相交之处，也是小肠募。中医学认为，关元穴具有培养元、巩固根本、补益下焦的功效，可用于各种元气不足的情况。它主治中风后遗症、呼吸困难、遗精、腹胀、尿频、神经衰弱、晕厥、休克等，并且具有增强体力的作用。

气海穴也属于任脉，中医学认为它有助于补益气血、调理经络、固精调经的作用。适用于虚弱疲乏、体形消瘦、脏腑功能衰弱、乏力等气虚相关疾病；同时还能治疗腹痛、腹泻、便秘等肠胃疾病；对于遗尿、遗精等疾病也有良好效果。

按摩方法是按揉法或震颤法。震颤法是将双手交叉重叠放在关元穴或气海穴上，施加适当的压力，然后迅速、微幅地上下推动交叉的手。注意不要用力过猛，在按揉时只需感到局部酸胀即可。

❸ 涌泉穴

为了刺激涌泉穴，可以采用正坐或仰卧、跷脚的姿势。该穴位位于足前部凹陷处第二、三个脚趾之间，具体位置是在足跟连线的前三分之一处，以趾缝纹头端为准。涌泉穴属于足少阴肾经，对于神经衰弱、精力减退、腰腿酸软、倦怠乏力、失眠、畏寒、肾虚等症状有很好的治疗效果。人们常说："若要老人安，涌泉常温暖"，因为每日坚持按摩涌泉穴可以增强老年人的体质和免疫力。按摩方法：可以采用自然体位、仰卧位或俯卧位，用自己的双脚进行相互交替地对搓动作，也可以利用脚心蹬搓床头或其他器械来进行按摩。

（四）中医功法

随着大雪季节的到来，自然规律使得万物生命力逐渐褪去。因此，为了保持健康并抵御寒风，我们应该进行一些特别的体育锻炼，主要是针对肾经和膀胱经进行锻炼，以增强身体元气，并抵挡寒冷的侵袭。其中一种有效锻炼方法是"活步通臂"式。这种锻炼方法常见于太极拳和形意拳等功夫中，具有精美的姿态和动作。动作要领：首先双脚并拢站立，然后左脚向左迈出一步，同时双臂向两侧伸展成"一字势"，接着右脚向左腿后方插步，此时左肩催动左臂向左侧水平伸展，右臂内收，目视左侧；接着左脚再向左侧开步，同时双臂伸展成"一字势"，然后双掌立掌，十指向远、向上伸展，以掌根带动两臂尽力伸展，稍做停顿。接下来，还原"一字势"，左脚向右腿前方盖步，同时右肩催动右臂向右侧水平伸展，左臂随之内收，目视右侧；然后右脚向右侧开步，同时双臂侧伸成"一字势"；最后，双臂下落，左脚收回，并步站立，呼吸调匀。这个方法对于协调上肢、下肢和全身的协调性都非常有帮助。我们可以重复以上动作 3 次，并进行反方向的练习，以达到良好的效果。

三 易患疾病早避免

在大雪节气，阴虚和阳虚的症状很常见，那么应该怎样预防呢？身体阴虚的人会表现为面红、咽喉干燥、干咳、口唇干裂、夜间盗汗、皮肤干燥和毛发干枯，因此建议这类人群多食用蜂蜜、莲子、百合、银耳、黑木耳、桑葚、阿胶等食物来滋润肾脏和肺部。对于身体阴虚的人来说，饮食应该温补而不要过度偏食，重点是补水养阴。即使在大雪节气里排汗和排尿量减少，身体各器官和大脑的细胞仍然需要水分来维持正常的新陈代谢。因此，每个人每天都应该补充至少 1200 毫升的水。中医学认为水是阴中的至阴，而冬季属于阴性，大雪节气更是一年中阴气最重的时期。所以，在这个时候养阴，可以调节体内的阴阳平衡，对于阴虚的人特别有益。

当身体阳虚时，通常表现为面色苍白，四肢不温，神疲乏力，怕冷等症状。此类人群应该食用温热、熟软的食物，如大枣、桂圆肉、核桃肉、韭菜、山药等。此外，可以适当使用补阳药材，如巴戟天、山萸肉、金樱子等。对于身体阳虚者，应该采取药食双补的方法。在大雪节气，应该以补阳为主，但具体需根据自身阴阳情况和食物性质来选择。老年人和身体虚弱者常用的补药包括黄芪、枸杞、冬虫夏草、党参、白术等。特别提醒：在进补的同时，也需要注意日常饮食和脾胃功能的调理。

我们还要重点预防消化道溃疡，寒冷的气候会刺激人体神经系统，导致内脏自主神经处于紧张状态，从而引发胃肠调节功能失调和胃酸分泌增加。这种情况会进一步刺激胃黏膜或已有溃疡的病变表面，导致胃部痉挛和缺血缺氧，最终引发胃病。为此，我们需要保持胃部温暖，注重饮食调理，尽可能选择温软易消化的食物，采用少食多餐、定时定量的饮食习惯，戒除烟酒，同时也可以选择一些温胃暖脾的中成药。

除此之外，我们还需注意预防呼吸道疾病、煤气中毒、虚脱、晨练病、烫伤、不当御寒等，以保证我们冬季的健康和安全。

第四节　冬 至

一　冬至养脾胃原则

冬至在养生学上具有极其重要的地位，因为在此时"冬至一阳生"。在我国古代，冬至曾被用来确定子月，即一年的开始。只有当人体内的阳气充足时，才有可能实现延年益寿、预防疾病。因此，在养生学中，子时和子月拥有重要的地位。在我国大部分地区，冬至是"数九"的开始，每九天为一个小节，共分为九九八十一天。民间传说有这样一首歌谣："一九、二九不出手，

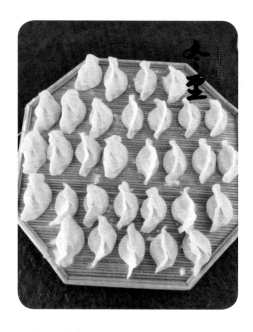

三九、四九冰上走，五九、六九沿河看柳，七九河开，八九燕来，九九加一九耕牛遍地走"。随着冬至的到来，阳气也开始逐渐回升，白天时间逐渐加长，这是阴阳转换的关键时期，也是夏季疾病冬季预防和冬季疾病治疗的最佳时机。在我国北方地区，人们会宰羊、吃饺子来庆祝冬至；而在南方地区，人们则会吃米团和长线面来庆祝。俗话说，"吃了冬至面，一天长一线。"

在冬季，阳气需要被妥善地保存以便于春天焕发生机。冬至是阴阳转化的重要节气，也是人体阳气最为薄弱的时期。要保持身体健康，需要采取"躲"的策略来保护身体内微弱的阳气。首先，需要避免暴饮暴食，因为此时阳气最为薄弱无法消化过多的食物。其次，需要避免受到寒冷的侵袭，外出时应穿戴保暖的衣物，避免风寒的伤害。此外，剧烈运动过度出汗也会损耗阳气，因此需要注意保持养藏和休息。最后，需要避免与他人的争吵和纷争，以避免因情绪激动而引发的突发疾病。

在冬至这一节气中，想要增加身体的阳气，最有效的方法就是晒太阳。然而，要注意只有晒背部才能够真正起到补阳的作用。这是因为背部是人体督脉所在的部位，督脉被认为是人体阳经，并且具有调节人体阳经气血的作用。在中午时分，找一处朝阳的窗户晒晒背部，可以让整个身体感到温暖舒适。此外，在腰部周围的经外奇穴——腰眼和尾闾处进行按摩，也可以增加身体的阳气。这种按摩不仅可以疏通经脉、增强腰部骨骼的强度，同时还能够固精益肾、延年益寿，适用于男女老少。只需将双手搓热，然后紧按腰眼处片刻，再向下推至尾部，每天重复50～100次即可。

冬至时，要注意饮食，不能吃过咸的食物，因为这会损伤肾脏，伤害阳气。同样，不能吃过辛辣的刺激性食品。如果想要防止寒冷，可以食用羊肉和牛肉等温热的食品，但不要过量，以免引起上火。此外，冬至的天气干燥寒冷，容易导致鼻咽干燥和皮肤缺水，因此应该及时食用滋润的食物，如荸荠、莲藕、萝卜、白菜、猕猴桃、柚子、橘子等。

二 养生保健小妙招

（一）养成正确的生活习惯

❶ 从头到脚多用心

明代医学家张景岳在《十问》中说道："景世安乐长寿，长寿生于蓄积。"这句话的意思是，在和平繁荣的时期，人们由于生活得以安乐，因此更容易长寿。长寿是由于长期的身体保养和积累身心健康所致。寒冬时节，我们应该如何保养身体呢？头部保健非常重要。在现代社会，生活压力很大，当人们感到疲劳或感冒时，往往会出现头痛、头晕等症状。中医认为头部是诸阳之会，它连接了百脉，对于控制和调节人体的生命活动具有重要的作用。因此，保护头部非常重要，特别是在冬季。然而，我们也不能让头部过于温暖。正如清代养生学家曹庭栋在《老老恒言》中说道："阳气至头而极，宁少冷，勿过热。"现代生理学研究表明，头部的血流量很大，每 26 秒血液就会循环一次。因此，头部的血液流动可以起到调节人体热量的作用。冬季除了保护耳朵，头部不宜过于温暖，特别是对于小孩子，应该适当锻炼身体的抗寒能力。但在寒冷天气的刺激下，血管会收缩、血压升高、血液黏稠度增加，这可能会加重心脑血管供血不足，因此，中老年人出门时最好佩戴厚薄适中的帽子和围巾，以便保持温暖。

　　头部保健要注意避免风邪的侵入。应避免在有风处睡觉，特别是头部不应该朝向门窗等有风口的地方，以免头部伤风。这一点对于老年人或体弱者来说尤为重要。此外，在洗完头发后，尤其是冬季，应及时吹干头部，以防风寒侵害身体。

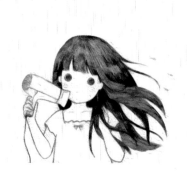

　　无论是长期在电脑前工作的人，还是长时间低头的"低头族"，都需要注意保护颈肩腰部健康，以免引发颈椎病、腰肌劳损等疾病。久坐不动虽然不是直接致病的原因，但可能会加重症状。因此，建议大家结合自己的工作和生活环境，以及年龄因素，加强对肩、颈、腰、腿等身体部位的保养。对于颈部，要注意保暖，尤其是老年人和体弱者。在睡觉时，枕头的高度应该合适，以保持颈部的平直和柔软；避免躺着看书、看电视；久坐者应在两三个小时后站起来行走，或每隔半小时伸展颈部、抬头、做扩胸运动，以保持肌肉的活跃性。在进行自我保健时，不要进行无规律的头颈转动，应缓慢而有节奏地转动，避免引起头晕、心悸等不良反应。

在人体运动中，腰部起着重要的作用。通过摇动、按摩腰部，可以有效强化腰肾功能，促进气血循环。建议大家不要长时间坐着，需要适当地活动一下，避免腰部受到过多压力和伤害。此外，如果需要长时间坐下，可以在腰部垫上一个小枕头，保持腰椎正常的生理曲线，减少对腰椎间盘的损伤。在饮食方面，肠胃的健康与身体的健康息息相关。因此，要根据季节的变化和气候特点，进行合理的饮食调配，以达到事半功倍的效果。在冬季进补时，需要根据"滋阴防燥""温肾平阳"的原则，增强身体的能量和免疫力。

在寒冷的冬季，泡脚成了一种受欢迎的养生方法。当人们将脚浸入温水中时，足底的穴位会被刺激，从而使身体放松，疲劳得到缓解，睡眠质量得以提高。泡脚也可以促进血液循环，改善器官的供血情况，加速新陈代谢。此外，泡脚还可以帮助身体排出寒湿之毒，达到排毒的效果。然而，需要注意的是，患有心脏病、心功能不全、低血压、常头晕等人群不能长时间泡脚。因为热水会使血管扩张，可能导致重要器官缺氧，增加患病的风险。对于老年人而言，每天泡脚可以软化血管，增加血管的弹性，从而减少脚底发凉的情况。

❷ 规律起居最重要

在冬季，人们应该有一个合理的作息时间表，早睡早起，等待阳光出现后再出门活动。此外，穿着要保暖，避免剧烈的户外活动，以防止阳气的过度消耗。按时休息、适当运动，有益于养护精神和精力。冬至前后要注意午休，保证充足睡眠。室内温度不要太高或太低，18～23℃为宜。此外，冬季要注意防风防寒，多晒太阳有助于阳气的生长。不要让室内过度干燥或过热，这会导致湿气的蒸发，增加患感冒的风险。

❸ 合理穿着保健康

保持温暖，有一个简单的口诀："内薄软、中保暖、外防风"。所以，我们应该选择薄而柔软的棉织材料作为内衣，以保持舒适；中间层应该选择更加保暖的材料，如羊毛、羊绒或纯棉；外衣应该防风，所以要选择密实的面料，避免穿毛线编织的外套。此外，腰部、腿部和脚部更应注重保暖。如果这些部位得到充分的保暖，整个身体都会感到温暖舒适。

④ 适当运动最养生

冬至是阴气达到极点、阳气开始生长并逐渐旺盛的时期。阳气从阴中产生，只有当阴气充足时，阳气才能更好地生长。因此，在冬至后，人们应当注意运动的适度，不可过量。此时，适宜于运动中寻求宁静。如果一个人平时运动量较大，应在冬至前后适当减少运动量，以更好地适应自然环境的变化，有益于身体健康。在冬至节气期间，适合做八段锦、打太极拳等平和的运动。为了更好地保持健康，冬季的户外活动最好在阳光充足的时候进行，上午10点到下午3点是最适合的时间段。特别是当我们的后背感到温暖时，整个身体才会感到舒适。

⑤ 良好心情过隆冬

在精神保健方面，我们应该尽量保持心情愉悦和乐观状态，不要被琐事困扰，不要过分追求名利，也不要过于忧虑得失。时刻保持快乐和平静的心态，振奋精神，寻找生活中的乐趣和美好，消除冬季的忧郁。在冬至这个阴阳转换的重要时期，我们需要像农民育苗或者孕妇怀胎一样悉心呵护和调养自己，让阳气逐渐壮大。只有当我们身体内部的阳气充足，我们才能实现祛病延寿的目标。

（二）膳食推荐

冬至是一个重要的养生时节，因为按照中医理论，"气始于冬至"。在这个时候，我们应该在饮食上注重多样性，合理搭配谷物、肉类、蔬菜和水果。饮食应该清淡，避免食用过多的辛辣、燥热和油腻食物，但可以适量食用坚果。因为坚果含有丰富的不饱和脂肪酸，可以降低胆固醇、预防心血管疾病，同时也含有大量的蛋白质、矿物质、纤维素和维生素 E 等营养物质，对于抗衰老、抗癌和提高免疫力都有很好的作用。坚果还具有御寒作用，可以增强体质，预防疾病发生。以下是一些养生菜谱的推荐。

（1）松子粥

原料：松子仁 50 克，粳米 50 克，适量蜂蜜。

做法：洗净松子仁与粳米，再将松子仁研碎，与粳米一起放入水中同煮，大火煮沸，小火煮 30 分钟，粥熟后冲入适量蜂蜜即可食用。

功效：补虚润肺，适用于中老年人以及体弱早衰、产后体虚、头晕目眩等症状。

（2）烧双菇

原料：香菇、蟹味菇、蚝油、盐、葱花、糖。

做法：食材洗净，用淡盐水浸泡，再次反复洗净，控水；热锅温油，放入食材，中火翻炒到食材出水；放入蚝油，翻炒均匀；食材继续出水，保持中火，收紧汤汁；放少许盐，汤汁收浓郁即可，出锅撒少许葱花。

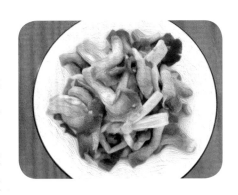

功效：具有健脾安神的功效，冬季食用可以补充能量，改善困乏无力等症。

（3）当归生姜羊肉汤

原料：1 斤羊肉、2 两生姜，适量当归。

做法：取 1 斤羊肉，清洗干净，切成大小适中的块，放入冷水中煮开后捞出沥干。生姜 2 两切片后倒入锅中爆香，再放入焯好的羊肉，翻炒一会儿后加入适量凉白开，再放入适量的当归，转大火煮沸后转小火煮 1 小时即可食用。

功效：温中补虚、祛寒止痛，适合肾阳虚和气血虚的人。

在冬季进补时，我们必须注意不同体质需要吃不同的补品。老年人、儿童、女性以及身体虚弱的男性需要食用补而不腻的食品，如果你的体质属于痰湿型，平时容易吐出白色的黏痰，皮肤和头发会出油，而且大便不容易冲洗，那么你可以尝试用白豆蔻、薏米和粳米一起煮粥食用，或者用砂仁皮、厚朴花和玫瑰花泡茶来喝，这些都是可以助阳化湿，改善体质的药物。

（三）穴位

在冬至这个养生关键时期，我们特别注重养护肾脏。而保护肾脏的重要方法是锻炼肾经。当我们查看经络图时会发现，肾脏的经络从脚底涌泉穴延伸而来。建议睡前经常用温水泡脚，并按摩涌泉穴，这有助于促进肾脏的健康。此外，涌泉穴也有降血压和促进安眠的作用。

中医认为，通过抬起脚跟的锻炼方式，可以有效地刺激肾经。一个简单的方法是将双脚分开与肩同宽，当吸气时，抬起脚跟；当呼气时，缓慢地放下脚跟。可以在等公交或地铁的时候做这个动作。实际上，这个动作就是八段锦中的最后一式，可以消除七颠百病，每天应进行二三十次。

气温在冬至之后会下降，如果气血运行不畅或者肾阳虚的人容易出现冻疮问题。这时候，我们可以通过按摩耳朵来进行肾脏保健、改善气血流通，同时预防冻疮的发生。此外，还可以按揉劳宫穴，以调节心脏功能、安抚神经、帮助入眠。

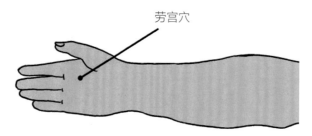

劳宫穴

（四）中医功法

养护肾脏的重点则在于腰部。通过活动腰椎，我们能够有效地进行肾脏补益。接下来，为大家提供了一套冬至时节养腰补肾的瑜伽练习。在开始练习之前，无论男性还是女性，都需要先激活肾气、按摩腰部。

首先，我们跪坐在垫子的一端，保持腰背挺直，肩膀稍微向后展开。

我们先找到脐椎，脐椎后方的特定穴位被称为命门，它和肾脏有着紧密的联系。我们先将手搓热，然后将右手放在命门位置，左手合并置于右手上方，贴在命门位置，用双手共同来温暖腰部和腹部。保持约 1 分钟，然后再次搓热手掌，双手互换位置。

通过这样按摩腰部，我们能够有效地激活肾气，为后续的瑜伽练习做好准备，以达到养腰补肾的目的。

经过温暖部位后，我们要用双手在后腰腰眼的位置上下搓动，以加热腰椎。务必确保腰椎充分发热，这样可以有效激活肾气，促进腰部气血循环。因为接下来的运动都集中在腰部，所以必须促进血液循环，避免腰部出现酸痛。

当腰椎发热后，我们可以用双手向前推动腰椎，同时将肩膀向后展开，头部自然后仰。保持这个动作，舒展腰部背部，进行 3 ~ 5 个呼吸，然后慢慢收回。接下来，用右手扶住左膝盖，左手向后，手背紧贴腰部。在呼气时，上半身向左扭转，面部朝左侧转动。这样可以让腰椎轻微扭转，起到按摩肾脏的效果。保持 3 ~ 5 个呼吸，然后慢慢回到起始位置。继续进行相反方向的练习。

通过使用新的词汇和句式，我重新表述了如何按摩腰部、温暖腰椎、舒展背部以及进行扭转练习的过程。这种表述方式希望能够给读者带来不同的理解和体验。

完成基础动作后，我们即可开始盘坐练习。七支坐纯粹是关于身体的七项要求，要记住这七个要求，并用它们逐步调整自己。当达到这七个要求时，便达到了最经典的静坐状态。

第一个要求是双腿盘坐。有些人会感到坐得很疲劳，可在臀部下放垫子或毯子，提高臀部高度，这样更加舒适。

第二个要求是脊椎要竖直而紧凑，不僵硬。

第三个要求是不要过度收缩胸部或凸起背部，肩膀稍微向后展开。这样整个背部保持在同一平面上，身体经络会更加通畅。

第四个要求是收紧下颌。注意，当下颌抬高时，脑部的血液供应非常充足。我们应该略微下压下颌，轻度抑制颈动脉的血液流动，使大脑血液供应相对平稳，使人更加平静。

第五个要求是留意牙齿。将牙齿轻轻合拢，舌尖抵住上腭。

第六个要求是让目光垂于前方，微闭双眼，可以注视前下方大约一米半的位置，或者干脆闭上双眼，这样更加放松与专注。

三 易患疾病早避免

（一）常见疾病防治

冬至时节，养生重点在于保护心脏，不宜进行剧烈运动。按照"闭藏"的原则，剧烈运动可能会因过度出汗而损伤阳气。在冬季，可以选择打太极拳、练八段锦等，提升身体对抗寒冷的能力；对于习惯冬泳的人来说，在上岸后应使用干毛巾擦干身体，防止寒湿侵袭。此外，还要注意防寒。因为冬季的寒气比较重，寒冷的气候会侵袭人体，"寒主收引，易引发肌肉收缩"，血管在受寒的情况下容易收缩，这不仅容易导致疾病（尤其是心脑血管疾病），而且会加重病情，尤其是老年人要格外注意。身体感到寒冷并不一定立即发病，寒邪可能潜伏在体内，在春季爆发，正如《黄帝内经》所说："冬受寒，春必生病温。"

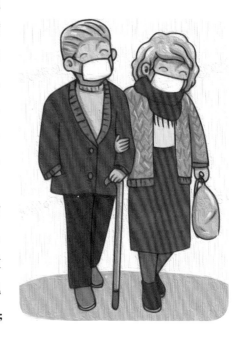

尽管养藏是重要的，但在大雪和冬至时期，不宜过度进行温补。在饮食方面，可以根据个人体质适当选择羊肉和胡萝卜馅的饺子；也可以炖羊肉、山药和胡萝卜的汤；

或者将板栗、红枣、龙眼肉与适量的生姜和红糖搭配，煮成汤喝，这种食疗方法对轻度感冒有治疗效果。此外，还可以选择核桃、板栗和猪腰煮粥，能够温暖胃部和驱寒。

预防冻疮。一般而言，冻疮多发生在气温低于5℃的环境下。然而，积极采取预防措施可以有效地减轻或避免冻疮。首先，我们应进行耐寒锻炼，以增强身体的抗寒能力。包括平时用冷水洗脸和洗手，经常搓手、按摩脚和耳朵等部位，促进这些器官的血液循环。此外，坚持适度的锻炼也能进一步增强体质，提高身体对寒冷的适应能力。其次，全身保暖至关重要。一些人即便穿上厚厚的袜子和手套，但仍可能患上冻疮。这是因为没有做好全身保暖。对于已经长过冻疮的部位，特别需要注意保暖且防潮。在寒冷的环境中，要做好居室保暖和防潮措施，确保室内温度保持在15℃以上，相对湿度在50%左右。保暖用品如手套和袜子应选择宽松、柔软和干燥的材质。鞋袜不应过紧，以免长时间压迫影响血液循环。化纤织物的吸湿性较差，还会产生静电效应，导致血管收缩，因此最好避免使用。除了以上方法，还可以通过食物补充和药物来预防冻疮。适量食用温性食品如牛肉和羊肉，可以改善营养供给，增强身体的抗寒能力。此外，还应增加维生素和矿物质的摄入量。在易受冻疮的部位，可以涂抹凡士林或其他油脂类物质，以免冻疮的侵袭。

（二）注意冬季天气变化

冷锋过境时需警惕身体的不适。冷锋是指冷空气与暖空气相交处，被强劲的冷空气推动。冷锋过境是天气突变的体现，主要表现为气温、气压、降水和风力的突然变化。冷锋对人体健康的影响非常显著，尤其是心血管疾病患者尤为敏感。每当冷锋来临，气温从高处转为低温、风力从弱变强的转变期间，心血管疾病发作频繁，大约有一半的心肌梗死和冠心病患者的病情都会加重。此外，风湿性关节炎、支气管哮喘、肺结核咯血等疾病也会随着冷锋的接近而恶化。

阴霾天气导致空气污染严重。霾是空气污染导致的，对健康造成严重威胁。微小颗粒直接进入人体的呼吸系统、肺部和血液，引发哮喘、肺癌、心脑血管疾病和其他疾病。此外，霾还会影响人的情绪，使人感觉疲惫无力。

冻雨对人体健康不利。冻雨是指雨滴在接触到下垫面或空气中物体时瞬间冻结成冰的现象。它对人体的健康造成很大的危害。首先，冻雨的形成表明近地层空气温度低于 0℃，表示天气很寒冷，容易引发呼吸道和心脑血管方面的疾病。当冻雨降落在脸部或手部时，可能直接导致冻伤的发生。因此，在冻雨天气发生时，必须采取适当措施来保持身体的温暖。

下雪时需要警惕雪盲症的发生。这种情况通常发生在雪后天晴，气温较低的白天。雪盲症形成的主要原因是太阳光中的紫外线经过雪地反射进入眼睛角膜，导致角膜受损。它的症状包括对光敏感、流泪、刺痛、瘙痒、水肿和异物感等。因此，在这种情况下，我们需要采取预防措施，避免直接暴露在强烈的阳光下，保护好眼睛的健康。

第五节 小 寒

一 小寒养脾胃原则

小寒，一年中第 23 个节气，通常是在每年的 1 月 5 日或 6 日。它的判定依据是太阳到达黄经 285°。与大寒、小暑、大暑和处暑等节气一样，小寒也代表着气温的冷暖变化。

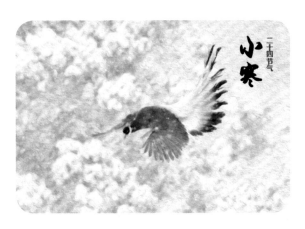

人们常用"冷在三九"来形容小寒节气，而这"三九天"恰好发生在小寒节气内。那么，为什么称为小寒而不是大寒呢？这是因为节气的起源地在黄河流域。《月令七十二候集解》中有着这样的解释："十二月份的节气，月初寒尚未达到巅峰，因此称为小寒。到了月中则十分寒冷。"小寒的含义是天气已经变得非常寒冷，我国大部分地区一般在小寒和大寒之间是最冷的时期。

小寒过后，便迎来了"出门冰上走"的三九天。在这个时期，气温会达到全年最低点，人们需要做好防寒保暖工作。同时，这也是一年中各种冰雪运动的好时节，如滑雪、溜冰等。而对于农业来说，小寒也是一个重要的节气，农民会根据天气情况来安排农事活动，确保农作物能够安全过冬。

古人将小寒分为三个候，以大雁、喜鹊和雉鸟的生态变化来反映自然界的阴阳交替和气温的变迁。

第一个候是"雁南归北"，揭示了小寒时期大雁的迁徙行为。在古人看来，大雁作为候鸟，它们的迁徙是顺应阴阳气息的变化。当阳气开始苏醒，大雁便开始向北飞行回返。这一现象不仅是自然界生物对环境变化的适应，也是阴阳交替的一种表现。

第二个候是"鹊巢初成"，描述了喜鹊在小寒时期开始筑巢的行为。喜鹊作为北方常见的鸟类，它们敏锐地察觉到阳气渐显，于是开始忙碌地筑巢。这一候的出现，预示着新的一年生机勃勃的开始，也象征着家庭的美满和幸福。

第三个候是"雉开始歌鸣"，指的是雉鸟在接近四九（一年二十四节气中的立春）时，感受到阳气的滋生而开始鸣叫。雉鸟的歌鸣，是自然界生机勃勃的体现，也是阳气逐渐壮大的象征。这个时候，大地开始回暖，万物复苏，春天的脚步已然不远。

寒冷主宰着冬季，寒意带有阴性，容易削弱人体的阳气，主宰着收敛和凝滞的力量。因此，尽管小寒养生的方法繁多，但根本的原则仍然是遵循《黄帝内经》所说："春夏养阳，秋冬养阴。"在冬天，万物归于沉寂，养生就应该顺应大自然的趋势，潜藏着阴精，使得精气内聚，滋润五脏。

小寒节气中，心脏病和高血压患者往往会感到病情加重，中风的发病率也会增加。中医学认为，血液在人体内得到温暖时，会变得流畅起来，有利于身体各个器官和组织的正常运作。然而，当外部环境变得寒冷时，血液的流动速度就会受到影响，容易发生停滞。这种现象就像是"血遇寒则凝"，意味着血液在寒冷的环境下会变得更加黏稠，从而增加了血栓和血管堵塞的风险。这对于患有心脏病和高血压的患者来说，无疑是雪上加霜。

因此，在小寒节气中，做好保暖措施显得尤为重要，尤其是头部、颈部和四肢等易受寒冷侵袭的部位。穿戴适当的衣物，如棉衣、羽绒服、围巾、手套等，可以有效地抵御寒冷。此外，合理地安排饮食，摄入富含营养和热量的食物，也能为身体提供能量，帮助抵抗寒冷。

对于老年人来说，由于他们的身体机能逐渐减退，体温调节能力减弱，更应注意保暖。除了穿戴保暖衣物，还可以采取一些室内保暖措施，如使用取暖器、泡热水澡等。同时，保持良好的生活习惯，如按时作息、适量锻炼、保持情绪稳定等，也有助于提高身体的抵抗力。

人们常说"三九寒冬，三伏炎热"，从饮食养生的角度来看，我们需要特别注意在平时的饮食中多摄入一些温热的食物，以滋养身体，抵御寒冷气候对人体的侵袭。

当然，需要注意小寒养生的"陷阱"。避免与自然对立，小心诱发疾病。在天寒地冻的冬季，应减少室外活动，特别是违反自然规律的夜间跑步，对身体非常有害，不仅容易受凉，还占用了本应休息的时间。

二　养生保健小妙招

（一）养成正确的生活习惯

❶ 三九寒天，睡前别洗头

很多人常常在睡前习惯洗头、洗澡，目的在于洗去一天沾染的尘埃，消除疲劳。但在一整天的劳累之后，晚上是人体最疲惫且抵抗力最低的时刻。当晚上洗完头发后若不擦干，湿气就会停留在头皮上，长此以往，将导致气滞血淤、经络阻塞、郁积疾病。

因此，如果真的需要洗头，最好洗完后立即擦干，或者使用吹风机吹干头发。这样可以避免头皮上的湿气滞留，防止受寒，同时也能保持清洁卫生。

❷ 口罩戴不好，反而易生病

第一，应选择正规口罩，过厚的口罩会使人感到闷热，呼吸不畅。

第二，口罩的尺寸十分重要。如果口罩的尺寸不合适，则达不到预期的过滤效果。

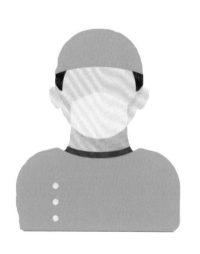

第三，口罩不应长时间佩戴。长时间佩戴口罩反而会降低鼻腔和整个呼吸道的黏膜抵抗力，一旦摘下口罩，则十分容易受凉。

第四，口罩应每天更换。切忌口罩的正反两面不要交换佩戴。

❸ 小寒调神养生，"三九"寒天，抵抗"心理严寒"

当气温骤降，天寒地冻之时，人们的情绪也易受到负面影响。在这个时候，我们需要不仅为身体抵御寒冷，而且需要特别关注心理健康，保持舒畅和愉悦的心情。以下是一些方法，供大家参考：

第一，选择一些暖色调的衣物，因为在冬天，尤其是在阴天刮风的时候，这些明亮而鲜艳的颜色会给你自己和周围的人带来良好的心情。

第二，懒惰会使人情绪逐渐恶化。当中午或下午阳光明媚、空气清新干爽时，不妨多到户外散步，你会感到精神焕发，思绪清晰。

第三，冬季户外缺乏绿色植物的装点，但我们可以将花草带到家中，翠绿的植物不仅可以为房间增添生机，还能让人对春天充满期待。

第四，当下过雪之后，可以堆雪人、打雪仗。既可以锻炼身体，又能让自己感觉到轻松和快乐。

④ "冬练三九"先热身

三九冬季，最显著的特征是极寒的气温。我们的身体会因为低温而变得十分僵硬，难以自如地活动，同时也会感到口干舌燥、烦躁不安。如果在这种情况下进行锻炼，很容易发生肌肉拉伤、关节扭伤等意外。因此，在冬季锻炼身体时，必须要进行适当的准备活动，先进行热身，进入兴奋状态，以确保"冬练三九"能够达到最佳效果。

热身通常分为两个步骤：首先进行 5 ~ 10 分钟的动态有氧运动，运动强度不要过高，一般在最大运动的 20% ~ 40%，让锻炼者感到心跳略有加快即可，适合的活动包括慢跑、快走等。这个步骤可以使身体略微发热，为接下来的活动做好准备。

通常，为了获得更好的锻炼效果，我们需要特别关注大肌肉群、关节、下背部以及与锻炼相关的肌肉和关节的伸展。这些部位的伸展可以帮助我们预防运动损伤，提高运动表现，并减少肌肉酸痛。

在进行拉伸时，我们可以采用一些简单的动作。例如，腿部压伸可以有效地伸展大腿和小腿的肌肉，肩部压伸可以拉伸肩部和上背部的肌肉，而腰部下弯则可以拉伸下背部的肌肉。

在拉伸时，我们需要保持每个动作 15 ~ 30 秒，这样才能使肌肉得到有效的拉伸，并达到预期的效果。如果拉伸时间过短，肌肉可能无法得到充分的伸展，而如果拉伸时间过长，则可能导致肌肉过度疲劳或受伤。

热身时间通常只需要 10 ~ 15 分钟。但是，锻炼者应根据自身情况适当调整，例如老年人锻炼或者在低温环境、高强度锻炼时，热身时间应稍微延长。同时，要注意避免跳跃和过于激烈的动作来进行准备活动。

⑤ 适度运动，动静结合

根据中医的理念，"动作使阳气生发"。然而，在日常锻炼中，我们需要适度运动，并且要做好保暖，以防止汗液过多流失。建议在阳光充足的时间段（上午 9 点到下午 2 点）进行锻炼，以增强体质、提高身体的免疫力，即所谓"保持正气，抵御邪气"。

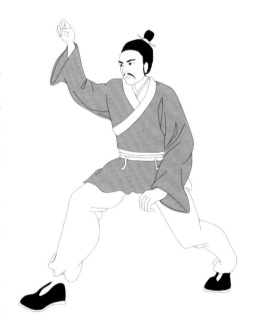

慢跑是一种方便且对身体有益的运动，适合大多数人，可促进血液畅通，既有助于保护心肺功能，又能促进胃肠蠕动，从而降低感冒等疾病的风险。

请注意：运动前要进行充分的热身活动，从较低的强度缓慢开始。运动结束后不宜立即休息，应逐渐降低运动强度。对于体质较弱或年龄较大的人，可以选择户外散步。

八段锦是传统的中医保健功法，已有八百年的历史。它的修炼目标是内外共同修养，即培养精气神内在，同时锻炼筋骨与皮肤外在。八段锦的动作流畅柔和，动静结合，呈现着圆活连贯的特点。最重要的是，它可以不受时间、场地和天气的限制。八段锦的好处不仅在于增强体质，还能调节体内各脏腑经络气血的运行，因此，在祛病延年方面非常有效。

初学者做八段锦时，由于动作不熟练的情况，呼吸节奏应该与自然的顺畅呼吸相匹配，不要刻意强调呼吸，避免过度呼吸或憋气，最好采用腹式呼吸。随着动作的流畅与熟练，可以在动作中自然地寻找呼吸的节奏。

面部肌肉放松操是一种特殊的练习方法，以放松面部肌肉和促进血液循环为目的。开始时，闭上双眼，将食指和中指并拢放在眉毛两侧，轻轻地拍打，保持自然呼吸，连续进行 5 ~ 10 次。然后，将双手放在脸颊两侧，手指并拢，一边吸气一边轻轻向上提拉，然后呼气时轻轻向下拉。反复进行 5 ~ 10 次。经常做面部肌肉放松操可以有效地放松面部肌肉，促进血液循环。

（二）膳食推荐

古人云："深冬九九寒，进补补元气。"经历了一年的春夏秋消耗之后，人体的阴阳气血会有所失衡，适时的膳食进补可以补充气血和津液，抵御严寒的侵袭，还能减少来年的疾病发生，达到事半功倍的养生效果。唐代著名医学家孙思邈曾指出："食物是安身立命之本，不了解饮食宜忌，就无法保持生存。"饮食对于调理脏腑功能起着重要作用。尽管在寒冷的小雪节气，人们普遍进行补食的做法是无可非议的，但是在补充营养的过程中，必须遵循"因人而异"的原则，了解饮食的宜忌，掌握食物的性质和功效。元代的《饮食须知》特别强调：饮食是为了养生，不了解食物的特性和宜忌，即使摄入了各种食物，轻则导致消化不良，重则会引发疾病。因此，提醒大家在补充营养时要避免"五味伤身"，尤其是青年人应根据自身情况有选择地进补。

❶ 单品推荐

说到进补，在冬季进补时，应以温补为主。

适用于进补的常见药材有很多种，其中人参、黄芪、阿胶、冬虫夏草、首乌、枸杞、当归等都是常见的补益药材。这些药材具有不同的功效，如人参可以大补元气，黄芪可以补气升阳，阿胶可以滋阴补血，冬虫夏草可以补肾益肺，首乌可以养血益精，枸杞可以滋补肝肾，当归可以补血活血等。

在进行食补时，要根据个人的体质和阴阳气血的偏盛或偏衰情况，结合食物的性质选择食材。例如，羊肉、猪肉、鸡肉、鸭肉、鳝鱼、甲鱼、鲅鱼、海虾等肉类食物可以补充蛋白质和脂肪；核桃仁、大枣、龙眼肉、芝麻、山药、莲子、百合和栗子等食物可以补充维生素和矿物质。

此外，在进补时还需要注意一些问题。首先，要避免过度进补，以免造成身体负担；其次，要根据自己的体质情况选择合适的补品和补法；最后，要注意饮食卫生和营养均衡，保证身体各项营养素的摄入。

小寒时节应避免食用性寒凉的药草，如忍冬花、薄荷、戴菊花、洋参、沙参、天明子、甲鱼壳、龟壳等，以免损害脾胃的阳气。务必远离各种黏稠、生冷的瓜果、冰激凌、冰饮料等。

❷ 膳食

（1）山药羊肉汤

原料：500克羊肉，150克山药，适量的姜、葱、香菜、料酒和食盐。

做法：羊肉洗净后，切成适当大小的块，这样可以更好地炖煮出味道。接着，将羊肉放入沸水中焯水，焯水的时间不宜过长，目的是去除羊肉中的血水和杂质，使汤品更加清澈。在焯水的同时，我们可以将山药洗净，削去表皮，然后切成片。此外，还需要将姜、葱和香菜洗净，姜拍扁，葱和香菜切碎备用。姜具有温中散寒的作用，而葱和香菜能增加汤品的香气。下一步，将处理好的羊肉和山药片放入锅中，加入适量的清水。为了使汤品更加浓郁，再加入一些姜和料酒。接着，将锅加热至火候适中，此时可以看到水面上泛起一层白沫，这是羊肉和料酒融合后产生的杂质，需要用漏网将白沫捞出。在煮沸后，将火候调整至文火，继续炖煮约30分钟至1小时。在这个过程中，羊肉和山药的味道会逐渐融入汤中，汤汁也会变得越来越浓郁。待羊肉熟烂后，加入适量的盐进行调味，搅拌均匀即可。最后，将炖好的羊肉山药汤盛入碗中，根据个人口味撒上葱花和香菜即可。

功效：补益脾胃、养肺肾。

（2）强肾羊肉汤

原料：准备500克新鲜的羊肉、7克菟丝子、3克附片，料酒、葱、姜、盐、味精适量。

做法：将羊肉切块并用水焯烫，然后捞出备用。将姜切成薄片，葱切成小段备用。接下来，在一个加热锅中炒热羊肉和姜片，加入适量的料酒进行烹炒，然后将它们一起倒入一个特制的陶瓷锅中。同时，将菟丝子和附片用纱布包好，放入陶瓷锅中。加入清水、盐、味精和葱段，用大火煮沸后改用文火炖煮约2小时，直到羊肉熟烂。最后，将纱布包取出，羊肉汤就可以食用了。

功效：温暖脾胃，壮健肾阳。

（3）丝瓜西红柿粥

原料：500克丝瓜、3个西红柿、100克粳米，适量的葱姜末、盐和味精。

做法：将丝瓜去皮后切成小块，西红柿洗净后切小块备用。将粳米洗净放入锅中，加入适量清水煮沸，然后改用文火煮至八成熟。接着，加入丝瓜、葱姜末、盐继续煮至粥熟，最后加入西红柿和味精，稍微炖一会儿即可食用。

功效：清热化痰、止咳润燥、生津除烦。

（4）腊八粥

腊八粥，这个名字源于我国农历腊月初八这一天民间普遍食用的粥食。在这个特殊的日子，人们习惯用各种谷类、豆类和干果熬制腊八粥，以庆祝节日的到来。腊八粥不仅是一种传统的美食，更是食疗养生的佳品。现代营养学专家研究指出，腊八粥中的各种食材具有不同的营养成分和药理作用，因此在制作过程中，应根据个人身体状况选择适合自己的材料。

在腊八粥中，主要谷类食材包括大米、糯米和薏米。大米是腊八粥的基础，具有补中益气、养脾胃、滋养五脏、解烦止渴和益精等作用。对于脾胃虚弱、食欲不振的人来说，大米粥是一种食疗佳品。糯米则是腊八粥中的辅助食材，能治疗脾胃虚弱、虚寒泻痢、烦躁口渴以及

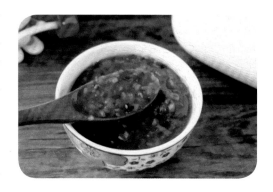

小便不利等症状。此外，糯米还具有滋养强壮的作用，有助于增强身体抵抗力。薏米在腊八粥中起到了食疗的作用，能预防和治疗慢性肠炎、消化不良等疾病，同时对心脑血管疾病如高脂血症和高血压有一定益处。

豆类是腊八粥中的重要组成部分，常见的有黄豆和红豆。黄豆富含多种保健成分，如降低胆固醇、预防心血管疾病、抑制肿瘤生长、预防骨质疏松等。红豆则能辅助治疗脾虚腹泻、水肿等病症，同时也是一种补血佳品。

除了谷类和豆类，腊八粥中还加入了一类重要的食材——干果。常用的有花生和核桃。花生具有润肺和胃、止咳、利尿、促进乳汁分泌等作用，是一种营养丰富的食材。核桃被誉为"长寿果"，具有补肾纳气、健脑、增强肌肉和骨骼的健壮、增进食欲和改善发质等功效。更为珍贵的是，核桃仁中富含抗衰老成分维生素 E，被医学界广泛认可。

总而言之，腊八粥是一道富有传统特色的美食，融合了多种谷类、豆类和干果的精华。在品尝腊八粥的同时，我们也能从中汲取各种食材的营养价值，达到食疗养生的目的。

虽然小寒时节适宜进补，但也不要盲目进补。值得注意的是，进补并非吃大量的滋补品，而是一定要有的放矢，结合个人体质特点，在中医理论指导下通过饮食、运动等相配合，以实现固护阳气、正确养生的目的。

（三）穴位

建议通过以下顺序进行艾灸：首先是大椎穴，接着是肾俞穴，最后是关元穴。

大椎穴，它是气血汇集之处，也是督脉的重要节点。督脉中的经气在大椎穴与手足三阳经的经气交汇，因此大椎穴可以调和全身的阳气，传统中医将其称为"阳气之聚"。艾灸大椎穴

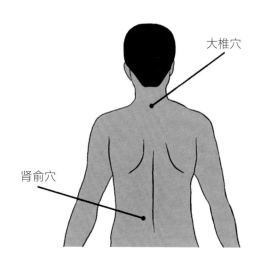

大椎穴

肾俞穴

可以改善因风寒感冒所导致的寒冷、发热、畏寒、咳嗽、头痛、头晕、头胀等症状；此外，对于整个身体易感寒冷的人来说，通过灸疗可以疏通经络，驱散寒气。

肾俞穴。通过艾灸此穴可以增加肾脏的血流量，改善肾功能，维护先天之本，提升人体的精力，并促进造血和排毒功能，从而实现祛除疾病痛苦、养生健体的目标。经常进行艾灸，可以改善腰骶部疾病、腰痛、坐骨神经痛、尿液不畅、月经不调、小腹胀痛、盆腔炎等疾病。

关元穴。艾灸此穴具有培育元气、滋补下焦的功效，被视为人体先天之气海，是养生吸纳呼吸凝神的关键点，古人称其为人体元阴之交汇要害。经常进行艾灸，可以改善阳痿、早泄、尿频、月经不调、痛经、虚劳、憔悴无力、腹泻、腹痛等疾病。

（四）中医功法

小寒之际，阴气渐次归复而阳气逐渐升发。在小寒养身术中，除了注重强壮腰肾的锻炼，更融入拔伸、托举等动作，以涌发生发阳气，以顺应阴阳自然之道。让我们一起研究具体步骤：

采用盘坐姿势（散坐、单膝、双膝皆可），双手轻自放于两膝，身体端坐，呼吸均匀，心绪宁静，全身放松。

弯曲双肘，两臂外侧转动，掌心转向上方，双手收至腰部。

连贯上一步，右手从腰间朝左侧伸出，臂伸近伸直，右手略高于左肩，身体伴随右手向左转动。

连贯上一步，右臂向内旋转，右手外侧翻转，掌心朝上，随之向上托举，头颈仰视右手掌心；同时，左臂向内旋转，左手内侧翻转，掌心转向下方，顺势向前伸展，掌心按于地面，动作到位稍做停顿。

连贯上一步，右臂放松下垂，手臂放松，徐徐落下，同时左手回收，头颈纠正，随后双臂向左右两侧斜伸，至与肩平行，掌心向下，目视前方。

连贯上一步，双臂下沉，肩部放松，肘部下垂，手腕松弛，臂部慢慢恢复原位，双手轻自按于两膝，目视前下方，呼吸自然，全身放松。

连贯上一步，弯曲双肘，两臂外侧转动，掌心转向上方，双手收至腰部，然后左手从腰间朝右侧伸出，进行对侧的练习，动作与前述相同，但左右方向相反。如此左右各做一次，共进行三组。

三 易患疾病早避免

（一）呼吸系统疾病

呼吸系统疾病受天气的影响最显著。呼啸的西北风是呼吸系统疾病要跨越的一道障碍。低温使得用来呼吸的部位变得寒冷，血管变窄，黏膜上覆的纤毛活动减缓，气管排除细菌的能力减弱。同时，干燥的环境下，呼吸道黏膜的弹性降低，免疫系统减弱，排出异物的能力下降，导致细菌和病毒在呼吸道内滋生繁殖。

为了在冬季预防呼吸道疾病，首先要增强自身的免疫力，适应周围环境，根据天气的变化适时增减衣物；要注重室内空气的流通，白天适当开窗通风，但要避免直接在风口吹风。对于普通感冒咳嗽的患者，如果不及时治疗或忽视保暖措施，病情加重后可能诱发支气管炎。因此，在寒冷天气下要格外注意防寒保暖，尤其是对于儿童、老年人、患有慢性病等免疫力相对较低的人群，要适当调整户外活动时间。

（二）肠胃疾病

在严寒的气候条件下，我们的身体会面临诸多挑战，其中之一就是胃肠道的活动加剧，腺体分泌增多。这对于胃和十二指肠溃疡患者来说，往往会导致上腹痛、胃酸倒流、上消化道出血等。因此，冬季也成为肠胃疾病的高发期。

为了预防肠胃疾病，首先要及时增加衣物，保暖御寒。在寒冷的冬季，保护好胃肠免受寒冷的侵袭，是预防肠胃疾病的基础。此外，要注意避免食用生、冷、硬、炸的食物，不饮用冷饮，避免胃肠受到过度刺激。

同时，尽量避免空腹喝牛奶或酸奶，以免对胃肠造成不适。

其次，培养健康的饮食习惯。多吃温热、清淡的食物，保持定时定量的进食习惯，避免暴饮暴食。这样既能满足身体对营养的需求，又能避免胃肠负担过重。

最后，调整生活作息对预防肠胃疾病也至关重要。我们要按时休息，避免熬夜，确保充足的睡眠时间。因为熬夜容易导致身体机能失调，进而影响胃肠功能。同时，要积极参加适量运动，以促进新陈代谢，增强身体抵抗力。长时间久坐不动容易导致消化系统失调，进而引发肠胃疾病。

总之，在寒冷的冬季，我们要从多方面加强防范，注重保暖、调整饮食、规律作息、积极运动，共同维护胃肠健康。同时，我们要时刻关注自己的身体变化，一旦出现肠胃不适的症状，要及时就医，以免延误病情。

第六节　大　寒

一　大寒养脾胃原则

大寒，乃是二十四节气之最后一个节气，每年1月19—21日，太阳抵达黄经300°时，方为大寒时刻。大寒二字字面之意即指年度极致寒冷之时。

大寒期间正值"三九"刚过、初入"四九"。俗语

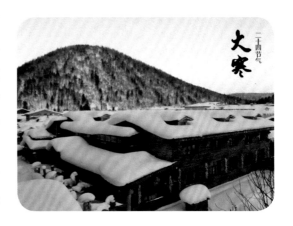

有云："三九四九冰上走。"《月令七十二候集解》曰："十二月的中期，小寒方刚过。"《授时通考·天时》引用《三礼义宗》亦有所表述："大寒之名，由来自小寒，故称为大……此时寒冷之气极端，故称大寒。"风速强劲，温度骤降，地上积雪不消融，景象呈现为冰天雪地、天寒地冻。等大寒过去，立春即至，新一年的节气循环也将来临。

中国古代将大寒分为三个候："鸡乳候、征鸟厉疾候、水泽腹坚候。"分别意味着：鸡乳即小鸡破壳而出，孵化孩子；征鸟厉疾则描绘了鹰、隼等掠食鸟的状态，在此时它们正展现出极佳的捕食能力，徜徉于空中四处觅食，以增添体力以抵御严寒；水泽腹坚描述了在最后五天内，水域中的冰能够不断冻结到水体的中央，形成最结实、最厚的冰层。

大寒养生需要注意以下几点：

（1）心灵：保持愉悦的心情是至关重要的。在寒冷的冬季，保持心情舒畅能够带来温暖和舒适的感觉。当心情愉悦时，血液的流动会更加流畅，从而会产生足够的热量，帮助我们抵御寒冷。因此，在大寒时节，我们应该学会放松自己，避免过度焦虑和紧张，以保持心情愉悦。

（2）起居：早睡晚起是保持身体健康的重要措施。在冬季，早睡可以养护人体的阳气，而晚起则可以滋养阴气。此外，大寒时节的气温较低，防风御寒是必不可少的，我们应该注意穿衣保暖，避免受到寒风的侵袭。

（3）生活：临睡前洗脚是一种良好的生活习惯。热水泡脚可以扩张血管、加快血液流动，降低肌肉紧张度，提高睡眠质量。

（4）运动：太阳升起后运动是保持身体健康的重要措施。在冬季进行适量的运动可以增强身体的免疫力，减少疾病的发生。但需要注意的是，运动强度不宜过大，以免干扰阳气。

（5）饮食：固护脾肾、调养肝血是冬季饮食的重要原则。我们应该减少盐分、增加苦味以滋养心气，使肾气强固。同时，避免食用黏硬、生冷的食物，选择热食以保护脾胃阳气。此外，多食用黄绿色蔬菜，如胡萝卜、油菜和菠菜等也是保持身体健康的重要措施。

冬季是一个进补的好机会。进补有两种方法：一是侧重于饮食补充营养，二是选用草药进行补养。"食补胜于药补"，所以应以食物为主要补充方式。

二 养生保健小妙招

（一）养成正确的生活习惯

1 早睡晚起

在寒冷的大寒时节，我们应培养早睡晚起的习惯。早睡有助于滋养身体的阳气，而晚起则有助于滋养阴气。我们还要防止寒风的侵袭，古语云："大寒大寒，预防风寒。"如穿衣过于单薄，易受寒冷之气侵害；相反，过度厚重的穿着则会打开毛孔，也容易导致寒邪入侵。

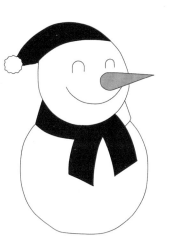

2 锻炼调神

在冬季，保持双脚干净、干燥是非常重要的。因此，我们需要勤换袜子，每天用温热的水清洗双脚，并按摩刺激穴位。这样做不仅可以保持双脚舒适，还可以促进血液循环，有助于身体健康。

为了保持双脚的温暖和干燥，我们还需要选择保暖、轻便、舒适、吸湿性能好的鞋子。这样可以避免双脚受到寒冷和湿气的侵袭，降低感冒和其他健康问题的风险。

冬季锻炼对健康养生特别重要。无论是室内还是室外的运动，都可以帮助我们增强身体免疫力，提高身体素质。但是，我们需要注意运动强度和时间，避免过度运动导致身体疲劳和受伤。

冬季容易使人低落，这是由于天气寒冷和日照时间短等原因导致的。为了消除这种情绪，我们可以进行一些活动，如慢跑、滑冰、跳舞等。这些活动可以让我们保持精神健康，增强身体活力，提高心情愉悦度。

③ 保持心情舒畅

保持充沛的精力、畅通的气机和正常的血液循环可以给全身带来温暖，以应对严寒的冬季侵袭。因此，在严寒的大寒时节，我们应该专注于养护身心，调整心态，特别是对于老年人来说。由于春节与大寒前后重叠，家中儿孙们团聚，精神养护时还需避免过度的喜悦或悲伤，以减少心脑疾病的发生。保持愉悦的心情和平静的心境至关重要，这样才能保持内部气血的顺畅流动，不干扰身体内部的阳气，实现"保持正气，避免邪气干扰"的目标。

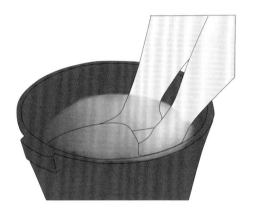

（二）膳食推荐

在大寒时节，我们要遵循养阴温阳的原则。此时不宜过于补益，尤其是阳气偏盛、容易便秘和上火的人，更不应刻意补充。应逐渐将饮食调整为清淡。

① 大寒吃"三暖"

（1）桂圆：可温暖心脏。寒冷的气候有可能伤害我们的阳气，建议多食用桂圆粥，以保健心脏和增加血液循环。

（2）红枣：有助于保护肝脏。大寒与立春相接，天地之间的阴气极盛，阳气极弱，此时需兼顾肝脏的养护，为春季里阳气的产生做好准备。

（3）食用酸味食物：有助于保护血管。在大寒期间，心脏病和中风的发病率较其他时期更高。适度摄入酸性食物如醋和橘子等有益于血管健康。

② 上火吃"三冬"

尽管大寒前后气温寒冷，但此时已接近冬季尾声。经过一个冬天的高脂肪食物摄入，再加上干燥的气候和室内温度较高，容易引发上火。因此，"调节体内火气"是大寒时养生的关键。所谓的"三冬"指的是冬瓜、冬枣和冬甘蔗。

（1）冬瓜：降三高。冬瓜含有丰富的膳食纤维，有助于降低血糖、胆固醇和血脂，预防动脉粥样硬化。冬瓜富含钾盐而低钠盐，因此对于高血压患者来说是食疗佳品。

（2）冬枣：提升免疫力。冬枣的营养价值非常丰富，含有多种人体必需的氨基酸和维生素，其中维生素C的含量很高，可以提高身体的免疫力，预防感冒。

（3）冬甘蔗：滋补血润燥。在冬季食用甘蔗不仅能提神，还具有清热、助消化、滋补肺部和胃部的作用。冬季许多上班族常常会感到头晕嗜睡，反应能力下降，这时适量食用甘蔗非常有益处。

值得提醒的是，冬季食用"三冬"食物时，不要一次摄入过多，最好是在煮汤或粥时适量添加。

❸ 大寒喝"三茶"

（1）姜枣茶：全身暖意。享用姜枣茶能够刺激血管扩张，令寒气离去，饮后全身暖意十足。选用红枣3颗、生姜2片和红糖15克，即可制成一杯姜枣茶。

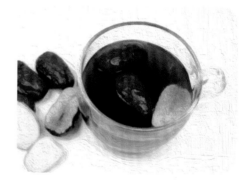

（2）马蹄（荸荠）茶：润泽口腔。选取5克绿茶和150克马蹄，将马蹄剥皮后浸泡在淡盐水中约10分钟，之后将浸泡好的马蹄榨取汁液备用。将泡好的绿茶与马蹄汁混合均匀后饮用。每天一次。这款茶能够滋润口腔，清除体内火热，促进食欲消化，促进大便和尿液排出。

（3）黑茶：温暖阳气。大寒节气，人体新陈代谢减缓，阳气相对较弱。此时饮用一些黑茶能起到温暖阳气的作用。普洱茶属于一种黑茶，同时也具备一定的降低血脂的功能。

❹ 膳食

（1）健脾开胃汤

原料：排骨350克，鲜怀山药200克，鸡内金15克，陈皮1瓣，食盐适量。

做法：首先将鲜怀山药去皮切块，这一步是为了方便炖煮时口感更佳，同时也使营养成分更容易释放，然后将排骨斩件并洗净，将所有食材进行焯水备用。接下来，将焯水后的食材放入锅中，加入适量的水后煮沸。此时，水中的热量使得食材中的营养成分逐渐释放，汤汁也变得更加浓郁。当汤汁煮沸后，转小火，继续炖煮1小时。在这个过程中，食材的营养成分充分融合，汤汁也逐渐变得鲜美。最后，加入适量的调料，根据个人口味进行调味。

功效：这道菜品性味平和，能够健脾养胃、消食化积、理气化痰，经常食用此菜品，有助于增进食欲，促进脾胃健康。

（2）八宝饭

原料：糯米100克，大米100克，红豆50克，薏米50克，莲子20克，枸杞20克，桂圆20克，大枣10克。

做法：首先要将红豆、薏米和莲子用清水洗净，然后放入碗中浸泡两个小时。这样可以使得食材更加饱满，口感更佳。再将浸泡好的红豆、薏米和莲子连同糯米和大米一起放入蒸锅中，加入足够的清水。注意，水量的添加要适中，以免粥品熬制过程中水分蒸发过快，导致成品稠度过高。然后盖上蒸锅盖，将其蒸熟。在蒸八宝饭的过程中，适量加入白糖。蒸熟后，将其倒入碗中，根据个人口味，加入适量的白糖进行调味。

功效：健脾益气、养血安神，适合由于气血两虚导致身体虚弱、疲倦乏力的人群。

❺ 优质果蔬推荐

（1）红富士苹果

食用红富士苹果有助于增强人体的运输氧气的能力，维持身体的正常运作。此外，血红蛋白的合成需要铁元素的参与，而红富士苹果中含有丰富的铁元素，这也为血红蛋白的合成提供了有力的支持，对于贫血患者来说，红富士苹果具有一定的辅助治疗作用。红富士苹果中还含有丰富的维生素C，而维生素C具有很好的抗氧化作用，可以有效地抵抗自由基对皮肤的损伤，延缓皮肤衰老，使肌肤保持年轻状态。因此，长期食用红富士苹果，可以让肌肤变得更加娇嫩白皙，充满活力。红富士苹果还富含钙和维生素E，具有利尿和美容功效。

（2）梨

有记载梨子："生者清六腑之热，熟者滋五脏之阴"，即生吃梨可以清除六腑中的积热，熟吃梨滋润五脏的阴精。梨富含丰富的维生素和微量元素碘，具有较高的药用价值，可清心润肺、通便、止咳和润燥，还具有解酒和解毒的功效。梨的糖分相对较低，口感清甜爽口，是解除油腻的理想选择。由于梨性偏寒，容易助湿，在脾胃虚寒、怕冷的人应该减少食用。

（3）橙子

橙子富含维生素C、钙、磷、钾、胡萝卜素和柠檬酸等营养成分，具有生津止渴、舒缓气滞、健脾温胃、消化油腻、消化积食、清肠通便、解酒等作用。多吃橙子可以预防胆囊疾病，增强毛细血管的韧性，降低血液中的胆固醇，并促进人体对药物的吸收能力。

（4）胡萝卜

被誉为"大众人参"，具有很高的营养价值。胡萝卜中富含的维生素A、维生素C以及其他营养物质，可以帮助我们增强身体的抗寒能力，提高对寒冷环境的适应力。胡萝卜还含有矿物质、膳食纤维等营养物质，有助于维持身体的正常功能。胡萝卜中的抗氧化物质还能起到抗衰老的作用。

在大寒进补时，应逐渐减少食物的摄入量，增加一些具有升散作用的食物，以适应春天万物蓬勃生长的需求。由于冬季气候寒冷，人体的消化功能活跃，胃液分泌增多，酸度增强，食量也会增加。因此，可以适量增加蛋白质摄入，氨基酸对抵抗寒冷有所帮助。动物内脏、瘦肉、鸡蛋和鱼等食物含有丰富的氨基酸，有助于人们在寒冷冬季中保持体温。同时，确保充足的维生素供应，尤其是维生素C，萝卜、土豆、菠菜和各种水果都是适宜的选项。补充钙还可以预防心血管和肌肉损伤。多食用一些坚果类食品对于帮助人们抵抗寒冷有益。冬季气候干燥，人们还应当注意补充水分，多喝水有利于健康。

（三）穴位

大寒时期的经络保健需要准确把握时机。随着人们对健康的重视，经络保健得到了越来越多的认可和重视。大寒节气的前中后三天是最佳的练习时间，选择在酉时（17:00—19:00）进行。我们可以先用温水泡脚6～12分钟，然后用拇指或食指轻按涌泉穴（肾经的原穴）、太白穴（脾经的原穴）、太渊穴（肺经的原穴），每个穴位按摩36次，以平衡肾脏、脾脏和肺部的阴阳和气血，还可以点按督脉的命门穴，这样可以增加身体的元阳，提升生命活力。

三 易患疾病早避免

（一）大寒防"五寒"

❶ 防感冒

巧用神仙粥。风寒感冒是冬季最常见的疾病，可以选择清代《惠直堂经验方》中的神仙粥来缓解。此粥由一把糯米、七根葱白和七片姜熬制而成，半杯醋兑入后有很好的散寒效果。温服后盖上被子微出汗，每日早晚各一次，连服两天，即可有效预防感冒。

❷ 防鼻炎

以寒制寒。冬季鼻炎症状明显，可以尝试"以寒制寒"的方法，每天早上或外出前用冷水搓搓鼻翼，有利于增强鼻黏膜的免疫力，缓解鼻塞、打喷嚏等过敏性鼻炎症状。

❸ 防颈椎病

保暖穿立领装。颈部是人体的要塞，充满血管和多个重要穴位。在冬季，穿立领装、戴围巾可以为颈部保暖，预防高血压病、心血管病、失眠等疾病的发生。

❹ 防腰寒

双手搓腰强肾阳。搓腰有助于疏通带脉、强壮腰脊、固精益肾。以脊椎两旁的后腰为主，即肾脏对应的位置。

❺ 防脚寒

暖足浴必不可少。足浴要注意水温以 40℃ 左右为宜，每次浸泡 20 ~ 30 分钟，不时添加热水以保持水温，泡至皮肤呈微红色为好。足浴后擦干足部，用手按摩足趾和脚掌心 2 ~ 3 分钟。

需要注意的是，以上方法均需要在合适的水温下进行，不同的病症有不同的水温要求。同时，在进行足浴时，应避免在饭后立即进行，糖尿病患者浸泡水温不宜太高。如有异常情况出现，应立即停止足浴并就医。

（二）大寒防"三火"

❶ 心火

平稳情绪。当心火过盛时，主要出现烦躁不安、口舌生疮、舌尖发红等症状；儿童可能表现为多动不宁、易发脾气等情况。建议保持良好的心态，防止情绪波动，并避免长时间处于过热或过冷的环境中。

❷ 肺火

增加水分摄入。肺部是一处娇嫩的器官，无论是温热还是寒冷的邪气，都可能侵袭肺部，引发肺火症状，例如咳嗽、喉咙干痛、咳出黄色痰液、口干爱喝冷饮等。因此，在寒冷干燥的冬季，务必确保每天摄入足够的水分；多食用蔬菜水果，减少易引发上火的食物摄入；在户外活动时避免受凉。

❸ 胃火

选择凉爽饮食。当胃出现火候过旺时，消化道会感觉到有一股"火焰"在燃烧，表现为胃脘部位灼痛、喜欢冷饮、口腔有异味、牙龈发肿疼痛、口腔溃疡、大便干燥等症状。胃部的火热多因过量食用辛辣食物或情绪不良引起。平时应注意减少辛辣和高温食物的摄入，适当选择一些清凉的食物，例如用莲藕榨汁并加入蜂蜜饮用，可起到润胃凉血的作用。

第六章　附图

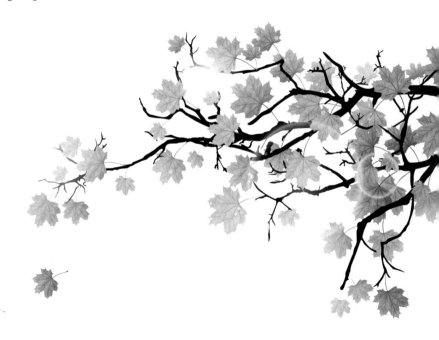

第一节　易筋经

第一列

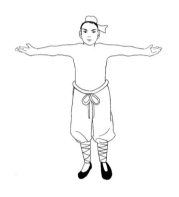

韦陀献杵第一势

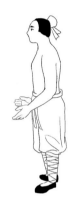

韦陀献杵第二势

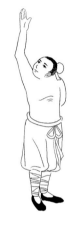

摘星换斗势

第二列

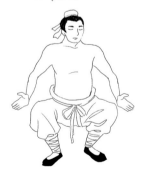

三盘落地势

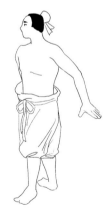

青龙探爪势

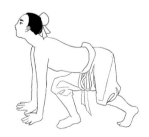

卧虎扑食势

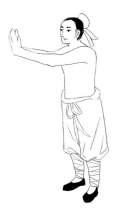

出爪亮翅势

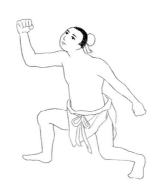

倒拽九牛尾势

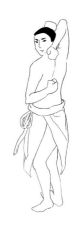

九鬼拔马刀势

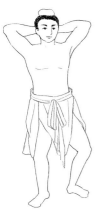

打躬势

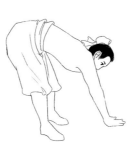

掉尾势

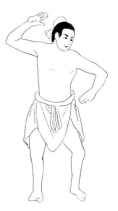

收势

第二节 八段锦

两手托天理三焦

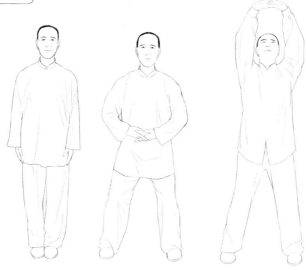

左右开弓似射雕

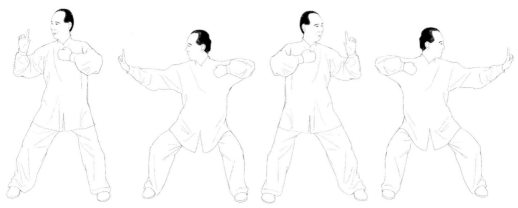

调理脾胃须单举

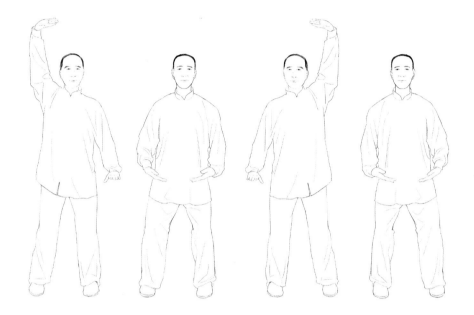

五劳七伤往后瞧

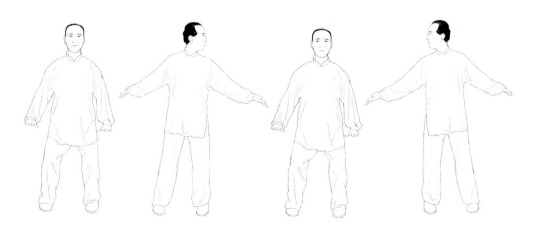

摇头摆尾去心火①

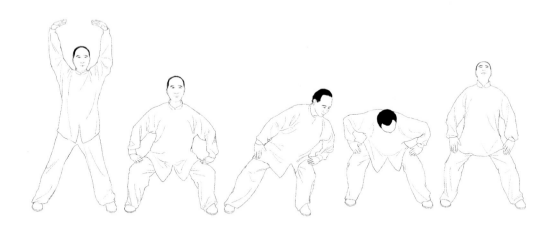

摇头摆尾去心火②

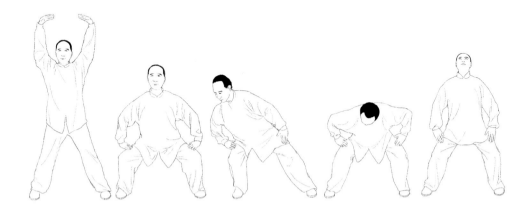

两手攀足固肾腰

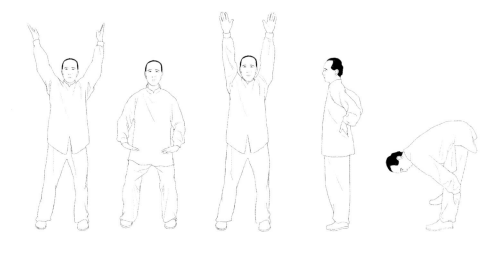

攒拳怒目增气力

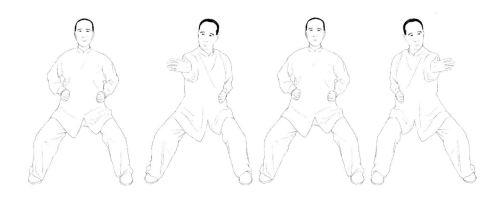

背后七颠百病消

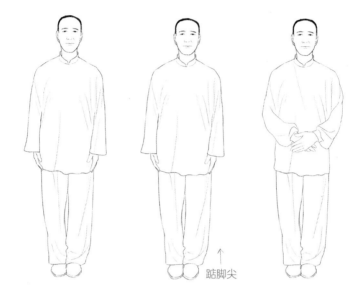

跐脚尖